"十二五"职业教育国家规划教材
经全国职业教育教材审定委员会审定

高等职业学校烹饪工艺与营养专业教材

营养配餐与设计

（第三版）

Yingyang Peican Yu Sheji

主　编：王其梅　王　瑞
副主编：赵　欣　董凤利　杨　君　刘贵朝　李　荣
参　编：徐　哲　卢亚萍　刘林舒　刘居超　林　淼

U0381442

中国轻工业出版社

图书在版编目（CIP）数据

营养配餐与设计 / 王其梅，王瑞主编. —3版. —北京：中国轻工业出版社，2024.2

"十二五"职业教育国家规划教材

高等职业学校烹调工艺与营养专业教材

ISBN 978-7-5184-3207-3

Ⅰ.①营…　Ⅱ.①王…②王…　Ⅲ.①膳食营养—高等职业教育—教材　Ⅳ.①R151.3

中国版本图书馆CIP数据核字（2020）第187721号

责任编辑：方　晓　　　责任终审：劳国强　整体设计：锋尚设计

策划编辑：史祖福　方　晓　责任校对：晋　洁　责任监印：张　可

出版发行：中国轻工业出版社（北京鲁谷东街5号，邮编：100040）

印　　刷：三河市国英印务有限公司

经　　销：各地新华书店

版　　次：2024年2月第3版第7次印刷

开　　本：787×1092　1/16　印张：18.25

字　　数：375千字

书　　号：ISBN 978-7-5184-3207-3　定价：46.00元

邮购电话：010-85119873

发行电话：010-85119832　010-85119912

网　　址：http://www.chlip.com.cn

Email：club@chlip.com.cn

膳食、营养与人们生活息息相关，合理营养是健康的基础，营养配餐是实现合理营养的重要途径。培养营养配餐的专业人才既是推动社会实现合理营养的有力保证，更是社会进步发展的需要。营养配餐与设计是黑龙江旅游职业技术学院与黑龙江省营养学会合作开发的高职高专烹调工艺与营养专业的核心课程，2010年由中国轻工业出版社出版高职高专精品课程配套教材，旨在促进中国精湛的烹饪技艺与现代营养学紧密结合。2014年第一次修订后成功申报"十二五"职业教育国家规划教材。六年来得到了全国各高职院校相关专业的大力支持和厚爱，全国50余所高职院校选用了本教材。这次修订，我们征集了40多所使用本教材的本科和高职高专院校同行的意见和建议，并在此基础上对本教材进行了修订与完善。

本次教材的修订主要依据中国营养学会2022年发布的《中国居民膳食指南（2022）》，对不同人群的营养需求及营养配餐进行了重新修改与完善，增加了患有肿瘤人群的营养指导。本教材仍然以工作任务作为教学载体。重点单元都设计了"工作任务"。每个"工作任务"都制定了"任务书"，使学生在接受"工作任务"的同时，明确了要完成哪些工作任务，最终应提交的项目成果的内容和形式。在不同配餐任务中，循序渐进地采用了三种不同的配餐方法——计算法、食物交换份法和配餐软件配餐，力求使学生在实际工作中，掌握营养配餐技术。

本教材由黑龙江旅游职业技术学院王其梅、王瑞担任主编，邀请了黑龙江旅游职业技术学院、哈尔滨医科大学第一附属医院和山东省城市服务技术学院的同行和专家共同编写，在此一并表示感谢。

本教材适合高等职业学校烹饪工艺与营养专业的学生使用，同时也可作为营养师、营养配餐员的参考用书。在修订编写过程中，使用本教材的专业教师提供了宝贵的意见和建议，在此表示感谢。

由于编者知识水平有限，难免会有不足与疏漏之处，恳请专家、同仁和读者提出宝贵意见和建议。

王其梅

2020年6月

　　膳食、营养与人们生活息息相关，合理营养是健康的基础，营养配餐是实现合理营养的重要途径。培养营养配餐的专业人才既是推动社会实现合理营养的有力保证，更是社会进步发展的需要。营养配餐与设计是黑龙江旅游职业技术学院于2007年与黑龙江省营养学会合作开发的高职高专烹饪工艺与营养专业的核心课程，旨在促进中国精湛的烹饪技艺与现代营养科学紧密结合。2008年本课程成功申报了黑龙江省省级精品课程。2010年由中国轻工业出版社出版了精品课程配套教材《营养配餐与设计》的高职高专教材。

　　本教材在高职高专教学应用三年来，得到了全国各高职院校相关专业的大力支持和厚爱，全国40余所高职院校选用了本教材。同时，我们就教材与同行进行了广泛交流和建议征集，并在此基础上对本教材进行了修订与完善。

　　本教材修订后完善了以任务作为教学载体的教材内容设计。重点单元都设计了"工作任务"作为教学载体，每个"工作任务"都制定了"任务书"，使学生在接受"工作任务"的同时，明确了要完成哪些工作任务，最终提交的项目成果的内容和形式。在不同配餐任务中，循序渐进地采用了三种不同的配餐方法——计算法、食物交换份法和配餐软件配餐，力求使学生在实际工作中，掌握营养配餐技术。部分调整了教材内容顺序，使每一模块中的重点教学内容相对集中，便于学习、阅读。同时，对本书全部内容做了进一步精练。

　　本书由黑龙江旅游职业技术学院王其梅担任主编，邀请了黑龙江旅游职业技术学院、哈尔滨医科大学第一附属医院和山东省城市服务技术学院等单位的同行和专家一起编写，在此一并表示感谢。

　　本书适合高等职业学校餐旅管理与服务类专业的学生使用，同时也可作为营养师、营养配餐员的参考用书。在征集建议过程中，使用本教材的专业教师给予了宝贵的意见和建议，在此表示感谢。

　　由于知识水平有限，难免会有不足与疏漏之处，欢迎专家、同仁和读者提出宝贵意见和建议。

王其梅

2014年1月

改革开放以来，随着经济的发展和人民生活水平的提高，全国人民共同经历了"吃饱求生存、好吃求美味、吃好求健康"三个转化进程。现在人们更为关注饮食的营养价值和科学的配餐方式，以达到更好的健康饮食效果，即对于现代人来讲，追求美食，不再是单纯的享受，它已成为一种积极的生活态度。国家人力资源和劳动社会保障部在2003年颁布了"营养配餐员"新职业，2005年颁布了"公共营养师"新职业，中国营养学会推出了《中国营养改善计划》《中国居民膳食指南》，力求使广大人民群众营养水平和膳食结构更加科学，以提高人民的健康水平。但同时由于营养教育普及不够，人们对合理营养、均衡膳食等方面知识缺乏了解，观念落后于经济发展水平，膳食营养不均衡，能量过剩，导致的一些非传染性疾病的发生呈上升趋势，如心脑血管疾病、糖尿病、肥胖病及恶性肿瘤等。在一些贫困地区人群中，因食物单调或不足，仍存在"营养缺乏病""潜在饥饿"等问题。针对这些问题，黑龙江旅游职业技术学院在烹饪工艺与营养专业的人才培养中针对"中国精湛的烹饪技艺如何与现代营养科学紧密结合"这一课题多次征求黑龙江省营养学会专家、国内著名营养专家于守洋教授、崔洪斌教授以及原哈尔滨医科大学第一附属医院营养科孙淑芝主任、现任哈尔滨医科大学第一附属医院营养科董风利主任的意见，经过多方专家反复论证，立足于为相关行业、企业培养营养保健、营养配餐的实用型人才，达成了合作开发《营养配餐与设计》课程，并编写配套教材的共识，以此推动黑龙江省烹饪与营养教育事业的发展。2008年，该课程被评为黑龙江省高职高专精品课程，并被黑龙江省教育厅推荐参评高职高专国家级精品课程。

在本教材的编写过程中，力求体现以就业为导向、以职业技能培养为核心的宗旨。我们结合多年教学经验和实践经验，在内容上紧贴国家职业标准，将营养及营养配餐理论与我国烹饪科学和技术有机结合，并将现代技术手段——电脑配餐设计与营养分析用于教材编写中，力争教学内容与营养配餐科学的发展同步。

本书分为三个模块：模块一绪论；模块二正常人群营养配餐与设计；模块三常见慢性疾病人群营养配餐与设计。针对正常人群营养配餐与设计，本书从不同人群的生理特点与营养需求着手，制定了不同人群的配餐原则，提出了不同人群食物的选择范围，并在此基础上，对目标人群进行营养指导、营养菜点设计、营养食谱设计和营养食谱分析。针对常见慢性病人群营养配餐与设计，本书从常见慢性病知识与营养需求着手，制定了常见慢性病人群的配餐原则，提出了常见慢性病人群食物的选择范围，并在此基础上，进行营养菜点设计、营养食谱设计和营养食谱分析。

在结构上，力求体现"以工作过程为导向，以职业技能为核心，突出职业能力培养"的特色。

本书为各高职院校烹饪工艺与营养专业教材，也可作为医院、部队、机关营养配餐员的培训教材，营养保健品销售人员的培训教材，还可作为食品科学、食品质量与安全、公共卫生等专业师生的参考用书，也适用于具有一定的基础文化知识和专业知识的人士自学。

本书由黑龙江旅游职业技术学院王其梅主持开发、确立结构，并负责模块一、模块二中第二单元至第十单元对目标人群的营养指导、配餐原则、营养菜点设计、营养食谱设计案例和营养食谱分析的编写，模块三中第二单元至第七单元目标人群的配餐原则，食物的选择，营养菜点设计、营养食谱设计案例和营养食谱分析的编写；黑龙江旅游职业技术学院王瑞负责模块三第一单元和第二单元至第七单元的知识储备部分内容的编写；赵欣负责模块二第一单元、第二单元至第八单元知识储备部分内容的编写；杨君负责模块二第九单元、第十单元知识储备部分内容的编写；刘居超参与了本书的部分内容的编写工作。哈尔滨医科大学第一附属医院营养科董凤利主任负责对模块三常见慢性病人群的营养配餐与设计的审阅。卢亚萍对全稿进行了校对工作，孙淑芝对本书提出了宝贵建议，在此表示感谢！

由于水平有限，不足之处在所难免，欢迎专家、同仁提出宝贵意见和建议。

王其梅

2010年6月

模块三　常见慢性疾病人群营养配餐与设计

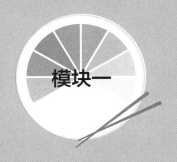

模块一　　绪　论

		知识目标	明确构筑健康的四大基石，掌握食谱、营养配餐的概念，了解营养配餐的系统方法。
■ 学习目标		能力目标	通过学习，能指导不同人群养成良好的生活方式和饮食习惯，能在日常生活中对不良习惯进行纠正。对营养配餐形成完整的认识体系，并掌握学习方法。
		关键概念	健康基石、生活方式、合理膳食、食谱、营养配餐、遗传性疾病、家族性疾病。

　　随着城市化、国际化和人口老龄化进程的不断加快，经济社会快速发展在带给人们丰富物质享受的同时，也导致了人群膳食结构和生活方式的转变。而且精神压力加大、身体活动明显减少，同时受环境污染、气候变化等客观因素的影响，导致了新的健康问题。另外，与吸烟、酗酒、缺乏体力活动、膳食不合理等生活方式密切相关的高血糖、高血压、高血脂、肥胖等慢性疾病已经成为影响我国人民健康生活素质和生活质量的重要危险因素。倡导平衡膳食与健康的生活方式，提高居民自我保健的意识和能力，成为从事营养及食品工作的重要内容。加强公众营养教育成为迫在眉睫的全民必修课。

单元一　构筑健康的基石

　　健康问题是每一个人长期面临的问题。一个健康的身体是提高生活质量的重要保证。人们常说，糊涂的人透支健康，聪明的人投资健康。但是健康从哪里来？1992年，第一届国际心脏健康会议提出遵循健康生活方式、预防心血管疾病的四项原则，即："合理膳食、适量运动、戒烟限酒、心理平衡"。世界卫生组织专家经过长期的研究认为，"人的健康长寿有15%取决于遗传，10%取决于社会条件，8%取决于医疗条件，7%取决于自然环境，而60%取决于其生活方式。"1992年世界卫生组织进一步提出"合理膳食、适量运动、戒烟限酒、心理平衡"是构筑健康的基石。

一、合理膳食

　　"合理膳食"与否，已成为影响人类健康的重要因素。"合理膳食"应包括三方面的内容：一是通过膳食调配达到平衡膳食的目的，即膳食能够满足身体所需的能量和营养素，各种营养素数量充足、种类齐全、比例适宜，并合理分配于三餐之中。自然界中没有一种天然食物能满足人体需要的全部营养物质，因此需要将多种食物合理地搭配，才能满足人体的需要。二是合理烹调，使食物具有适当的色、香、味，充分考虑个人的饮食习惯，尽量减少烹调对食物营养成分的破坏。三是保证食品的安全。常言说"民以食为天，食以安为先"。以人为本，健康第一。

　　据世界卫生组织的调查，个人不良的饮食习惯、生活习惯是人们患病的重要原因。如高血压、冠心病、高血脂、动脉粥样硬化、消化性溃疡、糖尿病、痛风等多种威胁人们健康的严重疾病来自不良的饮食习惯。

二、健康的生活方式

　　关于生活方式的研究，在国内外都取得了一定的成就，从不同的角度给生活方式下的定义多达几十种。但按其基本含义来分析无外乎有广义和狭义两类。广义的生活方式是指人类的全部活动方式，包括劳动生活方式、消费生活方式、闲暇生活方式和政治生活方式等。狭义的生活方式则专指消费、闲暇生活方式。

　　健康生活方式是指有益于健康的习惯化的行为方式。表现为生活规律（劳逸结合、起居有常、保证睡眠），无不良嗜好，讲求个人卫生、环境卫生、饮食卫生，生病及时就医、适量运动等。其中适量运动最为重要。

　　运动与健康的关系极其重要。适量的运动可以增强心肺功能，使心脏收缩时间缩短，心脏搏出的增多，心脏跳动次数减少；增大肺活量，增加肺和组织中的气体交换，促进二氧化碳的排出。适量的运动可以降低血液中胆固醇含量，升高血液中的高密度脂蛋白胆固醇含量，这种物质能够清除血管中沉积的脂肪和胆固醇，从而起到预防动脉硬化、冠心病、高血压、脑卒中等作用，延缓心血管系统的衰老。适量的运动可以改善神经系统的功能，增强记忆力，提高机体反应的灵活性，使老年人保持充沛的精神，提高生理自理能力和工作效率。适量的运动可以增强人体的免疫功能，增强机体对寒冷、高温等不良环境因素的适应性，提高机体对各种疾病的抵抗力。适量的运动可以改善人体的消化功能，增加胃肠道的供血、促进胃肠蠕动，促进各种消化液的分泌，加速各种营养素的消化、吸收和利用。适量的运动可以强壮肌肉、韧带和骨骼，防止肌肉萎缩、关节僵硬和骨质疏松，从而保持健壮的体魄，保持肌肉、皮肤的弹性以及全身运动的灵活性。总之，适量的运动能够促进人体新陈代谢，改善人体生理功能，提高精力，增强体力，防止早衰。

三、保持心理平衡

心理平衡是我们身体健康的保证。人要身体健康，就要能够很好地调整心态，保持心理平衡。而达到心理平衡最为关键的是心理健康。同时心理健康也是健康的一个重要标志。谁能保持心态平衡就等于掌握了身体健康的金钥匙。

有研究表明，一个人如果整天处在忧虑、惧怕、贪求等不良情绪中，体内"自然杀伤细胞"的作用就会下降20%以上，抵御肿瘤细胞的能力也就大大减少了。"因此很多孤独、忧虑、经常心情不好的人更容易得癌症。"

心理压力是很多疾病的根源。因此，心理平衡、心态好的作用可以超过其他一切保健作用。总之，有了心理平衡，才能有生理平衡；有了生理平衡，人体的各个系统才会处于最佳的协调状态，一切疾病都能减少。但心理平衡并非心如枯井，更不是麻木不仁；心理平衡是一种理性的平衡，是人格升华和心灵净化后的崇高境界，是宽宏、远见和睿智的结晶。一定要学会保持心理平衡，要确立追求的目标，但却不能对自己太过苛求。在遇到挫折的时候，要从中寻找积极因素，从而达到新的心理平衡。

四、遗传基因

人的健康长寿有15%取决于遗传。生活中我们常常发现，有很多疾病，父母患上了，子女也重蹈覆辙；或者哥哥姐姐患上了，之后弟弟妹妹也未能幸免。最新的医学研究结果表明，包括高血压、冠心病、息肉、白内障、高血脂、高度近视、消化性溃疡、糖尿病、青光眼、痛风、乳腺癌、多囊肾、早秃等在内的100多种疾病，都有家族遗传倾向，称之为"家族性疾病"。

家族性疾病是指同一家族中有一个人以上患有同样性疾病，有的表现为祖父母、父母和子女这一垂直体系，有的则在兄弟姐妹之间。家族性疾病常为遗传病或有家族遗传倾向。但有的也可能因生活于相同的不良环境和相同的生活习俗之中而引起。

与之相区别的还有先天性疾病和遗传病。

先天性疾病是出生之前或生下来就存在的疾病。可以是遗传病，也包括母体环境因素引起的胎儿疾病。如怀孕头三个月母亲感染风疹病毒、巨细胞病毒、弓形体或接触致畸物质所引起的胎儿先天性心脏病、先天性白内障等各种先天畸形或出生缺陷，虽然是先天的，但是由环境因素造成的，这类疾病不会传给后代。

遗传病是指完全或部分由遗传因素决定的疾病，常为先天性的，也可后天发病。如多指（趾）、先天性聋哑、血友病等，这些遗传病完全由遗传因素决定发病，并且出生时就患病。但有些完全由遗传因素决定的遗传病也可能在出生一定时间后才发病，如假肥大型肌营养不良要到儿童期才发病；慢性进行性舞蹈病一般要在中年时期才出现疾病的表现。

不过，应该指出的是，随着生命科学研究的不断发展，以前认为与遗传无关的一些传染病，如小儿麻痹症、白喉、慢性活动性肝炎也发现与遗传因素有关。研究已证实在19号染色体上有小儿麻痹易感基因，带有这个基因的孩子易患小儿麻痹，在5号染色体也发现了白喉毒素敏感基因，带有此基因的孩子易患白喉，有HLA-B8基因的人易患慢性活动性肝炎。

在我们身上，都有和祖父母、外祖父母、父母及同胞兄弟姐妹身上相同的一部分基因，如果基因有缺陷，哪怕是某一方面的一点点弱势，都有可能在特定的诱因下使人发病。虽然我们现在无法改变不良基因，但我们可以根据家族中祖辈、父辈及兄弟姐妹的健康状况，了解家族性疾病，推测我们可能存在的弱势基因，甚至，随着科学的发展，科技的进步，我们可以使用基因检测技术了解自身存在的弱势基因，这样，我们就可以采取积极的干预手段，有针对性地预防家族性疾病的发生。

单元二　营养配餐与营养食谱

一、食谱与营养配餐

1. 食谱

食谱通常有两种含义：一种含义泛指食物调配与烹调方法的汇总，如有关烹调书籍中介绍的菜品制作方法（有时也称为菜谱）；另一种专指膳食调配计划，内容主要包括时间、餐次、主副食名称、原料用量。

营养食谱：即为了合理调配食物以满足人们营养需求而安排的膳食计划。内容上还应包括营养素供给量。

2. 营养配餐

营养配餐是以客户的消费水准或餐标为依据，按照人们身体的需求，根据食品中各种营养物质的含量，设计一餐、一天、一周或一个月的食谱，使人体摄入的蛋白质、脂肪、碳水化合物、维生素和矿物质等几大营养素比例合理，即达到均衡膳食。所以营养配餐是设计营养食谱的过程。

二、营养食谱的种类

食谱的种类很多，按照不同的标准可有不同的分类。食谱按使用周期可分为：一餐食谱、一日食谱、周食谱和月食谱等；按照不同的人群需求可分为：儿童食谱、学生食谱、孕妇食谱、老年人食谱等；按照食谱的功能可分为：减肥食谱、滋补食谱、美容食谱、疾病食谱等。

营养食谱与普通食谱的最大区别是它确定了各种烹饪原辅料的用量，并能够满足人们平衡膳食的需求。

单元三　学习方法指导

一、学习内容

本课程主要学习正常人群在不同生理条件下的营养需求，并能对不同生理条件下的正常人群进行合理营养指导和营养配餐；学习常见慢性疾病知识，常见慢性疾病人群的营养需求，并能针对常见慢性疾病人群制定营养配餐原则和进行营养配餐的设计；运用现代营养知识，指导亚健康人群的合理营养；学习针对不同人群、不同季节，合理选择烹饪原料、辅料、调料及相应的烹调方法。

二、学习方法

1. 指导思想

本课程参照国家职业标准，按照营养配餐岗位的工作流程和工作项目，循序渐进学习和训练，本课程教学以"项目式能力培养、个性化实践指导"为指导思想，结合模拟开展不同人群营养指导和营养食谱设计进行综合训练。课程教学以学生为中心，以能力为本位，以完成项目任务为学习目标，通过完成一系列工作任务，让学生在"做中学"。

2. 学习方法

模拟工作任务：为某健身俱乐部开展营养指导业务。

模拟业务方向：营养指导和食谱设计。

模拟客户群：俱乐部客户（健康成年人群、常见慢性病人群）和客户家属（大学生、初中生等）。

学习要求：成立四个营养指导筹备组。筹备组成立后制定管理制度，明确分工（要求：分工明确、责任到人、相互协作）。每完成一个工作项目，统一交评审组（教师和四名学生代表组成）评审，评出首选计划、备选计划、改进计划。期末，根据综合考评，选出优秀团队。期末综合考核项目：① 项目完成情况；② 理论支撑情况；③ 出勤、个人表现情况。

3. 学习目标

在模拟工作的过程中学习和提高。最终达到以下学习目的：

（1）加深学生对构筑健康的"四大基石"等基本知识的理解，巩固所学知识。

（2）熟练掌握不同生理条件下的正常人群、亚健康人群、常见慢性疾病人群的膳食营养原则，能针对不同人群合理选择烹饪原料、辅料、调料及烹调方法。

（3）能熟练地按照不同人群的膳食营养原则和配餐原则，设计和制定相应的营养食谱。

（4）培养学生的主动学习能力和创造能力，引导学生深入探究营养食谱的研究与开发。

（5）培养学生的良好的语言表达能力、良好的沟通能力、熟练的信息处理能力和团队合作精神。

三、营养指导和食谱设计

1. 营养指导

从构筑健康的基石着手，在合理营养、健康的生活方式、心理平衡、遗传等方面提出指导方案。

（1）通过调研、交流，初步找出客户的基因缺陷，并提出预防措施。

（2）通过调研、交流，找出客户存在的不良生活方式，并提出改进措施。

（3）针对客户营养需求提供指导。

（4）注意提示心理健康对身体健康的影响。

2. 食谱设计

（1）针对客户确定营养素供给量。

（2）针对客户合理选择、搭配烹饪原料、辅料和调料，并选择与之适宜的烹调方法。

（3）针对客户设计营养菜点。

（4）针对客户手工设计营养食谱。

（5）利用配餐软件等辅助性手段设计客户营养食谱。

（6）反馈。

（7）调整。

四、项目任务书

编号	项目名称	工作任务
1	为某大学生制定营养方案	（1）通过交流、调研，初步找出某人的基因缺陷，并提出预防措施 （2）通过交流、调研，找出某人存在的不良生活方式，并提出改进措施 （3）针对某大学生营养需求提供指导 （4）注意提示心理健康对身体健康的影响
	使用计算法为某大学生设计一日营养食谱	（1）针对某大学生确定营养素供给量 （2）针对某大学生合理选择、搭配烹饪原料、辅料和调料，并选择与之适宜的烹调方法 （3）针对某大学生设计营养菜点 （4）针对某大学生采用计算法设计营养食谱
2	为中年人制定营养方案（健康或亚健康群体）	（1）通过交流与调研，了解其生活方式、健康状况 （2）注意提示心理健康对身体健康的影响 （3）有针对性地指导其营养需求 （4）注意提示运动对身体健康的影响
	使用配餐软件为中年人设计一日营养食谱	（1）针对中年人确定营养素供给量 （2）针对中年人合理选择、搭配烹饪原料、辅料和调料，并选择与之适宜的烹调方法 （3）针对中年人设计营养菜点 （4）利用配餐软件等辅助性手段设计中年人营养食谱 （5）以PPT形式展现营养食谱
3	为中学生做一次膳食营养指导	（1）通过调查，了解初中学生普遍存在的不良生活方式 （2）有针对性地提出改进措施 （3）为初中学生做一次膳食营养指导 （4）注意提示运动对健康的影响
	使用集体餐配餐法为某校初中学生设计营养午餐	（1）针对某初中学生确定营养素供给量 （2）针对某初中学生合理选择、搭配烹饪原料、辅料和调料，并选择与之适宜的烹调方法 （3）针对初中学生设计营养菜点 （4）针对初中学生设计营养食谱 （5）利用配餐软件等辅助性手段设计某校初中学生营养食谱
4	为某高血压病人制定营养方案	（1）通过交流找出某人存在的不良生活方式，并提出改进措施 （2）针对高血压人群某个体指导其营养需求 （3）注意提示生活方式对血压的影响
	使用配餐软件为某高血压病人设计一日营养食谱	（1）针对高血压人群某个体确定营养素供给量 （2）针对高血压人群合理选择、搭配烹饪原料、辅料和调料，并选择与之适宜的烹调方法 （3）针对高血压人群设计营养菜点 （4）利用配餐软件等辅助性手段设计高血压人群营养食谱 （5）以PPT形式展现营养食谱
5	为某高血脂病人制定营养方案	（1）通过交流找出某人存在的不良生活方式，并提出改进措施 （2）针对高血脂人群某个体指导其营养需求 （3）注意提示生活方式对血脂的影响
	使用配餐软件为某高血脂病人设计一日营养食谱	（1）针对高血脂人群某个体确定营养素供给量 （2）针对高血脂人群合理选择、搭配烹饪原料、辅料和调料，并选择与之适宜的烹调方法 （3）针对高血脂人群设计营养菜点 （4）利用配餐软件等辅助性手段设计高血脂人群营养食谱 （5）以PPT形式展现营养食谱

续表

编号	项目名称	工作任务
6	为某冠心病病人制定营养方案	（1）通过交流找出某人存在的不良生活方式，并提出改进措施 （2）针对冠心病人群某个体指导其营养需求 （3）注意提示生活方式对冠心病的影响 （4）注意提示心理健康对冠心病的影响
6	运用食物交换份法为某冠心病病人设计一日营养食谱	（1）针对冠心病人群某个体确定营养素供给量 （2）针对冠心病人群合理选择、搭配烹饪原料、辅料和调料，并选择与之适宜的烹调方法 （3）针对冠心病人群设计营养菜点 （4）利用配餐软件等辅助性手段设计冠心病人群营养食谱 （5）以PPT形式展现营养食谱
7	为某糖尿病病人制定营养方案	（1）通过交流找出某人存在的不良生活方式，并提出改进措施 （2）针对糖尿病人群某个体指导其营养需求 （3）注意强调控制饮食对糖尿病的影响 （4）注意强调运动对糖尿病的影响
7	运用食物交换份法为某糖尿病病人设计一日营养食谱	（1）针对糖尿病人群某个体确定营养素供给量 （2）针对糖尿病人群合理选择、搭配烹饪原料、辅料和调料，并选择与之适宜的烹调方法 （3）针对糖尿病人群设计营养菜点 （4）运用食物交换份法设计糖尿病人群营养食谱 （5）以PPT形式展现营养食谱
8	为某痛风病人制定营养方案	（1）通过交流找出某人存在的不良生活方式，并提出改进措施 （2）针对痛风病人指导其营养需求 （3）注意强调控制饮食对痛风的影响
8	为某痛风病人设计营养食谱	（1）针对痛风病人确定营养素供给量 （2）针对痛风人群合理选择、搭配烹饪原料、辅料和调料，并选择与之适宜的烹调方法 （3）针对痛风人群设计营养菜点 （4）设计痛风人群营养食谱 （5）以PPT形式展现营养食谱
9	为某体重超重者制定健康方案	（1）通过交流找出某人存在的不良生活方式，并提出改进措施 （2）针对体重超重者合理选择、搭配烹饪原料、辅料和调料，并选择与之适宜的烹调方法 （3）针对超重者指导其营养需求 （4）帮助超重者制定减重方案
9	为某体重超重者设计一日营养食谱	（1）针对体重超重者确定营养素供给量 （2）针对体重超重者合理选择、搭配烹饪原料、辅料和调料，并选择与之适宜的烹调方法 （3）针对体重超重者设计营养菜点 （4）利用配餐软件等辅助性手段设计体重超重者营养食谱 （5）以PPT形式展现营养食谱

五、调查表的设计

➡️ 案例 生活方式调查表

1. 自然情况

编号： 年 月 日

姓名		性别		民族		出生日期		年 月 日
身高	cm	腰围	cm	体重	kg	联系电话		
职业	机关干部 □　技术人员 □　营销人员 □　工人 □ 电子商务师 □　教师 □　　　其他 □							

2. 调查问题（1类——生活习惯）

序号	问题	选择
1	你运动的时间	每周2~3次 □　　每周4次以上 □ 每周1次 □　　从不或偶尔 □
2	你运动的方式	打球（乒乓球 □　　羽毛球 □　　排球 □ 网球 □　　篮球 □　　足球 □　　保龄球 □ 台球 □）　跑步 □　　快走 □　　散步 □ 太极拳 □　　跳舞 □　　瑜伽 □
3	你每天睡眠时间	8小时以上 □　　6~8小时 □　　4~6小时 □ 4小时以下 □
4	你每天乘车花费的时间	不乘车 □　　0.5~1小时 □　　1~2小时 □　　2小时以上 □
5	你每天在户外活动时间（乘车时间除外）	1~2小时 □　　0.5~1小时 □　　2~4小时 □ 0.5小时以下 □　　4~8小时 □　　8小时以上 □
6	你每天经常饮水的时间	早晨 □　　两餐之间 □　　餐中 □　　餐后 □ 睡前 □　　夜间醒来 □　　渴时喝 □
7	你每天经常的饮水量	600mL以下 □　　600~1200mL □ 1200~1800mL □　　1800~2400mL □ 2400mL以上 □
8	你吸烟吗	不吸 □　　偶尔 □　　每天10支以下 □ 每天10-20支 □　　每天20支以上 □
9	你饮酒吗	不饮 □　　偶尔 □　　每天2瓶以下啤酒 □ 经常4瓶以上啤酒/次 □　　每天100~150mL白酒 □ 经常250mL以上白酒/次 □
10	你的排便规律	1~2次/天 □　　1次/2天 □　　1次/3天 □ 3天以上1次 □
11	你每天在电脑或电视前的时间	无 □　　1小时以下 □　　2~3小时 □ 4~8小时 □　　8小时以上 □
12	在你的长期住地附近（100m以内）有无污染	无 □　　临近车多的马路 □　　橡胶厂 □　　化工厂 □ 化肥厂 □　　水泥厂 □　　染料厂 □　　农药厂 □　　其他 □
13	你会通宵不眠吗	没有 □　　偶尔 □　　有时 □　　经常 □
14	你周围有人吸烟吗	没有 □　　偶尔有 □　　经常有 □　　烟雾缭绕 □
15	你的工作时间	5小时以下 □　　5~8小时 □　　8~10小时 □ 10小时以上 □

续表

序号	问题	选择
16	每天坐位连续工作的时间	1小时以下 □　　1~2小时 □　　2~3小时 □ 3小时以上 □
17	你每年参加健康体检	2次 □　　1次 □　　患病时去 □　　从不去 □
18	你每天上下班使用的交通工具	步行 □　　自行车 □　　公共交通工具 □ 私家车 □　　其他 □
19	你经常购买和食用工业食品吗（如：方便面、火腿肠、香肠、罐头、肉松、肉干、话梅、果脯、蜜饯等）	不吃 □　　偶尔 □　　1次/周 □　　2次/周 □
20	每日服用复合营养剂吗	经常 □　　每天 □　　有时 □　　不用 □
21	你生活中有很难排解的重大变故吗	没有 □　　事业上有 □　　恋爱或婚姻上有 □ 学业上有 □
22	你通常睡觉的时间	晚8：00~10：00 □　　晚10：00~12：00 □ 晚12：00~凌晨2：00 □

3．调查问题（2类——饮食习惯）

序号	问题	选择
1	你是否吃早餐	天天吃 □　　经常吃 □　　有时吃 □　　从来不吃 □
2	你吃午餐的主要方式	回家吃 □　　带饭 □　　单位食堂 □　　洋快餐 □ 与同事餐馆点菜AA制 □　　不吃 □　　其他 □
3	你吃晚餐的方式	回家吃 □　　单位食堂 □　　洋快餐 □　　餐馆 □ 只吃蔬菜、水果 □　　不吃 □
4	你吃夜宵吗	从来不吃 □　　有时吃 □　　经常吃 □　　天天吃 □
5	你的饮食口味倾向于	清淡 □　　偏酸 □　　偏辛辣 □　　偏咸 □ 偏香 □　　偏甜 □　　其他 □
6	你的零食偏爱	坚果类 □　　不吃 □　　膨化食品 □　　饼干 □ 点心类 □　　糖果类 □　　巧克力 □　　肉干 □ 鱼干 □　　其他 □
7	你是否认为自己有偏食的习惯	没有 □　　基本没有 □　　有 □
8	你偏食何种食物	素食 □　　猪肉 □　　牛肉 □　　羊肉 □ 鱼虾 □　　其他 □
9	你一般每天所吃食物大概有多少种	10~20种 □　　20~30种 □　　10种以内 □ 30种以上 □
10	你的主食一般是以	大米白面为主 □　　粗粮为主 □ 薯类（红薯、土豆、芋头等）为主 □　　三者基本等量 □
11	你平均每天主食能吃多少（以粮食计）	300~400克 □　　200~300克 □　　400克以上 □ 100~200克 □　　50~100克 □
12	你吃粗粮食品的次数	天天吃 □　　每周3次以上 □　　每周2次以下 □ 基本不吃 □
13	你经常吃的粗粮	玉米 □　　小米 □　　高粱 □　　燕麦 □ 荞麦 □　　其他 □
14	你吃豆制品的情况	天天吃 □　　每周3次以上 □ 每周2次以下 □　　基本不吃 □

续表

序号	问题	选择
15	你常吃的豆制品	豆浆 ☐　　豆腐 ☐　　豆芽 ☐　　豆干 ☐ 素什锦 ☐　　其他 ☐
16	你喝牛奶的情况	天天喝 ☐　　每周3次以上 ☐　　每周2次以下 ☐ 基本不喝 ☐　　不舒服 ☐
17	你常选用的奶类及奶制品	鲜奶、纯奶 ☐　　酸奶 ☐　　奶粉 ☐　　干酪 ☐ 含乳饮料 ☐　　其他 ☐
18	你经常吃蛋类吗	每周3~5个以上 ☐　　每天1个 ☐ 每周2个以下 ☐　　基本不吃 ☐
19	你常吃蛋类的哪部分	整蛋吃 ☐　　去蛋黄只吃蛋清 ☐　　去蛋清只吃蛋黄 ☐
20	你经常吃动物性食物吗	天天吃 ☐　　每周3次以上 ☐　　每周2次以下 ☐ 基本不吃 ☐　　配菜借味，但不吃 ☐
21	你吃动物内脏（肝、肾、胃）的情况	基本不吃 ☐　　每周1次以下 ☐ 每周2次以上 ☐　　天天吃 ☐
22	你吃肥肉或荤油的情况	不吃 ☐　　基本不吃 ☐　　每周2次以下 ☐ 每周3次以上 ☐　　天天吃 ☐
23	你吃鱼的情况	天天吃 ☐　　每周3次以上 ☐　　每周2次以下 ☐ 基本不吃 ☐　　过敏不吃 ☐
24	你吃海鲜（虾蟹贝）的情况	每周2次以下 ☐　　每周3次以上 ☐　　天天吃 ☐ 基本不吃 ☐　　过敏不吃 ☐
25	你平均每天新鲜蔬菜能吃多少	400~500克 ☐　　300~400克 ☐　　500克以上 ☐ 200克以下 ☐　　基本不吃 ☐
26	你烹制新鲜蔬菜通常有哪种情况	先洗后切 ☐　　切断或切得很碎 ☐ 下锅之前用水浸泡 ☐　　热水焯过才下锅炒 ☐ 先切后洗 ☐　　其他 ☐
27	你平均每天吃多少水果	100~200克 ☐　　200~400克 ☐　　400克以上 ☐ 100克以下 ☐　　基本不吃 ☐
28	你的长期饮用水是哪一种	矿泉水 ☐　　过滤的自来水 ☐　　普通的白开水 ☐ 纯净水 ☐　　其他 ☐
29	你有喝汤或粥的习惯吗	餐餐都喝 ☐　　每天1次 ☐　　每周3次以上 ☐ 每周2次以下 ☐　　基本不喝 ☐
30	你通常喝汤或粥的时间	饭前喝 ☐　　边吃饭边喝 ☐　　饭后喝 ☐
31	你家常用油的品种	大豆油 ☐　　花生油 ☐　　葵花籽油 ☐　　菜籽油 ☐ 玉米油 ☐　　山茶油 ☐　　橄榄油 ☐　　调和油 ☐ 没有固定的 ☐
32	你常吃煎炸食品吗	不吃 ☐　　偶尔 ☐　　1次/周 ☐　　2次/周 ☐
33	你喜欢的饮料	茶水 ☐　　纯果汁 ☐　　咖啡 ☐ 碳酸饮料 ☐　　无碳酸含糖饮料 ☐　　其他 ☐
34	经常吃坚果吗	每天 ☐　　经常 ☐　　有时 ☐　　很少 ☐
35	你常吃洋快餐吗	不吃 ☐　　偶尔 ☐　　1次/周 ☐　　2次/周 ☐
36	你经常吃腌制食品吗	不吃 ☐　　偶尔 ☐　　经常 ☐　　每天 ☐
37	你经常吃冷冻甜品吗（冰淇淋、雪糕等）	不吃 ☐　　偶尔 ☐　　2次/周 ☐　　4次以上/周 ☐
38	你经常吃烧烤食品吗	不吃 ☐　　1次/月 ☐　　1次/周 ☐　　2次/周 ☐

续表

序号	问题	选择
39	你经常吃食用菌吗	每天 □　经常 □　有时 □　很少 □
40	你经常吃葱蒜类蔬菜吗（包括洋葱）	每天 □　经常 □　有时 □　很少 □

4. 调查问题（3类——身心健康状况）

序号	问题	选择
1	你认为自己的健康状况	很好 □　良好 □　一般 □　差 □　不清楚 □
2	你的舒张压（低压）	正常 60～90mmHg □　偏高 90～100mmHg □ 偏低 55～60mmHg □　较高 100～110mmHg □ 很低 55mmHg以下 □　很高 110mmHg以上 □
3	你的收缩压（高压）	正常 100～140mmHg □　偏高 140～159mmHg □ 偏低 80～99mmHg □　高 160～179mmHg以上 □ 很低 80mmHg以下 □　很高 180mmHg以上 □
4	你存在睡眠困扰吗	不存在 □　觉轻多梦 □　不宜入睡 □ 经常早醒 □　半夜醒来很难入睡 □
5	你有过阵阵眩晕的感觉吗	没有 □　偶尔有过 □　经常有 □
6	感觉有做不完的工作，心烦意乱	没有 □　偶尔有 □　有时有 □　经常有 □ 每天有 □
7	你有多汗问题吗	体胖活动易出汗 □　阵发性出汗 □ 情绪激动时多汗 □　身体片面性多汗 □
8	你会有频繁的咽喉痛吗	没有 □　有 □
9	你会总觉得疲劳吗	没有 □　有 □
10	你有经常头痛/胃痛/背痛的毛病，且难以治愈吗	没有 □　有 □
11	你觉得英雄无用武之地吗	没有 □　偶尔有过 □　经常有 □
12	你有下列疾病困扰吗	无 □　经常感冒 □　便秘 □　贫血 □ 骨质疏松 □　高血压 □　高血脂 □　脂肪肝 □ 肥胖症 □　糖尿病 □　胆结石 □　痛风 □ 心脑血管疾病 □　其他 □

家族健康状况调查表

编号：　年　月　日

代	系	与本人关系	家族成员健康情况				家族故去成员情况		
			年龄	是否健康	患病年龄	病名	去世年龄	患病年龄	故去原因（病名）
祖代	父系	祖父							
		祖母							
	母系	外祖父							
		外祖母							

续表

代	系	与本人关系	家族成员健康情况				家族故去成员情况		
			年龄	是否健康	患病年龄	病名	去世年龄	患病年龄	故去原因（病名）
父代	父系	父亲							
		叔伯姑							
		叔伯姑							
		叔伯姑							
		叔伯姑							
		叔伯姑							
		叔伯姑							
	母系	母亲							
		舅姨							
		舅姨							
		舅姨							
		舅姨							
		舅姨							
		舅姨							
本代	父系	堂兄妹							
		堂兄妹							
		堂兄妹							
		堂兄妹							
	母系	表兄妹							
		表兄妹							
		表兄妹							
		表兄妹							
本代		兄弟姐妹							
		兄弟姐妹							
		兄弟姐妹							
		兄弟姐妹							
子代		儿女							
		儿女							
		儿女							
		儿女							

家族健康状况统计表

填写说明

1．本表为健康指导的重要参考文件。

2．项目栏中堂兄弟姐妹为叔、伯、姑的子女，表兄弟姐妹为舅姨的子女。

3．填写家族患病成员栏目时，如果患病名称不详，可填写你认为的病名，病名是指住院确诊或医生确诊的急、慢性病（感冒、食物中毒、外伤除外）。如果精确年龄不详，可填大概年龄。

4．家族故去成员的年龄不清楚时，可填写您认为的大概年龄，病名如不详，以您认为的病名为准，填写清楚。

5．如果需要填写的项目，栏目表格不够，可另附相应表格填写。

6．故去的成员，原因不清楚、应填写：不详。如意外故去，应填写：意外。

7．故去人员如有婴儿时，不足1岁以月计算，特别要填写故去原因。

8．家庭成员患病，经住院治疗（手术、药物）治愈的，疾病名称也要填入患病栏目中。如：阑尾炎，手术治愈，请在患病栏中填写：阑尾炎（治愈）。

9．家族成员中有明确的遗传性疾病、畸形也要填入患病栏中。

10．与本人不同辈分和同辈分堂亲、表亲、亲兄弟、姐妹家族成员，在各栏目填写时，按年龄顺序填写，如：叔伯姑栏目，第一顺序填大伯，将大伯填入栏内，将叔、姑二字划掉。其他栏目填写类推。

11．填写时以下疾病务必不能遗漏：高血压、高脂血症、冠心病、脑出血、脑血栓、糖尿病、胆囊炎、慢性肾炎、胆结石、胃溃疡、十二指肠溃疡、阿尔茨海默病、癌症。

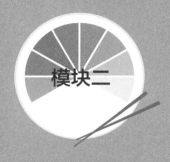

模块二　正常人群营养配餐与设计

■ **学习目标**

知识目标

熟练掌握不同生理条件下的正常人群生理特点、营养需求、营养配餐原则；了解特殊生活环境和工作环境下正常人群的营养需求和营养配餐原则；掌握营养学中人群的划分；了解膳食结构的类型、中国居民膳食结构的特点、中国居民膳食指南的基本内容及中国居民膳食营养素参考摄入量。

能力目标

能针对不同生理条件下的正常人群和特殊生活环境和工作环境下正常人群合理选择烹饪原料、辅料、调料及烹调方法；能按照不同人群的营养需求，设计营养食谱；开展营养指导；能在教师引导下，深入探究营养食谱的设计与开发。

关键概念

膳食结构、营养素参考摄入量、母乳喂养、人工喂养、赶上生长、婴幼儿期、学龄前儿童、学龄儿童、青少年期、青壮年期、中年期、老年期、素食人群、推荐摄入量（RNI）、适宜摄入量（AI）、可耐受最高摄入量（UL）、平均需要量（EAR）、成酸性食物、成碱性食物。

　　过去，因为贫穷，我国长期处于食物短缺状态，营养不足、营养不良情况较普遍。随着社会进步，生活质量提高，物质生活不断丰富，现在是营养不良与城市部分人群营养过剩并存。

　　"吃什么，吃多少，如何吃"才可以获得健康，已经成为国民关注的热门问题。合理营养是健康的物质基础，而平衡膳食又是合理营养的根本途径。为了保证国民的健康，预防与营养相关疾病的发生，针对不同生理特点、不同工作环境下的人群进行正确的膳食指导是十分必要的。

单元一　知识储备

一、营养学中人群的划分

营养学中根据不同的标准，人群有以下几种划分方法：

（1）按不同生理状态可分为　孕妇乳母、婴幼儿、儿童少年、成年、老年和素食人群。

（2）按照身处特殊环境或从事特殊作业划分　高温环境、低温环境、高原环境、接触电离辐射人员、接触化学毒物人员。

（3）按年龄划分　2018年联合国世界卫生组织（WHO）经过对全球人体素质和平均寿命进行测定，规定新的年龄分段：0～17岁为未成年人，18～45岁为青年人；46～69岁为中年人；69岁以上为老年人；100岁以上的人群称为长寿老人。根据中国居民膳食指南指导人群我国年龄段的划分为：0～2岁为婴幼儿，2周岁至不满18岁为未成年人、18～64岁为成年人、65岁以上为老年人。其中2～18周岁未成年人阶段又分为2～5岁学龄前儿童和6～17岁学龄儿童少年两个阶段，18～64岁成年人按中国居民膳食营养素参考摄入量划分为18～49岁一个阶段，50～64岁一个阶段。

（4）按照是否患有疾病可分为　健康人群（正常人群）、亚健康人群、患病人群。

二、膳食结构的类型

膳食结构或称膳食模式，是指膳食中各类食物的数量及其在膳食中所占的比重，对人们的营养起着决定性作用。不同历史时期、不同国家或地区、不同社会阶层的人们，膳食结构往往有很大的差异。

（一）膳食结构的类型

一个国家的膳食结构，与社会经济发展状况、民族传统饮食习惯、人口和农业资源以及消费结构等因素有关。由于国情不同，膳食结构类型也不尽相同。根据膳食中动物性食物及植物性食物所占的比重，以及能量、蛋白质、脂肪和碳水化合物的摄入量作为划分膳食结构的标准，将世界各国的膳食结构分为以下四种类型。

1. 动植物食物平衡的膳食结构

动植物食物平衡的膳食结构以日本人的膳食为代表，膳食中动物性食物与植物性食物消费量比较均衡。

其特点是谷类的消费量约为年人均94kg；动物性食品消费量约为年人均63kg，其中海产品所占比例达到50%，动物蛋白占总蛋白的42.8%；能量和脂肪的摄入量低于以动物性食物为主的欧美发达国家，每天能量摄入保持在2000kcal（8372kJ）左右。三大生热营养素供能比例为：碳水化合物57.7%，脂肪26.3%，蛋白质16.0%。

该类型的膳食结构，能量能够满足人体需要，又不至于过剩，蛋白质、脂肪和碳水化合物的供能比例合理。来自于植物性食物的膳食纤维和来自于动物性食物的营养素如铁、钙等均比较充足，鱼贝类摄入量较大，动物脂肪不高，有利于避免营养缺乏病和营养过剩性疾病，促进健康。此类膳食结构比较合理，已经成为世界各国调整膳食结构的参考。

2．以植物性食物为主的膳食结构

大多数发展中国家以植物性食物为主。如印度、巴基斯坦、孟加拉国和非洲一些国家等属此类型。其膳食构成是以植物性食物为主，动物性食物为辅。其膳食特点是：谷物食品消费量大，年人均200kg；动物性食品消费量小，年人均仅10～20kg，动物性蛋白质一般占蛋白质总量的10%～20%，低者不足10%；植物性食物提供的能量占总能量近90%。该类型的膳食能量基本可满足人体需要，但蛋白质、脂肪摄入量均低，来自于动物性食物的营养素如铁、钙、维生素A摄入会不足。营养缺乏病是这些国家人群的主要营养问题，人的体质较弱、健康状况不良、劳动生产率较低；但从另一方面看，以植物性食物为主的膳食结构，膳食纤维充足，动物性脂肪较低，有利于冠心病和高脂血症的预防。

3．以动物性食物为主的膳食结构

以动物性食物为主的膳食结构是多数欧美发达国家，如美国、西欧、北欧诸国的典型膳食结构，属于营养过剩型的膳食。以动物性食物为主的膳食结构以提供高能量、高脂肪、高蛋白质、低纤维为主要特点，所谓"三高一低"膳食模式，又称"富裕型"。人均日摄入蛋白质100g以上，脂肪130～150g，能量高达3300～3500kcal（13814～14651kJ）。食物摄入特点是：粮谷类食物消费量小，年人均60～75kg；动物性食物及食糖的消费量大，人均每年消费肉类约100kg，奶和奶制品100～150kg，蛋类15kg，食糖40～60kg。尽管膳食质量比较好，但营养过剩，其不良后果是肥胖、高血压、高脂血症、冠心病、糖尿病、肠癌等疾病高发。

4．地中海膳食结构

该膳食结构以地中海命名，是因为该膳食结构的特点是居住在地中海地区的居民所特有，意大利、希腊可作为该种膳食结构的代表。膳食中富含植物性食物，食物的加工程度低，新鲜度较高，居民以食用当季、当地产的食物为主；橄榄油是主要的食用油，脂肪提供能量占膳食总能量的25%～35%，饱和脂肪酸所占比例较低，为7%～8%，每天食用适量干酪和酸奶，每周食用适量鱼、禽，每月食用几次红肉（猪、牛和羊肉及其产品），新鲜水果作为典型的每日餐后食品，大部分成年人有饮用葡萄酒的习惯。此膳食结构的突出特点是饱和脂肪酸摄入量低，膳食含大量复合碳水化合物，蔬菜、水果摄入量较高。该膳食结构与地中海地区居民心脑血管疾病发生率很低有关。

（二）我国居民膳食结构状况

1．中国居民传统的膳食结构特点

中国居民的传统膳食以植物性食物为主，谷类、薯类和蔬菜的摄入量较高，肉类的摄入量比较低，豆制品总量不高且因地区而不同，奶类消费在大多地区不多。此种膳食的特点是：

（1）高碳水化合物　我国南方居民多以大米为主食，北方以小麦粉为主，谷类食物的供能比例占70%以上。

（2）高膳食纤维　谷类食物和蔬菜中所含的膳食纤维丰富，因此我国居民膳食纤维的摄入量也很高。这是我国传统膳食最具备优势之一。

（3）低动物脂肪　我国居民传统的膳食中动物性食物的摄入量很少，动物脂肪的供能比例一般在10%以下。

（4）奶类、豆类食品摄取不足。

（5）水果与动物性食物摄取偏低。

（6）食盐摄入较高。

2．中国居民目前的膳食结构特点

当前中国城乡居民的膳食仍然以植物性食物为主，动物性食物为辅，城乡居民膳食结构出现差距。经过膳食营养调查结果可归纳为：

（1）富裕地区与贫困地区差别较大，部分贫困地区仍存在营养不良的情况。

（2）城市居民膳食结构中，畜肉类及油脂消费过多，谷类食物消费偏低。

（3）城市居民蔬菜的摄入量明显减少，大多数居民仍没有形成经常进食水果的习惯。

（4）城市居民摄入的热量过多，造成超重与肥胖的人数迅速增加。

（5）奶类、豆制品摄入普遍过低；钙、铁、维生素A等微量营养素普遍缺乏。

针对以上的膳食结构特点，中国居民的膳食结构应在保持以植物性食物为主的传统食物结构的大前提下，增加奶类和大豆及其制品的消费，同时增加蔬菜和水果的摄取量。在贫困地区还应努力提高肉、禽、蛋等动物性食物的消费。城市居民应合理调节膳食结构，减少畜肉类及脂肪消费，减少热量摄取，增强体育运动。此外，中国居民的食盐摄入量普遍偏高，应逐步降低食盐的摄入量，最好降到每人每日6g以下。对于特定人群如儿童、孕妇、老年人及特殊职业人群，还应参照《中国居民膳食指南》所提及的膳食模式进行调整。

三、膳食与人体免疫的关系

免疫力是人体自身的防御机制，是人体识别和消灭外来侵入的任何异物（病毒、细菌等）、处理衰老、损伤、死亡、变性的自身细胞以及识别和处理体内突变细胞和病毒感染细胞的能力。免疫力低下的人容易生病，且恢复健康的速度慢，免疫力过强的人容易产生一些自身免疫疾病和超敏反应。可以说免疫力就像一把双刃剑，过高或过低都不好，免疫平衡才是我们最健康的状态。

健康的免疫系统是无可取代的，现代人因为生活方式、工作压力等多方原因，导致免疫力下降，所以才会有提高免疫力的说法。每年的5月的第三周为"全民营养周"，旨在通过以科学界为主导，全社会、多渠道、集中力量、传播核心营养知识和实践，使民众了解食物、提高健康素养、建立营养新生活，让营养意识和健康行为代代传递，提升国民素质，实现中国"营养梦 健康梦"。2020年全民营养周的主题即为"合理膳食 免疫基石"，阐述了合理膳食是机体保持良好的免疫力的物质基础。

合理膳食保障营养平衡是维持机体良好免疫力的重要前提，缺少营养物质的机体是不可能有健康的免疫力的。首先来了解下各种营养素对免疫力的影响。优质蛋白质对于免疫系统的细胞生长、更新及修复起关键作用。不饱和脂肪酸（尤其是Ω-3多不饱和脂肪酸）作为免疫细胞细胞膜的重要组成成分，可以通过改变细胞膜的成分和调节细胞信号转导来减少炎症反应的发生。维生素A及其衍生物可直接作用于B淋巴细胞，增强机体体液免疫功能，参与和促进抗体的合成，促进淋巴细胞转化，刺激白细胞介素和干扰素的分泌，诱导淋巴细胞增殖，促进吞噬细胞处理抗原和辅助性T细胞的成熟，增强机体的细胞免疫功能。维生素B_1、维生素B_2和烟酸本身在能量和物质代谢中发挥重要作用，对免疫力的维持作用不言而喻。维生素B_6可以刺激白细胞生成，同时促进铁生成红细胞，提高免疫力。叶酸可以促进细胞发育，促进红细胞和白细胞发育，增强人体免疫力。维生素B_{12}可以促进维生素A在肝中的贮存，增加叶酸的利用率，从而促进红细胞的发育和成熟。铁参与DNA产生和细胞分裂的核糖核苷酸还原酶的组成部分，它们对免疫细胞的正常酶功能至关重要。缺乏铁则淋巴细胞内DNA合成受损，抑制抗体的产生，吞噬细胞杀菌能力降低，导致机体抵抗力降低，易发生感染。缺乏锌则淋巴细胞、T淋巴细胞相应减少，抑制人体适应性免疫反应，易感人群的防御能力受损，感染风险增加。除了这些营养素之外，具有抗氧化能力的营养素及植物化合物，如维生素E、维生素C、胡萝卜素、硒、含硫化合物、蒜素、多糖类、多酚类化合物都能通过不同的机理作用提高机体抗感染能力，增强免疫力。

想要提高免疫力，合理膳食营养平衡才是王道。首先，保证合理膳食，各营养素摄入满足机体健康需求。其次，保证心理健康，进行合理运动。最后，避开导致免疫力下降的因素，例如：食品污染、环境污染等。

四、中国居民膳食营养素参考摄入量

为了保持健康，人类必须从膳食中获取各种各样的营养物质。人体对营养素的需要量随年龄、性别和生理状况而异。正常人体需要的各种营养要从饮食中获得，因此，必须科学地安排每日膳食以提供数量及质量适宜的营养素。营养素长期供给不平衡就可能产生危害。

为了避免可能产生的营养不良或营养过剩的危害，营养学家在2000年提出了适用各类人群的膳食营养素参考摄入量（DRIs），2017年、2018年进行了相应的修订。

DRIs是为各种营养素提供了一个安全的摄入范围，包括一个最低和最高的限量。可耐受最高摄入量（UL）是一个营养素每日摄入量的安全上限，是一个健康人群中几乎所有个体都不会产生毒副作用的最高摄入水平。大多数情况下，UL包括膳食、强化食物和添加剂等各种来源的营养素之和；而平均需要量（EAR）则是一个最低值，如果个体在膳食中获得的营养素达到这个值，很可能大约50%的人产生营养缺乏。这样的数据在这次制定中都有列出。

1. 历史与发展

（1）推荐的膳食营养素供给量（Recommended Dietary Allows，RDAs）　1941年制定了第一个推荐的膳食营养素供给量（RDAs）。它是在当时的认识基础上提出的为保持健康所需摄入各种营养素的量，并作为判断人群是否得到良好膳食的根据。时值第二次世界大战，主要目的是为了预防营养缺乏病。以后几十年中，根据科学的进展和社会应用的需要，对RDAs进行了多次修订，直到1989年美国第10版RDAs发表。美国各版RDAs成为不同时期美国人群营养素需要方面的权威性指导文件，也产生了重要的国际影响。

（2）DRIs的发展背景　1992年夏，开始讨论第10版RDAs是否应当进行修改。提出如下问题：

① 应用RDA方面的发展，要求对推荐值提出更具体的说明，并对怎样使用这些数值给予详细指导；

② 对某些营养素和人群组织已积累了足够的新知识，支持更新和扩展RDA；

③ 对于传统的RDA概念是否包含近年来认识到的营养素促进健康的观点提出质疑。

2．DRIs的内容及应用

DRIs的主要内容：DRIs是在RDA的基础上发展起来的、一组每日平均膳食营养素摄入量的参考值，它包括4项内容：平均需要量（EAR）、推荐摄入量（RNI）、适宜摄入量（AI）和可耐受最高摄入量（UL）。

DRIs的应用：

（1）DRIs在健康个体及群体中的应用　总结如表2-1-1所示。

表2-1-1　DRIs应用

用途	针对个体	针对群体
计划	RNI——摄入的目标 UL——作为限制过多摄入的标准。长期摄入超过此限可能产生不利的影响	EAR——结合摄入量变异值应用，确定一个特定群体的平均摄入量
评价*	EAR——用以检查摄入不足的可能性 UL——用以检查过量摄入的可能性（评估真实情况需要临床、生化和／或人体测量的资料）	EAR——用以评估一个群体中摄入不足的发生率

注：*需要统计学上可靠的日常摄入量估算值。

（2）各项参考摄入量的应用

① 平均需要量（EAR）：EAR是一个特定人群的平均需要量，主要用于计划和评价群体的膳食。可以根据某一年龄、性别组中摄入量低于EAR个体的百分比来评估群体中摄入不足的发生率，评价其营养素摄入情况是否适宜。

EAR也可作为制定人群推荐摄入量的基础，如果个体摄入量呈正态分布，一个人群组的目标摄入量可以根据EAR和摄入量的变异来估计。为了保证摄入量低于EAR的个体少于2%～3%，推荐摄入量的平均值应在EAR加两个标准差以上。针对个体，可以检查其摄入不足的可能性。如某个体的摄入量低于EAR减两个标准差，几乎可以肯定该个体不能达到其需要量。

② 推荐摄入量（RNI）：RNI相当于传统使用的RDA，是可以满足某一特定性别、年龄及生理状况群体中绝大多数（97%～98%）个体需要量的摄入水平。RNI是个体适宜营养素摄入水平的参考值，是健康个体每日摄入某一营养素的目标值。RNI不是评价个体或群体膳

食质量的标准，也不是为群体作膳食计划的根据。当某个体的营养素摄入量低于其RNI时并不一定表明该个体未达到适宜营养状态。

RNI是根据某一特定人群中体重在正常范围内的个体的需要量设定的。对个别身高、体重超过此参考范围较多的个体，可能需按每千克体重的需要量调整其RNI。

③ 适宜摄入量（AI）：当某种营养素的个体需要量研究资料不足，没有办法计算出EAR，因而不能求出RNI时，可设定适宜摄入量（AI）来代替RNI，AI是通过观察或实验获得的健康人群某种营养素的摄入量。AI的主要用途是作为个体营养素摄入量的目标。AI和RNI的相似之处是两者都用作个体摄入量的目标，能够满足目标人群中几乎所有个体的需要。AI和RNI区别在于AI的准确性远不如RNI，可能明显地高于RNI。因此使用AI时要比使用RNI更加小心。

④ 可耐受最高摄入量（UL）：UL是营养素或食物成分的每日摄入量的安全上限，是一个健康人群中几乎所有个体都不会产生毒副作用的最高摄入水平。UL的主要用途是检查个体摄入量过高的可能，避免发生中毒。当摄入量低于UL时，可以肯定不会产生毒副作用。当摄入量超过UL时，发生毒副作用的危险性增加。在大多数情况下，UL包括膳食、强化食物和添加剂等各种来源的营养之和。

⑤ 宏量营养素可接受范围（AMDR）：为预防产能营养素缺乏，同时又降低慢性病风险而提出的每日摄入量的下限和上限。

3．营养素分类

在营养学著作中，国内外的作者使用的分类方法和名词不尽相同。DRIs委员会决定采用以下分类和词汇：

（1）能量。

（2）宏量营养素　蛋白质、脂类、糖类。

（3）微量营养素　矿物质（包括常量元素和微量元素），维生素（包括脂溶性维生素和水溶性维生素）。

（4）其他膳食成分　膳食纤维、水和其他生物活性物质。

对于近年发现的所谓"新的营养素"，如膳食纤维、番茄红素等，由于还不是经典营养素，将它们列入了其他一章。不排除将来更多的科学资料证明它们是营养素，包括番茄红素、异黄酮等。

4．DRIs与RDA的关系

最新公布的DRIs中一些营养素的摄入量与原来RDA相比没有很大的变化。但是这些量的解释有了一些变化，一些营养素的摄入量较原来有所增加。这些调整都是十分具体的，是根据近些年来的营养调查和营养学研究工作的最新进展来确定的，都是有科学根据的。

此外，在提供膳食营养素参考摄入量的同时，营养学家还提供了主要富含这些营养素的各种食物来源。因此，《中国居民膳食营养素参考摄入量》与《中华人民共和国食品安全法》是有所区别的，不能作为执法的依据。但是政府制定法规时需参考这些标准，所以，作为食品企业、食品生产厂家、营养配餐的工作者，更应该关心此摄入量，因为这是一个关系到国计民生的、全面系统的概念；可科学地评价居民膳食；指导食物生产；推动营养学进步。

5. 确定膳食营养供给量标准

就餐人员的膳食营养供给量标准只能以就餐人群的基本情况或平均数值为依据，包括人员的平均年龄、平均体重，以及80%以上就餐人员的劳动强度。首先确定就餐人员平均每日需要能量供给。如就餐人员的80%以上为中等体力劳动的男性，则每日所需能量供给量标准应为2600kcal（10.88MJ）。在确定能量供给量的基础上，则可以继续查找选定相应的各种营养素的供给量标准。

参照WS／T 578《中国居民膳食营养素参考摄入量》，确定能量与营养素供给量。参见表2-1-2至表2-1-9：

表2-1-2　中国居民膳食能量需要量

| 年龄（岁）/生理状况 | 男性PAL | | | | | | 女性PAL | | | | | |
| | 轻（Ⅰ） | | 中（Ⅱ） | | 重（Ⅲ） | | 轻（Ⅰ） | | 中（Ⅱ） | | 重（Ⅲ） | |
	MJ/d	Kcal/d	MJ/d	Kcal/d	MJ/d	Kcal/d	MJ/d	Kcal/d	MJ/d	Kcal/d	MJ/d	Kcal/d
0～	–	–	0.38[a]	90[b]	–	–	–	–	0.38[a]	90[b]	–	–
0.5～	–	–	0.33[a]	80[b]	–	–	–	–	0.32[a]	80[b]	–	–
1～	–	–	3.77	900	–	–	–	–	3.35	800	–	–
2～	–	–	4.60	1100	–	–	–	–	4.18	1000	–	–
3～	–	–	5.23	1250	–	–	–	–	5.02	1200	–	–
4～	–	–	5.44	1300	–	–	–	–	5.23	1250	–	–
5～	–	–	5.86	1400	–	–	–	–	5.44	1300	–	–
6～	5.86	1400	6.69	1600	7.53	1800	5.23	1250	6.07	1450	6.90	1650
7～	6.28	1500	7.11	1700	7.95	1900	5.65	1350	6.49	1550	7.32	1750
8～	6.90	1650	7.74	1850	8.79	2100	6.07	1450	7.11	1700	7.95	1900
9～	7.32	1750	8.37	2000	9.41	2250	6.49	1550	7.53	1800	8.37	2000
10～	7.53	1800	8.58	2050	9.62	2300	6.90	1650	7.96	1900	9.00	2150
11～	8.58	2050	9.83	2350	10.88	2600	7.53	1800	8.58	2050	9.62	2300
14～	10.46	2500	11.92	2850	13.39	3200	8.37	2000	9.62	2300	10.67	2550
18～	9.41	2250	10.88	2600	12.55	3000	7.53	1800	8.79	2100	10.04	2400
50～	8.79	2100	10.25	2450	11.72	2800	7.32	1750	8.58	2050	9.83	2350
65～	8.58	2050	9.83	2350	–	–	7.11	1700	8.16	1950	–	–
80～	7.95	1900	9.20	2200	–	–	6.28	1500	7.32	1750	–	–
孕妇（1～12周）	–	–	–	–	–	–	7.53	1800	8.79	2100	10.04	2400
孕妇（13～37周）	–	–	–	–	–	–	8.79	2100	10.04	2400	11.29	2700
孕妇（≥28周）	–	–	–	–	–	–	9.41	2250	10.67	2550	11.92	2850
乳母	–	–	–	–	–	–	9.62	2300	10.88	2600	12.13	2900

注："–"表示未制定。

　　a 单位为：MJ/（kg·d）。

　　b 单位为：kcal/（kg·d）。

表2-1-3　中国居民膳食中国居民膳食蛋白质参考摄入量　　　　　单位：g/d

年龄（岁）/ 生理状况	男性		女性	
	EAR	RNI	EAR	RNI
0～	–	9[a]	–	9[a]
0.5～	15	20	15	20
1～	20	25	20	25
2～	20	25	20	25
3～	25	30	25	30
4～	25	30	25	30
5～	25	30	25	30
6～	25	35	25	35
7～	30	40	30	40
8～	30	40	30	40
9～	40	45	40	45
10～	40	50	40	50
11～	50	60	45	55
14～	60	75	50	60
18～	60	65	50	55
孕妇（1周～12周）	–	–	50	55
孕妇（13周～27周）	–	–	60	70
孕妇（≥28周）	–	–	75	85
乳母	–	–	70	80

注："–"表示未制定。

　　a AI值。

表2-1-4　中国居民膳食脂肪、脂肪酸参考摄入量和可接受范围　　　　　单位：%E

年龄（岁）/ 生理状况	脂肪	饱和脂肪酸	η-6多不饱和脂肪酸[a]		η-3多不饱和脂肪酸	
	AMDR	U-AMDR	AI	AMDR	AI[b]	AMDR
0～	48[c]	–	7.3	–	0.87	–
0.5～	40[c]	–	6.0	–	0.66	–
1～	35[c]	–	4.0	–	0.60	–
4～	20～30	<8	4.0	–	0.60	–
7～	20～30	<8	4.0	–	0.60	–
18～	20～30	<10	4.0	2.5～9.0	0.60	0.5～2.0
60～	20～30	<10	4.0	2.5～9.0	0.60	0.5～2.0
孕妇和乳母	20～30	<10	4.0	2.5～9.0	0.60	0.5～2.0

注：a 亚油酸的数值。

　　b α-亚麻酸的数值。

　　c AI值。

表2-1-5　中国居民膳食碳水化合物参考摄入量和可接受范围

年龄（岁）/生理状况	碳水化合物		添加糖
	EAR g/d	AMDR %E	AMDR %E
0~	–	60[a]	–
0.5~	–	85[a]	–
1~	120	50~65	–
4~	120	50~65	<10
7~	120	50~65	<10
11~	150	50~65	<10
14~	150	50~65	<10
18~65	120	50~65	<10
孕妇	130	50~65	<10
乳母	160	50~65	<10

注：a AI值，单位为克（g）。

表2-1-6　中国居民膳食常量元素参考摄入量

单位：mg/L

年龄（岁）/生理状况	钙			磷			镁		钾	钠	氯
	EAR	RNI	UL	EAR	RNI	UL	EAR	RNI	AI	AI	AI
0~	–	200[a]	1000	–	100[a]	–	–	20[a]	350	170	260
0.5~	–	250[a]	1500	–	180[a]	–	–	65[a]	550	350	550
1~	500	600	1500	250	300	–	110	140	900	700	1100
4~	650	800	2000	290	350	–	130	160	1200	900	1400
7~	800	1000	2000	400	470	–	180	220	1500	1200	1900
11~	1000	1200	2000	540	640	–	250	300	1900	1400	2200
14~	800	1000	2000	590	710	–	270	320	2200	1600	2500
18~	650	800	2000	600	720	3500	280	330	2000	1500	2300
50~	800	1000	2000	600	720	3500	280	330	2000	1400	2200
65~	800	1000	2000	590	700	3000	270	320	2000	1400	2200
80~	800	1000	2000	560	670	3000	260	310	2000	1300	2000
孕妇 （1周~12周）	650	800	2000	600	720	3500	310	370	2000	1500	2300
孕妇 （13周~27周）	810	1000	2000	600	720	3500	310	370	2000	1500	2300
孕妇（≥28周）	810	1000	2000	600	720	3500	310	370	2000	1500	2300
乳母	810	1000	2000	600	720	3500	280	330	2400	1500	2300

注："–"表示未制定。

　　a AI值。

表2-1-7 中国居民膳食微量元素参考摄入量

年龄（岁）/生理状况	铁 mg/d			碘 μg/d			锌 mg/d			硒 μg/d			铜 mg/d			钼 μg/d			铬 μg/d
	EAR	RNI	UL	EAR	RNI	UL	EAR	RNI	UL	EAR	RNI	UL	EAR	RNI	UL	EAR	RNI	UL	AI
0~	-	0.3a	-	-	85a	-	-	2a	-	-	15a	55	-	0.3a	-	-	2a	-	0.2
0.5~	7	10	-	-	115a	-	2.8	3.5	-	-	20a	80	-	0.3a	-	-	15a	-	4.0
1~	6	9	25	65	90	-	3.2	4.0	8	20	25	100	0.25	0.3	2.0	35	40	200	15
4~	7	10	30	65	90	200	4.6	5.5	12	25	30	150	0.30	0.4	3.0	40	50	300	20
7~	10	13	35	65	90	300	5.9	7.0	19	35	40	200	0.40	0.5	4.0	55	65	450	25
11~（男）	11	15	40	75	110	400	8.2	10.0	28	45	55	300	0.55	0.7	6.0	75	90	650	30
11~（女）	14	18	40	75	110	400	7.6	9.0	28	45	55	300	0.55	0.7	6.0	75	90	650	30
14~（男）	12	16	40	85	120	500	9.7	12.0	35	50	60	350	0.60	0.8	7.0	85	100	800	35
14~（女）	14	18	40	85	120	500	6.9	8.5	35	50	60	350	0.60	0.8	7.0	85	100	800	35
18~（男）	9	12	42	85	120	600	10.4	12.5	40	50	60	400	0.60	0.8	8.0	85	100	900	30
18~（女）	15	20	42	85	120	600	6.1	7.5	40	50	60	400	0.60	0.8	8.0	85	100	900	30
50~（男）	9	12	42	85	120	600	10.4	12.5	40	50	60	400	0.60	0.8	8.0	85	100	900	30
50~（女）	9	12	42	85	120	600	6.1	7.5	40	50	60	400	0.60	0.8	8.0	85	100	900	30
孕妇（1周~12周）	15	20	42	160	230	600	7.8	9.5	40	54	65	400	0.7	0.9	8.0	92	110	900	31
孕妇（13周~27周）	19	24	42	160	230	600	7.8	9.5	40	54	65	400	0.7	0.9	8.0	92	110	900	34
孕妇（≥28周）	22	29	42	160	230	600	7.8	9.5	40	54	65	400	0.7	0.9	8.0	92	110	900	36
乳母	18	24	42	170	240	600	9.9	12	40	65	78	400	1.1	1.4	8.0	88	103	900	37

注："-"表示未制定。
a AI值。

表2-1-8 中国居民膳食脂溶性维生素参考摄入量

年龄（岁）/生理状况	维生素A μg RAE/d					维生素D μg/d			维生素E mg α-TE/d		维生素K μg/d
	EAR		RNI		UL	EAR	RNI	UL	AI	UL	AI
	男	女	男	女							
0~	—	—	300a	300a	600	—	10a	20	3	—	2
0.5~	—	—	350a	350a	600	—	10a	20	4	—	10
1~	220	220	310a	310a	700	8	10	20	6	150	30
4~	260	260	360	360	900	8	10	30	7	200	40
7~	360	360	500	500	1500	8	10	45	9	350	50
11~	480	450	670	630	2100	8	10	50	13	500	70
14~	590	450	820	630	2700	8	10	50	14	600	75
18~	560	480	800	700	3000	8	10	50	14	700	80
50~	560	480	800	700	3000	8	10	50	14	700	80
65~	560	480	800	700	3000	8	15	50	14	700	80
80~	560	480	800	700	3000	8	15	50	14	700	80
孕妇（1周~12周）		480		700	3000	8	10	50	14	700	80
孕妇（13周~27周）		530		770	3000	8	10	50	14	700	80
孕妇（≥28周）		530		770	3000	8	10	50	14	700	80
乳母		880		1300	3000	8	10	50	17	700	85

注："-"表示未制定。
a AI值。

表2-1-9　中国居民膳食水溶性维生素参考摄入量

年龄（岁）/生理状况	维生素B₁						维生素B₂						维生素B₆			
	EAR mg/d		AI mg/d	RNI mg/d			EAR mg/d		AI mg/d	RNI mg/d			EAR mg/d	AI mg/d	RNI mg/d	UL mg/d
	男	女		男	女		男	女		男	女					
0~	-	-	0.1	-	-		-	-	0.4	-	-		-	0.2	-	-
0.5~	-	-	0.3	-	-		-	-	0.5	-	-		-	0.4	-	-
1~	0.5	0.5	-	0.6	0.6		0.5	0.5	-	0.6	0.6		0.5	-	0.6	20
4~	0.6	0.6	-	0.8	0.8		0.6	0.6	-	0.7	0.7		0.6	-	0.7	25
7~	0.8	0.8	-	1.0	1.0		0.8	0.8	-	1.0	1.0		0.8	-	1.0	35
11~	1.1	1.0	-	1.3	1.1		1.1	0.9	-	1.3	1.1		1.1	-	1.3	45
14~	1.3	1.1	-	1.6	1.3		1.3	1.0	-	1.5	1.2		1.2	-	1.4	55
18~	1.2	1.0	-	1.4	1.2		1.2	1.0	-	1.4	1.2		1.2	-	1.4	60
50~	1.2	1.0	-	1.4	1.2		1.2	1.0	-	1.4	1.2		1.3	-	1.6	60
65~	1.2	1.0	-	1.4	1.2		1.2	1.0	-	1.4	1.2		1.3	-	1.6	60
80~	1.2	1.0	-	1.4	1.2		1.2	1.0	-	1.4	1.2		1.3	-	1.6	60
孕妇（1周~12周）	1.0			1.2			1.0			1.2			1.9		2.2	60
孕妇（13周~27周）	1.1			1.4			1.1			1.4			1.9		2.2	60
孕妇（≥28周）	1.2			1.5			1.2			1.5			1.9		2.2	60
乳母	1.2			1.5			1.2			1.5			1.4		1.7	60

注1："-"表示未制定。

注2：有些维生素未制定UL，主要原因是研究资料不充分，并不表示过量摄入没有健康风险。

续表

年龄（岁）/生理状况	维生素B₁₂ EAR μg/d	维生素B₁₂ AI μg/d	维生素B₁₂ RNI μg/d	泛酸 AI mg/d	叶酸 EAR μgDFE/d	叶酸 AI μgDFE/d	叶酸 RNI μgDFE/d	叶酸 UL μg/d	烟酸 EAR mgNE/d 男	烟酸 EAR mgNE/d 女	烟酸 AI mgNE/d	烟酸 RNI mgNE/d 男	烟酸 RNI mgNE/d 女	烟酸 UL mgNE/d	烟酰胺 UL mg/d
0~	-	0.3	-	1.7	-	65	-	-	-	-	2	-	-	-	-
0.5~	-	0.6	-	1.9	-	100	-	-	-	-	3	-	-	-	-
1~	0.8	-	1.0	2.1	130	-	160	300	5	5	-	6	6	10	100
4~	1.0	-	1.2	2.5	150	-	190	400	7	6	-	8	8	15	130
7~	1.3	-	1.6	3.5	210	-	250	600	9	8	-	11	10	20	180
11~	1.8	-	2.1	4.5	290	-	350	800	11	10	-	14	12	25	240
14~	2.0	-	2.4	5.0	320	-	400	900	14	11	-	16	13	30	280
18~	2.0	-	2.4	5.0	320	-	400	1000	12	10	-	15	12	35	310
50~	2.0	-	2.4	5.0	320	-	400	1000	12	10	-	14	12	35	310
65~	2.0	-	2.4	5.0	320	-	400	1000	11	9	-	14	11	35	300
80~	2.0	-	2.4	5.0	320	-	400	1000	11	8	-	13	10	30	280
孕妇（1周~12周）	2.4	-	2.9	6.0	520	-	600	1000	-	10	-	-	12	35	310
孕妇（13周~27周）	2.4	-	2.9	6.0	520	-	600	1000	-	10	-	-	12	35	310
孕妇（≥28周）	2.4	-	2.9	6.0	520	-	600	1000	-	10	-	-	12	35	310
乳母	2.6	-	3.2	7.0	450	-	550	1000	-	12	-	-	15	35	310

注1："—"表示未制定。

注2：有些维生素未制定UL，主要原因是研究资料不充分，并不表示过量摄入没有健康风险。

说明：上述表格数据引自中华人民共和国卫生行业标准WS/T 578《中国居民膳食营养素参考摄入量》，分为5个部分：

——第1部分：宏量营养素；

——第2部分：常量元素；

——第3部分：微量元素；

——第4部分：脂溶性维生素；

——第5部分：水溶性维生素。

五、中国居民平衡膳食指南

1. 中国居民膳食指南

膳食指南是根据营养学原则，结合国情，教育人民群众采用平衡膳食，以达到合理营养、促进健康的指导性意见。膳食指南的作用就是引导居民合理消费食物，合理营养，平衡膳食，保护健康。膳食指南的内容就是食谱设计的原则，营养食谱的制定应根据膳食指南考虑食物种类、数量的合理搭配。《中国居民膳食指南（2022）》中平衡膳食八条准则内容如下：

准则一　食物多样，合理搭配。

–坚持谷类为主的平衡膳食模式。

–每天的食物应包括谷薯类、蔬菜水果、畜禽鱼蛋奶和豆类食物。

–平均每天摄入12种以上食物，每周25种以上，合理搭配。

–每天摄入谷类食物200～300g，其中包含全谷物和杂豆类50～150g；薯类50～100g。

准则二　吃动平衡，健康体重。

–各年龄段人群都应坚持每天运动，保持健康体重。

–食不过量，维持能量平衡。

–坚持日常身体活动，每周应至少进行5d中等强度身体活动，累计150min以上；主动身体活动最好每天6000步。

–鼓励适当进行高强度有氧运动，加强抗阻运动，每周2～3d。

–注意减少久坐时间，每小时起来动一动。

准则三　多吃蔬果、奶类、全谷、大豆。

–蔬菜水果、全谷物和奶制品是平衡膳食的重要组成部分。

–餐餐有蔬菜，保证每天摄入不少于300g的新鲜蔬菜，深色蔬菜应占1/2。

–天天吃水果，保证每天摄入200～350g的新鲜水果，果汁不能代替鲜果。

–吃各种各样的奶制品，摄入量相当于每天300mL以上液态奶。

–经常吃全谷物、大豆制品，适量吃坚果。

准则四　适量吃鱼、禽、蛋、瘦肉。

–鱼、禽、蛋类和瘦肉摄入要适量，平均每天120～200g。

–每周最好吃鱼2次或300～500g，蛋类300～350g，畜禽肉300～500g。

–少吃深加工肉制品。

–鸡蛋营养丰富，吃鸡蛋不弃蛋黄。

–优先选择鱼，少吃肥肉、烟熏和腌制肉制品。

准则五　少盐少油，控糖限酒。

–培养清淡饮食习惯，少吃高盐和油炸食品。成年人每天摄入食盐不超过5g，烹调油25～30g。

–控制添加糖的摄入量，每天不超过50g，最好控制在25g以下。

–反式脂肪酸每天摄入量不超过2g。

–不喝或少喝含糖饮料。

–儿童青少年、孕妇、乳母以及慢性病患者不应饮酒。成年人如饮酒，一天饮用的酒精量不超过15g。

准则六　规律进餐，足量饮水。

–安排一日三餐，定时定量，不漏餐，每天吃早餐。

–规律进餐、饮食适度，不暴饮暴食、不偏食挑食、不过度节食。

–足量饮水，少量多次。在温和气候条件下，低身体活动水平成年男性每天喝水1700mL，成年女性每天喝水1500mL。

–推荐喝白水或茶水，少喝或不喝含糖饮料，不用饮料代替白水。

准则七　会烹会选，会看标签。

–在生命的各个阶段都应做好健康膳食规划。

–认识食物，选择新鲜的、营养素密度高的食物。

–学会阅读食品标签，合理选择预包装食品。

–学习烹饪、传承传统饮食，享受食物天然美味。

–在外就餐，不忘适量与平衡。

准则八　公筷分餐，杜绝浪费。

–选择新鲜卫生的食物，不食用野生动物。

–食物制备生熟分开，熟食二次加热要热透。

–讲究卫生，从分餐公筷做起。

–珍惜食物，按需备餐，提倡分餐不浪费。

–做可持续食物系统发展的践行者。

2．中国居民平衡膳食宝塔

中国居民平衡膳食宝塔（后文简称"平衡膳食宝塔"）是根据《中国居民膳食指南（2022）》的准则和核心推荐，把平衡膳食原则转化为各类食物的重量和所占比例的图形化表示，见图2-1-1。

（1）中国居民平衡膳食宝塔总说明。

中国居民平衡膳食宝塔形象化的组合，遵循了平衡膳食的原则，体现了在营养上比较理想的基本食物构成。平衡膳食宝塔共分5层，各层面积大小不同，体现了5大类食物和食物量的多少。5大类食物包括谷薯类、蔬菜水果、畜禽鱼蛋奶类、大豆和坚果类以及烹调用油盐。食物量是根据不同能量需要量水平设计，平衡膳食宝塔旁边的文字注释，标明了在1600～2400kcal能量需要量水平时，一段时间内成年人每人每天各类食物摄入量的建议值范围。

中国居民平衡膳食宝塔（2022）
Chinese Food Guide Pagoda（2022）

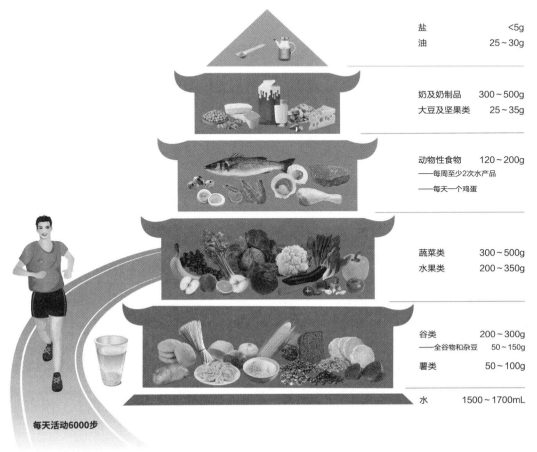

盐	<5g
油	25～30g
奶及奶制品	300～500g
大豆及坚果类	25～35g
动物性食物	120～200g
——每周至少2次水产品	
——每天一个鸡蛋	
蔬菜类	300～500g
水果类	200～350g
谷类	200～300g
——全谷物和杂豆	50～150g
薯类	50～100g
水	1500～1700mL

每天活动6000步

图2-1-1　中国居民平衡膳食宝塔（2022）

（2）各层说明。

第一层：谷薯类食物。

谷薯类是膳食能量的主要来源（碳水化合物提供总能量的50%～65%），也是多种微量营养素和膳食纤维的良好来源。膳食指南中推荐2岁以上健康人群的膳食应做到食物多样、合理搭配。谷类为主是合理膳食的重要特征。在1600～2400kcal能量需要量水平下的一段时间内，建议成年人每人每天摄入谷类200～300g，其中包含全谷物和杂豆类50～150g；另外，薯类50～100g，从能量角度相当于15～35g大米。

谷类、薯类和杂豆类是碳水化合物的主要来源。谷类包括小麦、稻米、玉米、高粱等及其制品，如米饭、馒头、烙饼、面包、饼干、麦片等。全谷物保留了天然谷物的全部成分，是理想膳食模式的重要组成，也是膳食纤维和其他营养素的来源。杂豆包括大豆以外的其他干豆类，如红小豆、绿豆、芸豆等。我国传统膳食中常见的整粒的食物有小米、玉米、绿豆、红豆、荞麦等，现代加工产品有燕麦片等，因此把杂豆与全谷物归为一类。2岁以上人群都应保证全谷物的摄入量，以此获得更多营养素、膳食纤维和其他健康益处。薯类包括马铃薯、红薯等，可替代部分主食。

第二层：蔬菜水果。

蔬菜水果是膳食指南中鼓励多摄入的两类食物。在1600~2400kcal能量需要量水平下，推荐成年人每天蔬菜摄入量至少达到300g，水果200~350g。蔬菜水果是膳食纤维、微量营养素和植物化学物的良好来源。蔬菜包括嫩茎、叶、花菜类、根菜类、鲜豆类、茄果瓜菜类、葱蒜类、菌藻类及水生蔬菜类等。深色蔬菜是指深绿色、深黄色、紫色、红色等有颜色的蔬菜，每类蔬菜提供的营养素略有不同，深色蔬菜一般富含维生素、矿物质、植物化学物和膳食纤维，推荐每天摄入量占总体蔬菜摄入量的1/2以上。

水果多种多样，包括仁果、浆果、核果、柑橘类、瓜果及热带水果等。推荐吃新鲜水果，在鲜果供应不足时可选择一些含糖量低的干果制品和纯果汁。

第三层：鱼、禽、肉、蛋等动物性食物。

鱼、禽、肉、蛋等动物性食物是膳食指南推荐适量食用的食物。在1600~2400kcal能量需要量水平下，推荐每天鱼、禽、肉、蛋摄入量共计120~200g。

新鲜的动物性食物是优质蛋白质、脂肪、脂溶性维生素和B族维生素的良好来源，建议每天畜禽肉的摄入量为40~75g，少吃加工类肉制品。目前我国汉族居民的肉类摄入以猪肉为主，且增长趋势明显。猪肉脂肪含量较高，应尽量选择瘦肉或禽肉。常见的水产品包括鱼、虾、蟹和贝类，此类食物富含优质蛋白质、脂类、维生素和矿物质，推荐每天摄入量为40~75g，有条件可以优先选择。蛋类包括鸡蛋、鸭蛋、鹅蛋、鹌鹑蛋、鸽子蛋及其加工制品，蛋类的营养价值较高，推荐每天1个鸡蛋（相当于50g左右），吃鸡蛋不能丢弃蛋黄，蛋黄含有丰富的营养成分，如胆碱、卵磷脂、胆固醇、维生素A、叶黄素、B族维生素、锌等，无论对多大年龄人群都具有健康益处。

第四层：奶类、大豆和坚果。

奶类和豆类是鼓励多摄入的食物。奶类、大豆和坚果是蛋白质和钙的良好来源，营养素密度高。在1600~2400kcal能量需要量水平下，推荐每天应摄入至少相当于鲜奶300g的奶类及奶制品。在全球奶制品消费中，我国居民摄入量一直很低，多吃各种各样的奶制品，有利于提高奶类摄入量。

大豆包括黄豆、黑豆、青豆，其常见的制品如豆腐、豆浆、豆腐干及千张等。坚果包括花生、葵花子、核桃、杏仁、榛子等，部分坚果的营养价值与大豆相似，富含必需脂肪酸和必需氨基酸。推荐大豆和坚果摄入量共为25~35g，其他豆制品摄入量需按蛋白质含量与大豆进行折算。坚果无论作为菜肴还是零食，都是食物多样化的良好选择，建议每周摄入70g左右（相当于每天10g左右）。

第五层：烹调油和盐。

油盐作为烹饪调料必不可少，但建议尽量少用。推荐成年人平均每天烹调油不超过

25～30g，食盐摄入量不超过5g。按照《中国居民膳食营养素参考摄入量》（2023版）的建议，1～3岁人群膳食脂肪供能比应占膳食总能量的35%；4岁以上人群占20%～30%。在1600～2400kcal能量需要量水平下脂肪的摄入量为36～80g。其他食物中也含有脂肪，在满足平衡膳食模式中其他食物建议量的前提下，烹调油需要限量。按照25～30g计算，烹调油提供10%左右的膳食能量。烹调油包括各种动植物油，植物油如花生油、大豆油、菜籽油、葵花籽油等，动物油如猪油、牛油、黄油等。烹调油也要多样化，应经常更换种类，以满足人体对各种脂肪酸的需要。

我国居民食盐用量普遍较高，盐摄入量与高血压关系密切，限制食盐摄入量是我国的长期行动目标。除了少用食盐外，也需要控制隐形高盐食品的摄入量。

酒和添加糖不是膳食组成的基本食物，烹饪使用和单独食用时也都应尽量避免。

（3）身体活动和饮水。

身体活动和水的图示仍包含在可视化图形中，强调增加身体活动和足量饮水的重要性。水是膳食的重要组成部分，是一切生命活动必需的物质，其需要量主要受年龄、身体活动、环境温度等因素的影响。低身体活动水平的成年人每天至少饮水1500～1700mL（7～8杯）。在高温或高身体活动水平的条件下，应适当增加饮水量。饮水过少或过多都会给人体健康带来危害。来自食物中水分和膳食汤水大约占1/2，推荐一天中饮水和整体膳食（包括食物中的水，如汤、粥、奶等）水摄入共计2700～3000mL。

身体活动是能量平衡和保持身体健康的重要手段。运动或身体活动能有效地消耗能量，保持精神和机体代谢的活跃性。鼓励养成天天运动的习惯，坚持每天多做一些消耗能量的活动。推荐成年人每天进行至少相当于快步走6000步以上的身体活动，每周最好进行150min中等强度的运动，如骑车、跑步、庭院或农田的劳动等。一般而言，低身体活动水平的能量消耗通常占总能量消耗的1/3左右，而高身体活动水平者可高达1/2。加强和保持能量平衡，需要通过不断摸索，关注体重变化，找到食物摄入量和运动消耗量之间的平衡点。

3. 使用平衡膳食宝塔时应当注意的问题

（1）平衡膳食宝塔中所建议的各类食物的摄入量均指可食部生重。每一类食物的重量只是这一类食物的代表值，并不能等同于某一种具体食物的重量。其中所说的各类食品，也包括了这类食品的加工品，按折算成原料的数量来推荐。

例如，谷类食品不仅指大米、面粉，还包括了面条、米粉、面包、饼干、烙饼等由谷物制成的产品，其数量应当折合成原料谷物的数量，同时也意味着，如果两餐之间摄入了饼干，则应当适量减少一日中的其他谷类食品摄入量。

蔬菜和水果的营养价值虽有共性，却不能完全相互替代，因此其数量分别列出。如果水果摄入量超过推荐值，则要适当降低谷类食物的摄入量，因为水果中含有一定数量的碳水化合物。但因为水果的蛋白质含量很低，如果用水果替代部分谷物作为碳水化合物来源，则应考虑蛋白质摄入量是否因此下降，并设法补足。

鱼、禽、肉、蛋等的数量均按照除去不可食部分的鲜重计算，也就是说，骨头、鱼刺、蛋壳、蚌壳等部分的重量没有计算在内。肉类包括动物的肌肉和内脏等各部分。

（2）平衡膳食宝塔建议的食物摄入量范围适合于健康成年人但不包括老年人、病人、减肥者等。且因为人和人之间有很大的个体差异，身体活动也有不同，应当按照各人的年龄、性别、身高、体重、活动强度和季节气候等进行调整。年轻男性、身体活动较多的人和希望增加体重的人应适当增加主食，以供应更多的能量；中老年人、身体活动少者和需要减肥者则应适当减少主食，并选择低脂肪的食物品种，以避免能量过剩。

（3）平衡膳食宝塔所推荐的各类食物摄入量仅是一个合理的比例目标，或一段时期当中的平均值，并不需要每天都严格按照这个数量来安排膳食。例如，一日当中已经摄入了肉类，无需一定摄入鱼类。按照口味安排，一周之内各类食物的摄入平均值符合平衡膳食宝塔的数量要求即可。

（4）掌握同类互换原则，即可用平衡膳食宝塔调配出丰富多彩的膳食。各种谷物之间可以互换，以丰富主食的类别，豆类和各种豆制品可以互换，不同蔬菜之间也可互换，各种动物性食物之间也可以互换等。在食物类别多样化的基础上，具体品种也尽量实现多样化，选用多种形态、颜色和口感的食品原料，有利于摄入更全面的营养素和保健成分。

（5）平衡膳食食谱的设计应当充分利用我国各地的食物资源，与本地的饮食习惯和物产情况相适应。在某一类或几类食物因为某些原因无法充分供应的情况下，应当找到营养价值接近的替代食物，维持总体营养素供应的基本充足。

六、食物成分表

食物的营养成分是营养工作不可缺少的基本资料。有了较精确的食物营养成分数据，就能更好地开展营养配餐工作。各种食物的营养素含量常因品种、土壤、气候、成熟度和加工处理等因素的影响而有较大的差异。许多国家都针对本国食物生产的特点，研制各自的食物成分表，作为评定食物营养价值的依据。《食物成分表》说明：

（1）地区 "地区"栏内的名称，主要是指采集食物样品的地区，即食物的产地。

（2）食部 "食部"栏内所列的数字，是按照当地的烹调和饮食习惯，把从市场上购买的样品（简称市品）去掉不可食的部分之后，所剩余的可食部分，简称"食部"。列出食部是为了便于计算市品1kg（或其他零售单位）的营养素含量。

市品的食部不是固定不变的，它会因食物的运输、贮存和加工处理不同而有改变。因此，每当认为食部的实际情况和表中食部栏内所列数字有较大出入时，可以自己进行实际测量食部的量。食物成分表举例如表2-1-10所示。

表2-1-10　食物成分表举例

谷类及其制品							
食物名称	地区	食部/%	能量/kcal	蛋白质/g	脂肪/g	碳水化合物/g	膳食纤维/g
稻米	北京	100	348	8.0	0.6	77.7	—
干豆类及制品							
食物名称	地区	食部/%	能量/kcal	蛋白质/g	脂肪/g	碳水化合物/g	膳食纤维/g
扁豆	甘肃	100	326	25.3	0.4	55.4	6.5
禽肉类及制品							
食物名称	地区	食部/%	能量/kcal	蛋白质/g	脂肪/g	碳水化合物/g	膳食纤维/g
鹌鹑		58	110	20.2	3.1	0.2	—

单元二　青壮年人群的营养

工作任务1：使用计算法设计大学生营养食谱

任务书：

（1）对客户自然状况、生活方式及家族健康状况的调研

（2）对客户自然状况、生活方式及家族健康状况的分析

① 体重评价　② 标准体重　③ 劳动强度　④ 生活习惯分析　⑤ 饮食习惯分析
⑥ 家族性疾病分析

（3）每日能量及营养素摄入量建议

（4）饮食及健康指导建议

（5）营养食谱设计（餐次、菜点名称、原料名称、用量、主要营养成分含量、三餐及三大营养素供能比、配菜品图片）

（6）提交任务形式　PPT附调查表文档

（7）设备器材　①电脑（学生电脑、教师电脑）②配餐台　③电子秤　④体重秤

一、青壮年人群生理特点

人生是一个连续渐进的演变过程，很难将青年期和壮年期截然分开，通常以人体大多数生理功能盛衰的转折期作为青年与壮年的分界线，即以19～30岁为青年期，31～44岁为壮年期。

青年期骨化逐渐完成，身体各部分逐渐进入生长的稳定期。由于男性和女性体内激素含量不同，其骨骼、肌肉和脂肪三者的质与量以及分布上有差异。同年龄相比，女子长骨较

男子细，骨骼重量也较轻，肌肉不及男子发达，但其体脂含量（按本身体重计）却超过男性（男女体脂含量分别为15%～18%和20%～25%）。因而男青年多肌肉坚实，女青年则显得苗条丰腴。青年人体内肝、脑、脾等脏器到20岁左右才达到其最大重量，各系统、各器官的机能也逐渐发育成熟和健全。呼吸系统功能增强，心肌纤维增厚而富有弹性，调节力和血管壁的厚度均有所增强，体力和耐力都处于高峰。智力发育迅速，大脑内部结构和功能不断完善，大脑皮层的兴奋与抑制已具有较好的平衡。第二信号系统迅速增强，思维敏捷，求知欲、理解力和记忆力强，最易接受新事物，是一生中创造性劳动出成果的高峰时期。由于精力充沛、生机勃勃地从事体力和脑力劳动，新陈代谢旺盛，故需要及时补充能量和营养物质消耗，并有一定的生理储备。

壮年人身体器官的形态结构都已发育成熟，机能日臻完善，并处于相对稳定阶段，对内外环境具有较强的适应性和应变能力，而且脑力活动仍继续上升，智能仍维持在较高水平，并可发挥其创造性思维的优势为社会多作贡献。不过，人到壮年，一些生理功能盛衰的转折期已悄然来临。与饮食营养有关的主要变化如下：

① 身体成分的改变，瘦组织减少，脂肪组织代偿性增多，代偿功能也呈下降趋势。基础代谢率开始下降，如体力活动少，运动量不足，饮食不加以节制，可能因营养过剩而导致肥胖，成为许多疾病的诱因。

② 在消化功能方面，消化酶的分泌量有所减少，胃肠蠕动减慢，吸收能力下降。如饮食不规律，饥饱不均，迟早不定，极易诱发消化系统疾病。

③ 心血管系统也有增龄性变化，如自律性降低，心输出量有所减少，血管壁弹性下降，机体对血压的反射性调节功能减退，易引起血压波动，可能与其他不良因素共同作用而诱发高血压。

④ 在骨骼方面，人体在20岁以前，钙在骨内的沉积速度呈直线上升，35岁达到最高峰。如青年期钙质储备不足，则有可能因骨内无机质增加，弹性和韧性减退，过早地出现骨质疏松。

随着生理上的增龄，身体的储备能力下降，适应能力减退，抗病能力减弱，如果忽视合理营养，一些疾病可能乘虚而入，促使早衰，造成保健上的失误。

二、青壮年人群营养需要

合理营养是强身、健脑、祛病、防衰的物质基础，也是提高适应应激能力的重要措施之一。许多青壮年肩负着工作、生活两副重担，既是工作中的业务骨干，又是家庭中的核心成员。事业上竞争激烈，生活节奏加快，这对青壮年的体力和智能有更高的要求，也就更需要合理营养做支撑。

1. 能量

人体所需能量因年龄、性别、活动量、劳动强度、体型、生理状况而异。中国居民膳食营养素参考摄入量推荐的从事不同劳动的成年男子（年龄18~49岁）的能量供给为9.41~12.55MJ（2250~3000kcal）；从事不同劳动等级（不含极重劳动）的成年女子的能量供给为7.53~10.04MJ（1800~2400kcal）。这对我国大多数地区的青壮年是适宜的，但对个别地区或某些个体可能不完全适用，这就需要根据具体情况进行相应的调整，使其能量的摄入与消耗相适应，以保持青壮年个体体重适中，相对稳定，防止能量长期摄入超量或不足，导致肥胖或消瘦，诱发疾病。

人体所需要的能量主要是来自三种产能营养素，即碳水化合物、脂肪和蛋白质。每克碳水化合物、脂肪和蛋白质在体内氧化分解分别产生4kcal、9kcal和4kcal的能量。

2. 蛋白质

蛋白质是细胞生长、更新、修补的原料，也是维持人体各种生命活动所不可缺少的重要物质。如食物的消化、吸收，营养物质的合成、分解、输送，呼吸、循环、能量转换、神经传导、信息加工、思维活动和肌肉活动、生长、繁殖等，都是在中枢神经主导下通过酶的催化和激素调节下进行的。人的体液、酶和激素，以及防御病原微生物的抗体等都是由蛋白质构成的。在需要时蛋白质还可提供能量。如果长期摄入蛋白质的数量太少或质量差，就会影响青壮年的正常生理功能，严重缺乏时还会出现浮肿，引起多种疾病。青壮年对蛋白质的需要量因年龄、性别、劳动强度、生理和疾病情况而定，且与蛋白质的品质、膳食中的热量及其他营养素的摄入都有关系。当摄入热量足够时，从事不同劳动每日所需蛋白质成年男性为65g左右，成年女性为55g左右为宜。其中，动物性食物与大豆及其制品所提供的优质蛋白质最好占总量的1/3~1/2。

3. 脂类

脂类包括中性脂肪（油脂）和类脂（磷脂、胆固醇等），它们都是构成人体组织的重要成分。脂肪是浓缩的能源，体脂是人体的"燃料仓库"，需要时可以动用。所提供的必需脂肪酸是合成磷脂和前列腺素的原料，缺乏时会引起皮肤干燥脱屑、生长停滞、生殖机能障碍，还会出现血尿和脂肪肝。鱼类所含的高度不饱和脂肪酸具有降血脂、抗血栓、改善脑功能的作用。脂肪也是脂溶性维生素（维生素A、维生素D、维生素E、维生素K）的携带体，可促进其在体内的吸收。膳食中的油脂可以改善食物风味、增进食欲，且滞留胃中时间较长，易产生饱腹感。由于各种油脂的脂肪酸组成不尽相同，饱和程度不一，各有利弊，对动物油和植物油应合理使用。脂肪总量以不超过全日总热量的30%为宜，其中饱和脂肪酸、单不饱和脂肪酸和多不饱和脂肪酸各占1/3。

胆固醇过多沉积在血管壁是导致动脉粥样硬化、诱发冠心病的危险因素之一。有些人不敢摄入牛奶、动物肝、蛋黄等富含胆固醇的食物，忽视了胆固醇的重要作用，它是细胞膜的基本物质，也是维护健康、繁衍种族的重要物质。一些含胆固醇较高的食物如动物脑、肝、肾，蛋黄、鱼子等还含有其他重要营养成分。过分忌食这些食物可能引起营养失调、贫血、抵抗力低下，有损健康。其实瘦肉及一般鱼类胆固醇含量并不高，牛奶、酸奶尚有降低胆固醇的作用。青壮年每日吃一个鸡蛋不会引起血中胆固醇明显变化。只要不经常、大量地吃动物肝、肾等内脏，偶尔吃一次也无不可。平时可多吃些豆类、鱼类、牛奶、大蒜、洋葱、鲜姜、鲜蘑菇、香菇、海带、紫菜、山楂、燕麦、荞麦等，这能抑制胆固醇合成，减少其吸收或促其排出，从而降低血脂。壮年期每日食物中胆固醇摄入量最好能控制在300~500mg。

4. 碳水化合物

膳食中的碳水化合物是机体的主要能量来源。其特点是消化、吸收快，供应及时，可维持大脑、神经、心脏的正常功能，增强耐力和提高工作效率。能促使脂肪彻底氧化，防止其分解不完全产物（酮体）堆积体内而致害。除供应能量，它可以节省蛋白质。还能增强肝脏的解毒功能。碳水化合物与蛋白质或脂肪的化合物（如糖脂、糖蛋白等）是细胞膜和神经组织的结构成分，能传递信息，并具有润滑作用等，这都说明碳水化合物对青壮年有不可忽视的重要意义：其需要量视青壮年的劳动性质和劳动强度而定，一般提供全日总热量的55%~65%。碳水化合物主要来源于主食中的淀粉，精制糖不宜超过10%，因过多的糖类导致能量过高，在体内可转化为脂肪。

5. 无机盐与微量元素

存在于人体中的各种元素，除碳、氢、氧、氮组成有机化合物外，其余均称无机盐。人体中含量较多的无机盐有钙、磷、钾、氯、钠、镁、硫，称为常量元素，含量极少的铁、锌、硒、碘、氟、铜、锰、铬、钴、钼等还达不到体重的万分之一，称为微量元素。它们既是构成身体支架和软组织的要素，又是一些酶、激素和维生素的组成成分，在维持正常代谢、调节酸碱平衡、神经传导、肌肉活动以及呼吸、循环、消化、生殖、排泄等生命活动中起着举足轻重的作用。

（1）钙　钙是构成骨骼、牙齿等骨组织的主要原料，存在于体液和软组织中的钙必须保持一定的水平，参与体内的生理生化反应，如肌肉收缩、心脏功能、神经—肌肉的正常传导以及维生素B_{12}的吸收、外伤出血的止血过程等。钙质的摄入不足被认为是诱发高血压的因素之一。成年人骨骼中的钙，每年约有20%被更新。青壮年每日钙的适宜摄入量为800mg。

我国膳食以素食为主，而谷类中的植酸、某些蔬菜中的草酸以及过多的膳食纤维，钙、磷比例不当、维生素D不足等都会影响钙质的吸收和利用。因此，一方面要选择含钙丰富的食物，如牛奶、干酪、鱼粉、鱼松、虾皮、豆制品、芝麻酱、绿叶菜、海带、紫菜、黑木耳、榨菜、山楂、核桃、瓜子等；另一方面还需改善烹制加工方法，以增加钙的溶解和减少干扰其吸收利用的种种因素。必要时，可用些强化钙的食品。此外，还应多晒太阳，以获得充分的维生素D，促进对钙的吸收。

（2）铁　铁是体内造血的原料，也是许多酶的重要组分，与免疫功能也有关系。缺铁可发生贫血、免疫功能下降，使疾病乘虚而入，对青壮年人的健康危害很大。膳食中铁的利用率取决于它的食物来源。动物性食物（乳、蛋除外）所含血红素铁的吸收率高，植物性食物中的铁不但吸收率低，且易受膳食中其他成分的影响。如草酸、植酸、膳食纤维、鞣酸、奶中的乳铁蛋白以及一些碱性食物和药物都能阻碍铁的吸收和利用，而维生素C、肉类和动物肝以及乳酸、柠檬酸、葡萄糖等却可促进铁的吸收和利用。此外，各种谷物含铁量也不相同，因此，提倡食物多样化、荤素搭配、米面混食、多吃杂粮、摄取充足的水果，合理安排好膳食就可以有效地提高铁的利用率。

青壮年对铁的需求因性别和生理状况而异，男、女每日分别为12mg和20mg。含铁多的食物有瘦肉、动物肝脏和血液、绿叶菜、大豆、黑木耳、海带、红枣、桂圆、柿饼、核桃、芝麻酱等。目前市售的用铁强化的食品，如糖果、糕点、饮料等，食用前要了解其铁含量，严格掌握食用量，防止因铁吸收过量而积蓄中毒。

（3）锌　锌是人体许多酶的重要组成成分，能促进生长发育，维护上皮组织与内分泌系统的健康，促进性器官发育和性功能正常；与免疫系统、味觉功能、夜间视力等都有关系。缺锌的主要症状为发育迟缓，食欲差，嗅觉、味觉失常，免疫功能下降，易受感染，伤口愈合减慢，生痤疮，严重缺锌可引起男性性功能减退和侏儒症。

一般成年人每日锌的推荐摄入量为男性12.5mg，女性7.5mg。为预防锌的缺乏，必须注意：① 选用含锌较多的食物如肉类、动物肝脏、牡蛎、虾米、海蜇、鲫鱼以及面筋、瓜子、芝麻酱、黑芝麻、黑米、口蘑、香菇、银耳、榛子、花生、核桃、莲子、黄豆、燕麦、小米、蚕豆、绿豆、小豆等；② 膳食中要有适量的动物蛋白质，因动物性食物锌的吸收率较高；③ 不偏食，少吃过分精制的食物；④ 尽量减少膳食中阻碍锌吸收的因素，如过量饮酒、喝咖啡和浓茶，以及食用的食物中含过多的膳食纤维和植酸等。虽然锌对青壮年营养十分重要，但也不能滥补，含锌丰富的食物要经常吃，但要适度，摄取过量可引起锌中毒。

（4）碘　碘是合成甲状腺素的原料，并通过甲状腺素发挥其重要的生理功能：促进体内物质代谢和调节能量转换，促进生长和智力发育，维护中枢神经系统功能和正常的精神状态。缺碘可导致生长发育迟滞、甲状腺肿大、反应迟钝、表情淡漠、心跳慢、血压偏低、记忆力差及不同程度的智力障碍等。孕妇、乳母严重缺碘将影响下一代的大脑发育，造成婴幼儿甲状腺功能低下、智力迟缓、终生致残。最方便有效的防治措施是食用含碘丰富的海产品，如海带、紫菜、海蜇、海蟹、海鱼、海虾等。成人每日碘的推荐摄入量为150μg。长期碘摄入过量也会使人患"高碘甲状腺肿"（有的病人还会并发"碘性甲亢"），有损健康。

（5）硒　硒是维护健康防治某些疾病所必需的微量元素之一。它具有抗氧化作用，可保护细胞膜，延长细胞寿命，促进生长，维护心血管健康和视觉功能，增强免疫功能，增强机体对疾病的抵抗力，以及抗肿瘤作用。地方性心肌病、老年性心血管疾病、白内障、糖尿病都可能与缺硒有关。硒对重金属还具有解毒作用。成年人每日硒的供给量为60μg。食物中的海产品，动物肝、肾，大豆含硒较多，谷类、蔬菜等含硒量受地方水土的影响差异较大。据调查，中国有71%的县处在缺硒地区。硒的吸收受膳食因素的影响，如蛋白质，钙，维生素A、维生素C、维生素E可促进其吸收；过多的粗纤维、锌、铜或钼可干扰硒的吸收。在高硒地区硒摄入过量可致中毒。

（6）钠　食盐的化学成分是氯化钠，其中钠的含量为39.3%。钠为人体必需的常量元素之一，对调节体内水分、渗透压和酸碱平衡等有密切关系。成人每日平均需钠量仅为230mg，折合食盐为560mg，不足1g。国内外研究资料表明，高血压与食盐摄入过量关系密切，而高血压又是诱发冠心病的危险因素之一。因此，减少食盐摄入量就成为防治高血压等心血管病的必要措施之一，每日食盐摄入量一般不要超过6g。控制食盐要因人而异，因时制宜。当酷暑盛夏或从事户外重体力劳动，挥汗如雨，随汗丢失的盐分多时，应及时补充，以防缺盐引起中暑，导致虚脱。

6. 维生素

维生素被誉为生命的生物催化剂。人体所需的数量以微克或毫克计，比起其他营养素的需要量真是微乎其微，但却是健身、防病、治病所不可缺少的重要物质。人体所需的主要维生素有10多种：脂溶性的维生素A、维生素D、维生素E、维生素K和水溶性的B族维生素如维生素B_1、维生素B_2、维生素B_6、维生素B_{12}、烟酸、泛酸、叶酸、生物素以及维生素C。它们的化学结构不同，生理功能各异，都必须取自食物。由于各种维生素的食物来源不同，含量各异，更需要科学地选择食物，保持营养平衡，尽量避免加工、烹调过程中的破坏和流失。经常多晒太阳也可获得维生素D。由食物供给维生素一般不致发生过量，但滥用维生素制剂，摄入过量（尤其是维生素A和维生素D）可引起中毒。

（1）维生素A　可维护上皮组织健康，增强机体对传染病的抵抗力，维护正常视力、听力和嗅觉，对抗癌、防癌也有一定作用。它主要存在于动物肝、蛋、奶、黄油等动物性食物中，尤以动物肝脏含量最多。维生素A的植物性来源是胡萝卜素，食入后可在体内转变为维生素A。含胡萝卜素最多的是红心甜薯、红黄色及绿叶蔬菜；玉米、小米、杏、柿、芒果、柑橘、黄桃等都含有一定数量。如上述食物长时间供应不足，就可能引起维生素A缺乏，出现皮肤干燥、粗糙、起小丘疹，眼睛发干，夜间视力下降，抗病能力差，并影响嗅觉和听力。

青壮年每日维生素A的推荐摄入量为男性800μg视黄醇当量，女性700μg视黄醇当量，是膳食中维生素A与胡萝卜素的总和。

（2）维生素B_1　也称"硫胺素"。其主要功用是促进碳水化合物代谢，维护神经、消化和循环系统健康。青壮年每日推荐摄入量为男性1.4mg，女性1.3mg。主要食物来源有粗杂粮，豆类，花生，瘦猪肉，动物肝、肾、心等。只吃精白米面或长期酗酒（慢性酒精中毒）都可导致维生素B_1的缺乏。

（3）维生素B_2　也称"核黄素"。构成黄酶的重要成分，在能量和物质代谢中起着十分重要的作用。在食物中分布不广，含量较少，是膳食中常易缺乏的一种维生素。含维生素B_2较多的食物有动物肝、肾，牛奶，蛋黄，河蟹，鳝鱼，口蘑，香菇，紫菜；其他如豆类、坚果（如花生、葵花子、榛子、桂圆等）中也有一定数量。蔬菜中含量虽然不多，但食用量大，也可供应部分维生素。绿叶菜、鲜豆类维生素B_2含量高于其他蔬菜。此外，干酵母和一些发酵豆制品也是维生素B_2的良好来源。适宜摄入量同维生素B_1。如果膳食中经常供应不足或烹调方法不合理很容易出现维生素B_2缺乏。常见的症状有口角炎、唇炎、阴囊湿疹、脂溢性皮炎、眼睑炎、畏光、夜间视力下降等。

（4）维生素C　可维持细胞的正常代谢，参与体内多种物质的合成过程，加速伤口愈合，增强肝脏的解毒能力，防止重金属和苯中毒。维生素C能促进铁和叶酸的吸收，有利造血。大剂量维生素C可以降低血中胆固醇和毛细血管的脆性，还能提高免疫功能，抵抗病毒侵袭，对许多癌症也有防御作用。此外，维生素C还能消除疲劳，恢复体力，缓解紧张情绪，提高耐寒能力，对青壮年是有益的。青壮年对维生素C的推荐摄入量为每日100mg。它的主要来源是新鲜蔬菜、水果。含维生素C较多的蔬菜有辣椒、菜花、苦瓜、雪里蕻、芥菜头、青蒜、芥蓝、油菜、荠菜等，水果中酸枣、鲜枣、山楂、橘、橙、柠檬、草莓以及沙棘、猕猴桃、刺梨等野果维生素C含量都很高。只要摄入蔬菜多，烹调合理，食用得法，一般不致发生维生素C缺乏。然而在蔬菜淡季，食用蔬果少，或烹调损失大，也会出现齿龈肿胀、刷牙出血、疲劳乏力、抵抗力低等维生素C缺乏症状。

7. 膳食纤维和水

膳食纤维构成植物细胞壁，细胞之间又有胶质粘连并有木质素交织其间。这些广泛存在于粗粮、干豆、蔬果、蕈藻等食物中的纤维素、半纤维素、果胶、豆胶、藻胶和木质素在营养上统称为膳食纤维。它们虽不能被人体消化，但却能缓解便秘、减少胆固醇吸收、减缓葡萄糖的吸收速度、降低血脂、防病、抗癌效果。而且能吸水膨胀，形成胶冻，体积大、热量低，也是减肥的理想食品。

水是组成人体细胞的重要成分。没有水，人体各种生理活动和生化反应都无法进行。适时、合理地补充水分，是合理营养的重要内容。

三、青壮年人群营养原则及配餐原则

每种天然食物，无论在质或量方面都各有其营养特点，不可能包含全部的必需营养素。这就要求通过多种多样食物的优化组合、科学配伍，提供全面而均衡的营养素。

（一）青壮年人群营养原则

（1）能量摄入平衡，保证青壮年个体体重适中。

（2）供给充足的优质蛋白　蛋白质提供的能量应占总能量的12%～15%，其中动物性蛋白和大豆蛋白占总量的1/3～1/2。

（3）脂肪摄入适宜，应占总能量的25%～30%　其中饱和脂肪酸、单不饱和脂肪酸和多不饱和脂肪酸各占1/3为宜。青年期不必过于限制胆固醇摄入，壮年期每日胆固醇摄入量以300～500mg为宜。

（4）碳水化合物应占总能量的55%～65%，以含多糖的谷物为主。

（5）保证摄入充足的维生素和矿物质。尤其维生素A、维生素B$_1$、维生素B$_2$、维生素C、钙、铁、锌等的摄入。

（6）摄入充足的新鲜蔬菜和水果，以保证膳食纤维、维生素和矿物质的摄入。

（7）力戒偏食、择食、暴饮暴食等不良饮食习惯。少饮酒，更不宜酗酒（可饮少量果酒或啤酒）。甜食、甜饮料不过量。

（二）青壮年人群配餐原则

（1）遵循青壮年人群营养原则。

（2）一日三餐，能量及营养素合理分配。可以按照25%～30%、40%、30%～35%分配。

（3）食物选择多样化，应包含中国居民平衡膳食宝塔五层中各类食物，每日摄入品种12种以上。主副食搭配、粗细搭配、荤素搭配、干稀搭配。

（4）烹调用油选择植物油。

（5）科学选择烹调方法。常用的烹调方法煎、炒、炸、炖、焖、煨、煮、汆、熬、酱、蒸、烩、拌、卤等皆适宜，尽量避免熏、烤的方法。

（6）配餐要符合客户的饮食习惯、经济条件、市场供应情况及季节变化。

四、青壮年人群营养食谱的设计

（一）能量的确定

能量供给量的确定主要有两种方法：即查表法和计算法。

（1）查表法　使用《中国居民膳食营养素参考摄入量》标准，确定就餐者能量供给量。

从《中国居民膳食营养素参考摄入量》标准，可以直接查出各个年龄段不同人群不同劳动强度的能量供给量。如：中等体力劳动女性每日需要2100kcal（8.79MJ）的能量。集体供餐对象的能量供给量，也应根据查表得来的数据进行计算。

例：请查表求18岁高中生的日能量供给量。

解：

① 高中男生、女生的劳动强度可参照视为中等体力劳动。

② 查表得：18岁高中男生的日能量供给量2600kcal（10.88MJ），18岁高中女学生的日能量供给量2100kcal（8.79MJ）。

（2）计算法

① 计算标准体重。公式为：标准体重（kg）＝身高（cm）－105

② 计算体重指数（BMI），判断其体型情况（正常、肥胖、消瘦）。

体重指数（kg/m^2）＝实际体重（kg）/身高的平方（m^2）

中国人的体重指数在18.5～23.9为正常，低于18.5为消瘦，24～27.9为超重，≥28为肥胖。

③ 了解就餐对象劳动强度，确定能量供给量。成人劳动强度分级及成年人单位标准体重能量需要量见表2-2-1、表2-2-2。

表2-2-1　成人劳动强度分级

活动强度	职业工作时间分配	工作内容举例
轻	75%时间坐或站立 25%时间站着活动	办公室工作、修理电器钟表、售货员、化学实验操作、讲课等
中	25%时间坐或站立 75%时间特殊职业活动	学生日常活动、酒店服务员、机动车驾驶、电工安装、车床操作、金工切割等
重	40%时间坐或站立 60%时间特殊职业活动	非机械化农业劳动、炼钢、舞蹈、体育活动、装卸、采矿等

表2-2-2　成年人每日能量供给量　　　　　　单位: kcal/kg标准体重

体型	体力活动量			
	极轻体力劳动	轻体力劳动	中等体力劳动	重体力劳动
消瘦	30	35	40	40~45
正常	20~25	30	35	40
肥胖	15~20	20~25	30	35

注: 年龄超过50岁者, 每增加10岁, 比规定值酌减10%左右。

④ 全日能量供给量（kcal）＝标准体重（kg）×单位标准体重能量需要量（kcal/kg）

例: 某男性就餐者, 33岁, 身高172cm, 体重68kg, 从事中等体力劳动, 求其每日所需能量。

解:

① 标准体重＝172−105＝67（kg）

② 体重指数＝68/1.7^2＝23.0（kg/m^2）　属正常体重

③ 查表2-2-2成年人每日能量供能量, 知正常体重、中体力劳动者单位标准体重能量供给量为35kcal/kg,

则: 全日能量供给量＝67kg×35kcal/kg＝2345（kcal）

（二）三大生热营养素供给量的确定

青壮年人群能量分配应为蛋白质占12%~15%、脂肪占25%~30%、碳水化合物占55%~65%。

（1）代表符号　兆焦耳（MJ）、千焦耳（kJ）、千卡（kcal）、千克（kg）、克（g）、毫克（mg）、微克（μg）

（2）单位换算　1MJ＝1000kJ　1kcal＝4.184kJ

1MJ＝239kcal　1kJ＝0.239kcal

（3）计算方法和步骤

例: 某男, 轻体力劳动者每日需要2400kcal（10.04MJ）的能量, 设定三餐能量分配比例为: 早餐占30%, 午餐占40%, 晚餐占30%。求: 其早、午、晚三餐各需要摄入多少能量? 若确定蛋白质占15%、脂肪占25%、碳水化合物占60%, 求三大生热营养素每餐各应提供多少能量? 相当于三大生热营养素各多少克?

解：① 早、午、晚三餐各需要摄入能量：

早餐能量摄入： 2400kcal（10.04MJ）×30%＝720kcal（3.012MJ）

午餐能量摄入： 2400kcal（10.04MJ）×40%＝960kcal（4.016MJ）

晚餐能量摄入： 2400kcal（10.04MJ）×30%＝720kcal（3.012MJ）

② 三大生热营养素每餐各应提供能量：

早餐　蛋　白　质　　720kcal（3.012MJ）×15%＝108kcal（0.4518MJ）

　　　脂　　　肪　　720kcal（3.012MJ）×25%＝180kcal（0.753MJ）

　　　碳水化合物　　720kcal（3.012MJ）×60%＝432kcal（1.8072MJ）

午餐　蛋　白　质　　960kcal（4.016MJ）×15%＝144kcal（0.6024MJ）

　　　脂　　　肪　　960kcal（4.016MJ）×25%＝240kcal（1.004MJ）

　　　碳水化合物　　960kcal（4.016MJ）×60%＝576kcal（2.4096MJ）

晚餐　蛋　白　质　　720kcal（3.012MJ）×15%＝108kcal（0.4518MJ）

　　　脂　　　肪　　720kcal（3.012MJ）×25%＝180kcal（0.753MJ）

　　　碳水化合物　　720kcal（3.012MJ）×60%＝432kcal（1.8072MJ）

③ 相当于三大生热营养素的每餐需要量：

根据三类产能营养素的能量供给量及其能量系数，可求出三餐中蛋白质、脂肪、碳水化合物的供给量。

已知蛋白质的产热系数为4kcal/g（约16.7kJ/g），脂肪的产热系数为9kcal/g（约37.6kcal/g），碳水化合物的产热系数为4kcal/g（约16.7kJ/g），则三类产能营养素每餐需要量为：

早餐　蛋　白　质　　108kcal÷4kcal/g＝27.0g

　　　脂　　　肪　　180kcal÷9kcal/g＝20.0g

　　　碳水化合物　　432kcal÷4kcal/g＝108.0g

午餐　蛋　白　质　　144kcal÷4kcal/g＝36.0g

　　　脂　　　肪　　240kcal÷9kcal/g＝26.67g

　　　碳水化合物　　576kcal÷4kcal/g＝144.0g

晚餐　蛋　白　质　　108kcal÷4kcal/g＝27.0g

　　　脂　　　肪　　180kcal÷9kcal/g＝20.0g

　　　碳水化合物　　432kcal÷4kcal/g＝108.0g

（三）其他营养素的确定

参照《中国居民膳食营养素参考摄入量》标准，查表确定。

（四）配餐食物品种和数量的确定

1. 主食品种、数量的确定

主食的品种、数量主要根据各类主食中碳水化合物的含量确定。举例如下：

例1：已知某轻体力劳动者的早餐中应含有碳水化合物108.2g，如果本餐只吃面包一种主食，试确定面包的质量？

解：查表得知，面包中碳水化合物含量为53.2%

所需面包质量＝108.2g÷53.2%＝203.4g

例2：午餐应含碳水化合物144.31g，要求以米饭、馒头（富强粉）为主食，并分别提供50%的碳水化合物，试确定米饭、富强粉的质量？

解：查表得知，大米含碳水化合物77.6%，富强粉含碳水化合物75.8%

所需大米质量＝144.31g×50%÷77.6%＝93.0g

所需富强粉质量＝144.31g×50%÷75.8%＝95.2g

2．副食品种、数量的确定步骤

① 计算主食中已含有的蛋白质量。

② 用应摄入蛋白质量减去主食中已含蛋白质量，即为副食应提供的蛋白质量。

③ 副食中蛋白质的2/3由动物性食物供给，1/3由豆制品供给，据此可求出各自的蛋白质供给量。

④ 查表并计算各类动物性食物及豆制品的供给量。

⑤ 设计蔬菜的品种与数量。

例3：已知午餐食物应含蛋白质36.05g，猪肉（里脊）中蛋白质的含量为20.15%、牛肉（前腱）为20.25%、鸡腿肉为16.2%、鸡胸脯为19.44%；豆腐（南）为6.0%、豆腐（北）为12%、豆腐干（熏）为15.8%、素虾（炸）为27.6%。假设以馒头（富强粉）、米饭（大米）为主食，所需质量分别为90g、100g。若只选择一种动物性食物和一种豆制品，请分别计算各自的质量。

解：

① 查表得知，富强粉含蛋白质10%，大米含蛋白质8.0%。

主食中蛋白质含量＝90g×10%+100g×8.0%＝17g

② 副食中蛋白质量＝36.05g–17g＝19.05g

③ 副食中蛋白质的三分之二应由动物性食物供给，三分之一应由豆制品供给，因此，动物性蛋白质量＝19.05g×66.7%≈12.7g，豆制品蛋白质量＝19.05g×33.3%≈6.3g

④ 猪肉（里脊）、牛肉（前腱）、鸡腿肉、鸡胸脯分别为：

猪肉（里脊）质量＝12.7g÷20.15%＝63.0g

牛肉（前腱）质量＝12.7g÷20.25%＝62.7g

鸡腿肉质量＝12.7g÷16.2%＝78.4g

鸡胸脯质量＝12.7g÷19.44%＝65.3g

豆腐（南）、豆腐（北）、豆腐干（熏）、素虾（炸）分别为：

豆腐（南）质量＝6.3g÷6.0%＝105g

豆腐（北）质量＝6.3g÷12%＝52.5g

豆腐干（熏）质量＝6.3g÷15.8%＝40g

素虾（炸）质量＝6.3g÷27.6%＝23g

计算到此，再配以适量的蔬菜即可设计食谱了。

3．相关知识储备

（1）主食品种和数量的确定原则　粮食用量必须参照就餐人员的进食量确定。如就餐人员需要的平均能量供给量为2400kcal（10.04MJ），按粮食供能量占总供能量的55%～65%计算，则粮食提供的能量为1320～1560kcal（5.52～6.53MJ），即需粮食403～475克，就餐人员的习惯粮食用量应在此范围之内。

确定每日每人平均粮食用量后，应在三餐中进行合理分配，并与三餐的能量分配基本保持一致，早餐占25%～30%、午餐占40%、晚餐占30%～35%。例如，设定全日每人粮食用量为420g，则三餐分别为105～126g、168g、126～147g。粮食进食量受副食菜肴的影响较大，副食菜肴调配合理，则粮食进食量也会比较稳定。

（2）副食品种和数量的确定原则　副食的用量应在已确定主食用量的基础上决定。例如，某人日能量需要量为2400kcal（10.04MJ），按照蛋白质供能量占总能量的12%～14%计算，每日蛋白质需要量应为72～84g。若此人粮食用量为420g，则粮食中含蛋白质42g（每百克粮食约含蛋白质10g），占蛋白质总量的50%～58%。如按动物性食物提供的蛋白质占蛋白质总量的22%～30%，豆制品和蔬菜提供的蛋白质占20%计算，则动物性食物所供蛋白质不应低于19～22g，即需动物性食物127～147g（动物性食物含蛋白质为10%～20%，若按15%计算）。再分配大豆及其制品25～50g（大豆含蛋白质为35%～40%），以及蔬菜400g（蔬菜含蛋白质为1%～3%）和食用植物油25g左右，则不仅可以完全满足蛋白质、脂肪和能量的需要，也基本满足矿物质和维生素的需要。

综上所述，在核定各类食物用量后，可以确定每日每餐的饭菜用量。菜肴的定量，主要参照各类副食品的定量进行核定。由于常用菜单中各种菜肴的食物餐份（单位量）组成配比是固定的，所以菜肴的定量只能做到基本一致。为了缩小食物定量与饭菜定量间的差距，应适当降低饭菜分配定量的起点额度。如馒头不能都以100g面粉原料为起点单位量，应有以50g、25g面粉为定量的馒头；菜肴不能都以一餐份（一单位量）为起点，应有1/2餐份、1/3或1/4餐份。这样虽然给制作或分发增加麻烦，但可使定量分配更接近实际需要，减少浪费。利用不同种类的菜肴和不同餐份定量作适当的配比，才能做到食物定量分配合理。

根据核定的每日每餐饭菜用量以及就餐总人数，可以计算出每日每餐食物用料的品种和数量，从而设计出一周（随营养食谱的周期而定）每日的食物用料计划。

（五）营养食谱的制定与调整

1．一餐、一日和一周食谱的制定与调整

（1）一餐食谱　一般选择一至两种动物性原料，一种豆制品，三至四种蔬菜，两种粮谷类食物，根据选择的食物即可写出带量食谱。

例如：主食　米饭（大米100g）　馒头（面粉50g）

副食　鱼香鸡片：鸡胸肉50g、木耳（干）5g、冬笋30g、胡萝卜15g

银耳扒豆腐：南豆腐60g、水发银耳15g、黄瓜15g

香菇油菜：香菇（鲜）50g、油菜100g

（2）一日食谱 一般选择两种以上的动物性原料，一至两种豆制品及多种蔬菜，两种以上的粮谷类食物原料。总食物种类在二十种左右。

例如：早餐 皮蛋米粥、金银卷、花生米、腐乳、拌三丝

午餐 米饭、小枣发糕、红烧翅根、地三鲜、香干芹菜

晚餐 烙饼、二米粥、清蒸鲤鱼、豆芽菠菜、榨菜丝

（3）设计一周食谱 应了解营养素含量丰富的食物，精心搭配，争取一周平衡。

2．相关知识储备

部分营养素含量丰富的食物介绍如表2-2-3至表2-2-13所示。

表2-2-3 含蛋白质丰富的食物　　　　　　　　　　单位：g/100g

食物名称	蛋白质	食物名称	蛋白质
牛奶	3.0	猪肝	22.7
酸奶	3.1	猪腰	15.2
鸡蛋	13.3	牛肚	12.1
猪瘦肉	21.3	小麦粉	10.9
瘦牛肉	19.8	大米	8.0
瘦羊肉	17.1	玉米面	9.2
鸡肉	19.1	黄豆	35.6
鸡腿	17.2	豆腐	11.0
鸭肉	17.3	红小豆	20.1
黄鱼	20.2	绿豆	20.6
带鱼	21.2	花生	26.6
鲤鱼	18.2	香菇	20.1
鲢鱼	17.4	木耳	12.4
对虾	16.5	海带（鲜）	4.0
海蟹	12.2	紫菜	28.2

表2-2-4 含糖类（碳水化合物）丰富的食物　　　　单位：g/100g

食物种类	名称	糖类	名称	糖类
粮食类	稻米	78.6	小米	71.9
	富强粉	75.8	黑米	70.4
	荞麦面	74.8	玉米	67.5
豆类	绿豆	60.2	蚕豆	57.1
	红小豆	59.6	黄豆	19.5
块根类	甘薯	28.2	芋头	15.3
	马铃薯	19.4	山药	13.9
干果类	莲子（干）	58.9	炒花生仁	21.2
	鲜板栗	44.4	炒葵花子	12.5
纯糖类	绵白糖	98.6	蜂蜜	80.2

表2-2-5　含脂肪丰富的食物　　　　　　　　　　　　　单位：g/100g

食物名称	脂肪	食物名称	脂肪
植物油	100	黄油	89.9
核桃	65.6	猪油	87.6
松仁	58.5	北京填鸭	41.3
葵花籽	52.8	猪肉（五花）	30.9
花生	51.9	猪（里脊）	10.5
芝麻	48.0	猪肝	5.7
腐竹	26.2	牛肉（五花）	6.3
黄豆	19.0	羊肉（后腿）	4.0
豆腐（北）	4.6	鸡（华都肉鸡）	9.6
白豆腐干	7.1	鸡蛋	9.1
豆浆	1.0	牛奶	2.9

表2-2-6　含钙丰富的食物　　　　　　　　　　　　　单位：mg/100g

食物名称	钙	食物名称	钙
虾皮	991	黑木耳（干）	247
牛乳	104	炒花生仁	284
海蟹	208	豆腐干	351
虾仁	555	豆腐干（卤干）	730
水发海参	239	海米	555
芝麻酱	1170	凤尾鱼（熟）	664.5
黑芝麻	780	芹菜（叶）	40
海带（浸）	241	炒葵花子	332
紫菜	422	油菜	192
海木耳（浸）	241	带鱼（切段）	430.5
奶酪	799	河虾	325

表2-2-7　含铁丰富的食物　　　　　　　　　　　　　单位：mg/100g

食物名称	铁	食物名称	铁
海蜇皮	4.8	黄豆	8.3
虾米皮	6.7	木耳（干）	97.45
鸡肝	12.3	炒西瓜子	8.2
猪肝	22.6	小米	5.2
猪腰	6.0	密云小枣	2.7
牛肉	3.1	小白菜	1.9
鸡蛋	2.77	小麦粉（标）	3.4
鸡蛋黄	6.5	芝麻酱	50.3

表2-2-8　含锌丰富的食物　　　　　　　　　　　单位：mg/100g

食物名称	锌	食物名称	锌
生蚝	71	猪肝	5.78
扇贝	11.7	黑米	3.81
牡蛎	9.4	海米	3.8
口蘑	9.0	螃蟹	3.3
炒葵花子	7.5	大虾肉	3.8
羊肉（瘦）	6.1	芝麻酱	4.01
栗子（迁西）	7.1	鸭肫	4.03
山核桃（仁）	7.0	鸡蛋黄	3.8
蚕蛹	6.06	鸭肝（母麻鸭）	2.64
牛肉（前腱）	7.6	虾皮	2.28
黑芝麻	6.1	鲫鱼	1.94
松仁	5.49		

表2-2-9　含维生素A丰富的食物　　　　　　　　单位：µg RE/100g

食物名称	维生素A	食物名称	维生素A
牛肝	20220	奶油	296
羊肝	20972	河蟹	388
猪肝	4972	鸡蛋	193
鸡肝	10414	鸡翅	68
鸭肝（公麻鸭）	2850	猪腰	41
鸡心	910		

表2-2-10　含胡萝卜素丰富的食物　　　　　　　单位：µg/100g

食物名称	胡萝卜素	食物名称	胡萝卜素
菠菜	2984	柑橘	1660
西蓝花	7210	芹菜叶	2930
小白菜	1853	青豆	790
胡萝卜（红）	4205	莴笋叶	880
金针菜	1840	海棠	710
紫菜（干）	1369	柿子椒	340
南瓜	1518	豌豆苗	2666
生菜	1790	红心甘薯	750
芒果	2085	番茄	550
香菜	1160	油菜	1460

表2-2-11　含维生素B₁丰富的食物　　　　　　单位：mg/100g

食物名称	维生素B₁	食物名称	维生素B₁
稻米	0.22	鲜蘑	0.11
标准粉	0.40	猪里脊	0.54
富强粉	0.18	猪肝	0.20
小米	0.67	猪肾（腰子）	0.32
玉米面（黄）	0.30	鸡心	0.46
黄豆	0.83	鸡蛋	0.15
红小豆	0.25	牛奶	0.02
绿豆	0.78	菜花	0.13
花生仁（炒）	0.12	蒜苗	0.17
葵花子（炒）	0.43	青蒜	0.10
黑芝麻	0.74	芹菜	0.05

表2-2-12　含维生素B₂丰富的食物　　　　　　单位：mg/100g

食物名称	维生素B₂	食物名称	维生素B₂
猪肝	2.41	紫菜	1.10
猪肾（腰子）	1.39	冬菇	0.92
鸭肉	0.34	黑芝麻	0.30
鸡心	0.26	芹菜叶	0.20
鸡蛋	0.26	芝麻酱	0.16
羊肉	0.26	鲜玉米	0.12
牛肉	0.24	鲜豌豆	0.29
黄鳝	0.20	炒花生仁	0.10
猪肉	0.14	炒葵花子	0.26

表2-2-13　含维生素C丰富的食物　　　　　　单位：mg/100g

食物名称	维生素C	食物名称	维生素C
酸枣	899	沙棘	204
鲜枣	243	辣椒（青、尖）	62
海苔	186	辣椒（红）	144
甜椒	72	彩椒	104
豌豆苗	67	小白菜	64
西蓝花	51	香菜	48
草莓	47	鲜毛豆	27
橙	33	水萝卜	48
红果	53	大白菜	46
苦瓜	56	菜花	60
藕	45	木瓜	44
荔枝	41	甘蓝	40
柑橘	28	菠菜	32

续表

食物名称	维生素C	食物名称	维生素C
葡萄柚	38	油菜	36
金橘	35	蒜苗	35
圣女果	33	葡萄	25
土豆	27	韭菜	24

五、案例：大学生营养指导及食谱设计

生活方式调查表

编号：3号　2020年5月17日

1．一般情况

姓名	3号	性别	男	民族	汉	出生日期	2000年7月1日
身高	178cm	腰围	76cm	体重	70kg	联系电话	
你的职业	机关干部 □　　技术人员 □　　营销人员 □　　工人 □　　学生 √ 电子商务师 □　　教师　　 □　　其他　　 □						

2．调查问题（1类——生活习惯）

序号	问题	选择
1	你运动的时间	每周2~3次 □　　每周4次以上 √ 每周1次 □　　从不或偶尔 □
2	你运动的方式	打球（乒乓球 √　　羽毛球 □　　排球 □ 网球 □　　篮球 □　　足球 □　　保龄球 □ 台球 □）跑步 □　　快走 □　　散步 √ 太极拳 □　　跳舞 □　　瑜伽 □
3	你每天睡眠时间	8小时以上 □　　6~8小时 □　　4~6小时 √ 4小时以下 □
4	你每天乘车花费的时间	不乘车 □　　0.5~1小时 √　　1~2小时 □ 2小时以上 □
5	每天你在户外活动时间（乘车时间除外）	1~2小时 □　　0.5~1小时 √　　2~4小时 □ 0.5小时以下 □　　4~8小时 □ 8小时以上 □
6	你的每天经常的饮水时间	早晨 √　　两餐之间 √　　餐中 √　　餐后 √ 睡前 √　　夜间醒来 □　　渴时喝 √
7	你每天经常的饮水量	600mL以下 □　　600~1200mL □ 1200~1800mL √　　1800~2400mL □ 2400mL以上 □
8	你吸烟吗	不吸 √　　偶尔 □　　每天10支以下 □ 每天10~20支 □　　每天20支以上 □
9	你饮酒吗	不饮 √　　偶尔 □　　每天2瓶以下啤酒 □ 经常4瓶以上啤酒/次 □　　每天100~150mL白酒 □ 经常250mL以上白酒/次 □
10	你的排便规律	1~2次/天 √　　1次/2天 □　　1次/3天 □ 3天以上1次 □

续表

序号	问题	选择
11	你每天在电脑或电视前的时间	无 □　1小时以下 √　2~3小时 □　4~8小时 □　8小时以上 □
12	在你的长期住地附近（100m以内）有无污染	无 □　临近车多的马路 √　橡胶厂 □　化工厂 □　化肥厂 □　水泥厂 □　染料厂 □　农药厂 □　其他 □
13	你会通宵不眠吗	没有 □　偶尔 □　有时 √　经常 □
14	你周围有人吸烟吗	没有 √　偶尔有 □　经常有 □　烟雾缭绕 □
15	你的工作时间	5小时以下 □　5~8小时 □　8~10小时 □　10小时以上 √
16	每天坐位连续工作	1小时以下 □　1~2小时 □　2~3小时 √　3小时以上 □
17	你每年参加健康体检	2次 □　1次 √　患病时去 □　从不去 □
18	你每天上下班使用的交通工具	步行 □　自行车 □　公共交通工具 √　私家车 □　其他 □
19	你经常购买和食用工业食品吗（方便面、火腿肠、香肠、罐头、肉松、肉干、话梅、果脯、蜜饯）	不吃 □　偶尔 √　1次/周 □　2次/周 □
20	每日服用复合营养剂吗	经常 □　每天 □　有时 □　不用 √
21	你生活中有很难排解的重大变故吗	没有 √　事业上有 □　恋爱或婚姻上有 □　学业上有 □
22	你通常睡觉的时间	晚8：00~10：00 □　晚10：00~12：00 √　晚12：00~凌晨2：00 □

3．调查问题（2类——饮食习惯）

序号	问题	选择
1	你是否吃早餐	天天吃 √　经常吃 □　有时吃 □　从来不吃 □
2	你吃午餐的主要方式	回家吃 □　带饭 □　单位食堂 √　洋快餐 □　只吃蔬菜、水果 □　与同事餐馆点菜AA制 □　不吃 □　其他 □
3	你吃晚餐的方式	回家吃 □　单位食堂 √　洋快餐 □　餐馆 □　只吃蔬菜、水果　不吃
4	你吃夜宵吗	从来不吃 □　有时吃 √　经常吃 □　天天吃 □
5	你的饮食口味倾向于	清淡 √　偏酸 □　偏辛辣 □　偏咸 √　偏香 √　偏甜 □　其他 □
6	你的零食偏爱	坚果类 □　不吃 □　膨化食品 □　饼干 □　点心类 □　糖果类 □　巧克力 □　肉干 □　鱼干 □　其他 √（冰淇淋）
7	你是否认为自己有偏食的习惯	没有 □　基本没有 √　有 □
8	你偏食何种食物	素食 □　猪肉 □　牛肉 □　羊肉 □　鱼虾 □　其他 √（土豆、鸡蛋）
9	你一般每天所吃食物大概有多少种	10~20种 □　20~30种 □　10种以内 √　30种以上 □

续表

序号	问题	选择
10	你的主食一般是以	大米白面为主 √　　粗粮为主 □ 薯类（红薯、土豆、芋头等）为主 □　　三者基本等量 □
11	你平均每天主食能吃多少 （以粮食计）	300~400g □ √　　200~300g □　　400g以上 □ 100~200g □　　50~100g □
12	你吃粗粮食品的次数	天天吃 □　　每周3次以上 □　　每周2次以下 □ 基本不吃 √
13	你经常吃的粗粮	玉米 √　　小米 √　　高粱 □　　燕麦 □ 荞麦 □　　其他 □
14	你吃豆制品的情况	天天吃 □　　每周3次以上 □　　每周2次以下 √ 基本不吃 □
15	你常吃的豆制品	豆浆 □　　豆腐 √　　豆芽 √　　豆干 √ 素什锦 □　　其他 □
16	你喝牛奶的情况	天天喝 □　　每周3次以上 □　　每周2次以下 □ 基本不喝 √　　不舒服 □
17	你常选用的奶类及奶制品	鲜奶、纯奶 □　　酸奶 √　　奶粉 □　　乳酪 □ 含乳饮料 □　　其他 □（冰淇淋）
18	你经常吃蛋类吗	每周3~5个 √　　每天1个 □ 每周2个以下 √　　基本不吃 □
19	你常吃蛋类的哪部分	整蛋吃 √　　去蛋黄只吃蛋清 □ 去蛋清、只吃蛋黄 □
20	你经常吃动物性食物吗	天天吃 √　　每周3次以上 □ 每周2次以下 □　　基本不吃 □ 配菜借味，但不吃 □
21	你吃动物内脏（肝、肾、胃） 的情况	基本不吃　　√　　每周1次以下 □ 每周2次以上 □　　天天吃 □
22	你吃肥肉或荤油的情况	不吃 □　　基本不吃 √　　每周2次以下 □ 每周3次以上 □　　天天吃 □
23	你吃鱼的情况	天天吃 □　　每周3次以上 □ 每周2次以下 □　　基本不吃 □　　过敏不吃 □
24	你吃海鲜（虾蟹贝）的情况	每周2次以下 □　　每周3次以上 □ 天天吃 □　　基本不吃 √　　过敏不吃 □
25	你平均每天新鲜蔬菜能吃多少	400~500g □　　300~400g □　　500g以上 □ 200g以下 √　　基本不吃 □
26	你烹制新鲜蔬菜通常有哪种情况	先洗后切 √　　切断或切得很碎 □ 下锅之前用水浸泡 □　　热水焯过才下锅炒 □ 先切后洗 □　　其他 □
27	你平均每天吃多少水果	100~200g √　　200~400g □　　400g以上 □ 100g以下 □　　基本不吃 □
28	你的长期饮用水是哪一种	矿泉水 □　　过滤的自来水 □　　普通的白开水 □ 纯净水 √　　其他 □
29	你有喝汤或粥的习惯吗	餐餐都喝　　√　　每天1次 □　　每周3次以上 □ 每周2次以下 □　　基本不喝 □
30	你通常喝汤或粥的时间	饭前喝 □　　边吃饭边喝 √　　饭后喝 □

续表

序号	问题	选择
31	你家常用油的品种	大豆油 √　　花生油 □　　葵花籽油 □　　菜籽油 □ 玉米油 □　　山茶油 □　　橄榄油 □　　调和油 □ 没有固定的 □
32	你常吃煎炸食品吗	不吃 □　　偶尔 √　　1次/周 □　　2次/周 □
33	你喜欢的饮料	茶水 □　　纯果汁 √　　咖啡 □ 碳酸饮料 □　　无碳酸含糖饮料 □　　其他 □
34	经常吃坚果吗	每天 □　　经常 □　　有时 □　　很少 √
35	你常吃洋快餐吗	不吃 √　　偶尔 □　　1次/周 □　　2次/周 □
36	你经常吃腌制食品吗	不吃 □　　偶尔 √　　经常 □　　每天 □
37	你经常吃冷冻甜品吗（冰淇淋、雪糕等）	不吃 □　　偶尔 □　　2次/周 □　　4次以上/周 √
38	你经常吃烧烤食品吗	不吃 √　　1次/月 □　　1次/周 □　　2次/周 □
39	你经常吃食用菌吗	每天 □　　经常 □　　有时 √　　很少 □
40	你经常吃葱蒜类蔬菜吗（包括洋葱）	每天 √　　经常 □　　有时 □　　很少 □

4．调查问题（3类——身心健康状况）

序号	问题	选择
1	你认为自己的健康状况	很好 □　　良好 □　　一般 □　　差 □　　不清楚 √
2	你的舒张压（低压）	正常60~90mmHg √　　偏高90~100mmHg □ 偏低55~60mmHg □　　较高100~110mmHg □ 很低55mmHg以下 □　　很高110mmHg以上 □
3	你的收缩压（高压）	正常90~140mmHg √　　偏高140~159mmHg □ 偏低80~90mmHg □　　高160~179mmHg以上 □ 低80mmHg以下 □　　很高180mmHg以上 □
4	你存在睡眠困扰吗	不存在 □　　觉轻多梦 √　　不宜入睡 √ 经常早醒 √　　半夜醒来很难入睡 □
5	你有过阵阵眩晕的感觉吗	没有 □　　偶尔有过 □　　经常有 √
6	你感觉有做不完的工作，心烦意乱	没有 □　　偶尔有 □　　有时有 √　　经常有 □ 每天有 □
7	你有多汗问题吗	体胖活动易出汗 □　　阵发性出汗 □ 情绪激动时多汗 □　　身体片面性多汗 □
8	你会有频繁的咽喉痛吗	没有 √　　有 □
9	你会总觉得疲劳吗	没有 □　　有 √
10	你经常头痛/胃痛/背痛的毛病，难以治愈吗	没有 □　　有 √
11	你觉得英雄无用武之地吗	没有 □　　偶尔有过 □　　经常有 √
12	你有这些疾病困扰吗	无 □　　经常感冒 □　　便秘 □　　贫血 □ 骨质疏松 □　　高血压 □　　高血脂 □　　脂肪肝 □ 肥胖症 □　　糖尿病 □　　胆结石 □ 痛风 □　　心脑血管疾病 □　　其他 √（头痛、头昏）

5．调查问题（4类——家族健康状况调查表）

（1）家族成员总人数统计表

与本人关系	祖父	祖母	外祖父	外祖母	父亲	母亲	叔伯	姨	表兄妹	表姐妹	堂兄妹	儿子	女儿
人数	1	1	1	1	1	1	0	5	1	4	0	0	0

（2）直系血亲（四代）家族成员患病及故去人数统计表

代	系	与本人关系	家族患病成员			家族故去成员		
			年龄	患病年龄	病名	去世年龄	患病年龄	故去原因（病名）
祖代	父系	祖父				20～30		惊吓致病
		祖母	65～70		轻微心脏病			
	母系	外祖父	61		高血压、冠心病、胆结石			
		外祖母	61		心脑血管疾病			
父代	父系	父亲	44		健康			
	母系	母亲	42		心脏不好、低血压			
		姨	40		心脏不好、低血压			
		姨	37		心脏不好、低血压			
		姨	34		心脏不好、低血压			
		姨	32		心脏不好、低血压			
		姨	31		心脏不好、低血压			
本代	父系	堂兄妹			无			
	母系	表妹	19					
		表妹	13	10	心肌炎治愈			
		表妹	12					
		表兄	9					
子代		儿女						

营养指导及配餐方案

客户姓名：3号　时间：2020年5月17日星期日

1．一般状况

姓名	3号	性别	男	民族	汉	出生日期	2000年7月1日
身高	178cm	体重	70kg	腰围	76cm	联系电话	
职业	大学生						

2．生活方式分析

（1）生活习惯　你的生活习惯良好。

（2）饮食习惯　你的饮食习惯良好。但仍存在不足：冰淇淋等甜食要控制食用；动物性食物中，应适当增加鱼类比重；适当增加奶类比重；主食中适当增加粗粮比重。适当增加食用菌的摄入。

3．计算

（1）标准体重   178-105＝73（kg）

（2）BMI＝实际体重（kg）/身高的平方（m²）

$$=70/1.78^2$$

$$=22.1（体型正常）$$

（3）查成年人每日能量供能量表，可知正常体重、中体力劳动者单位标准体重能量供给量为35kcal/kg，

则：全日能量供给量＝73kg×35kcal/kg＝2555（kcal）

（4）设定三大营养素供热比为   蛋白质：14%，碳水化合物：60%，脂肪：26%

则：全日三大营养素供给量：蛋白质：85.7g，碳水化合物：368.5g，脂肪：71g

（5）主食供给量   若设定全天供给300g水果，再减去蔬菜、奶类等含的碳水化合物，则粮食提供的碳水化合物大约为300g，而粮食中碳水化合物含量约为75%，则：全天应供给粮食为400g左右。

（6）副食供给量   400g粮食提供蛋白质约40g（每百克粮食约含蛋白质10g），则肉、禽、鱼、蛋、奶、豆制品合计提供蛋白质约40g。

肉、禽、鱼平均含蛋白质15%～20%，则，配餐可选取肉、禽、鱼150g（含蛋白质24～28g），不足部分由蛋、奶、豆制品补充。50g蛋约6g蛋白质，200g奶6g蛋白质，100g水豆腐（南）约6g蛋白质。400g蔬菜可以100g、200g、100g分配到早、午、晚餐中。全天烹调用油25～30g，盐6g。

4．营养建议

（1）每日主食400g（粮食），有粗有细。如：荞麦、玉米、小米等，夏秋季节提倡食用鲜玉米。

（2）每日4份高蛋白食品，每份高蛋白食品相当于以下任意一种：50～75g瘦肉、100g豆腐、一个大鸡蛋、一袋奶、100g鱼虾。充足的优质蛋白可提高机体的抗病能力。

（3）每日进食400g蔬菜，200～400g水果。注意摄入绿色、黄色蔬菜如胡萝卜、红薯、南瓜、玉米、番茄；注意食用黑木耳、香菇等食用菌，如：木耳含较多的微量元素、维生素B₁、维生素B₂、胡萝卜素、甘露糖、戊糖、木糖、卵磷脂、脑磷脂、钙、铁等。

（4）坚持每天的主动性运动——如打球、跑步、太极拳等，以不过于疲劳为度。可以起到调节血压，改善脑血流量不足的作用。

（5）白天尽量不睡觉，注意养成按时就寝、按时起床的生活习惯。晚间尽量将上床就寝时间固定在10：00点之前。这对于您调整睡眠时间和睡眠质量很重要。

（6）在饮食习惯上，应注意以下问题：

① 每日100～200g奶类。牛奶富含优质蛋白质，可以补充食堂就餐优质蛋白的不足。

② 饮食中适当加大鱼类摄入量。2～4次/周。

③ 豆制品的蛋白质质优价廉，食堂就餐应注意选择。如：豆腐、豆浆、干豆腐等。

④坚持每天吃些坚果类食品：核桃、花生、芝麻、杏仁等。

⑤注意选择食用菌。

⑥控制煎炸食品、烧烤类食物的摄入。

⑦控制冰淇淋摄入量。

（7）注意心理调节　从现阶段，您将逐步进入学业、就业、事业、恋爱的选择期，有排解不开的事情要学会与你信任的、能对你有所提示朋友和长辈探讨、交流。

（8）你的血压偏低　一般有家族性倾向。但不必担心。坚持运动、养成规律的睡眠习惯和生活习惯，注意心理调节，完全可以改善现有症状。

推荐营养食谱

2020年5月21日至2020年5月23日配餐信息

2020年5月21日　星期四

餐次	种类	食物	用量/g
早餐	豆包	小麦粉（富强粉，特一粉）	60
		赤小豆［小豆，红小豆］	30
		绵白糖	10
	牛奶	牛乳（龙丹牌）	225
	拌瓜条	黄瓜［胡瓜］	100
		黄豆酱油	2
		辣椒（青，尖）	5
		大蒜（紫皮）	5
	烤地瓜（微波炉）	甘薯（红心）［山芋，红薯］	150
	酥鲫鱼	鲫鱼（喜头鱼、海附鱼）	75
		白醋	5
		白砂糖	5
	早餐烹调用油	大豆色拉油	10

早餐营养成分计算

	营养素名称	含量	营养素名称	含量
营养成分 蛋白质供能15% 脂肪供能26% 碳水化合物供能59%	能量/kcal	731.02	钾/mg	993.29
	蛋白质/g	28.75	磷/mg	474.28
	脂肪/g	21.54	胡萝卜素/μg	1232.78
	碳水化合物/g	109.73	维生素A/μgRE	229.95
	钙/mg	321.83	维生素C/mg	51.44
	铁/mg	4.39	维生素E/mgα-TE	14.64
	锌/mg	2.88	膳食纤维/g	5.35
	钠/mg	301.3	胆固醇/mg	29.25

餐次	种类	食物	用量/g
午餐	金银饭	粳米（标一）	120
		玉米糁（黄）	30
	川味土豆烧排骨	马铃薯［土豆，洋芋］	100
		猪小排	60
		姜（子姜）［嫩姜］	2
		郫县辣酱	5
		黄豆酱油	2
		绵白糖	1
	豆芽鸭丝	鸭胸脯肉	37.5
		黄豆芽	50
		辣椒（青，尖）	25
	豆芽鸭丝	大葱	1
		姜（子姜）［嫩姜］	1
		辣椒粉	0.5
	炒新三鲜	西芹	50
		杏鲍菇	30
		胡萝卜	20
		三料（葱末、姜末、蒜末按1:1:0.5）	5
	水果	葡萄	200
	午餐烹调用油	大豆色拉油	10

午餐营养成分计算

	营养素名称	含量	营养素名称	含量
营养成分 蛋白质供能13% 脂肪供能24% 碳水化合物供能63%	能量/kcal	1039.68	钾/mg	1216.45
	蛋白质/g	34.69	磷/mg	449.16
	脂肪/g	28.06	胡萝卜素/μg	491.58
	碳水化合物/g	167.87	维生素A/μgRE	84.73
	钙/mg	120.92	维生素C/mg	134.15
	铁/mg	8.12	维生素E/mgα-TE	15.83
	锌/mg	6.07	膳食纤维/g	8.38
	钠/mg	496.75	胆固醇/mg	132.66

餐次	种类	食物	用量/g
晚餐	馒头	小麦粉（富强粉，特一粉）	50
		酵母（干）	1
	二米粥	粳米（标一）	20
		小米（黄）	10
	麻酱拌油麦菜	油麦菜	100
		芝麻酱	5

续表

餐次	种类	食物	用量/g
晚餐	麻婆豆腐	豆腐（南）[南豆腐]	100
		牛肉（肥瘦）（均值）	10
		五香豆豉	5
		三料（葱末、姜末、蒜末按1:1:0.5）	5
	水果拼盘	旱久保桃、西瓜、火龙果	150
	酱鹅肝	鹅肝	25
	全天盐、味精	盐	6
		味精	2
	晚餐烹调用油	大豆色拉油	10

晚餐营养成分计算

	营养素名称	含量	营养素名称	含量
营养成分 蛋白质供能15% 脂肪供能24% 碳水化合物供能61%	能量/kcal	672.35	钾/mg	743.5
	蛋白质/g	26.05	磷/mg	354.7
	脂肪/g	18.37	胡萝卜素/µg	784.4
	碳水化合物/g	107.07	维生素A/µgRE	1657.3
	钙/mg	279.02	维生素C/mg	12
	铁/mg	9.32	维生素E/mgα-TE	19.9
	锌/mg	3.9	膳食纤维/g	7.12
	钠/mg	1881.24	胆固醇/mg	79.6

2020年5月21日全天营养成分计算

总能量	蛋白质（占总能量）	脂肪（占总能量）	碳水化合物（占总能量）
2437kcal	88.7g（14%）	68g（25%）	384g（61%）
总能量三餐分配	早餐30%	午餐43%	晚餐27%

2020年5月22日　星期五

餐次	种类	食物	用量/g
早餐	花卷	小麦粉（富强粉，特一粉）	100
		大豆色拉油	4
		酵母（干）	2
	玉米面粥	玉米（黄，干）	25
	拌海木耳菜	大蒜[蒜头]	10
		海木耳	100
		白砂糖	2
		陈醋	5
		黄豆酱油	2
	茶鸡蛋	鸡蛋（红皮）	50
	早餐烹调用油	大豆色拉油	6

早餐营养成分计算

	营养素名称	含量	营养素名称	含量
营养成分 蛋白质供能14% 脂肪供能25% 碳水化合物供能61%	能量/kcal	648.6	钾/mg	557.93
	蛋白质/g	23.06	磷/mg	344.75
	脂肪/g	17.93	胡萝卜素/µg	337.12
	碳水化合物/g	100.47	维生素A/µgRE	152.31
	钙/mg	306.73	维生素C/mg	0.66
	铁/mg	9.02	维生素E/mgα-TE	13.38
	锌/mg	3.08	膳食纤维/g	3.33
	钠/mg	332.55	胆固醇/mg	292.51

餐次	种类	食物	用量/g
午餐	黑米饭	粳米（标一）	80
		黑米	20
	红烧鱼块	草鱼［白鲩，草包鱼］	100
		绵白糖	2
		姜（子姜）［嫩姜］	2
		红辣椒	5
		三料（葱末、姜末、蒜末按1∶1∶0.5）	5
	麻酱拌油麦菜	芝麻酱	5
		油麦菜	100
	鲜玉米	玉米（鲜）	100
	炝双耳瓜片	黄瓜［胡瓜］	100
		大蒜（紫皮）	2
		黑木耳（干）	10
		银耳（干）［白木耳］	5
	水果	西瓜	300
	午餐烹调用油	大豆色拉油	14

午餐营养成分计算

	营养素名称	含量	营养素名称	含量
营养成分 蛋白质供能15% 脂肪供能25% 碳水化合物供能60%	能量/kcal	882.55	钾/mg	1136.07
	蛋白质/g	35.71	磷/mg	621.29
	脂肪/g	26.24	胡萝卜素/µg	878.21
	碳水化合物/g	139.97	维生素A/µgRE	157.83
	钙/mg	245.35	维生素C/mg	27.83
	铁/mg	16.81	维生素E/mgα-TE	21.88
	锌/mg	5.2	膳食纤维/g	14.36
	钠/mg	106.02	胆固醇/mg	85.5

餐次	种类	食物	用量/g
晚餐	发糕	小麦粉（富强粉，特一粉）	60
		酵母（干）	1
		玉米面（黄）	40
	绿豆粥	粳米（标一）	20
		绿豆	10
	蒜蓉茼蒿	大蒜（紫皮）	10
		茼蒿［蓬蒿菜，艾菜］	100
		五香豆豉	5
	肉炒油豆角	油豆角［多花菜豆］	150
		猪肉（后臀尖）	25
		三料（葱末、姜末、蒜末按1：1：0.5）	5
	水果	旱久保桃	100
	拌芝麻菠菜	菠菜［赤根菜］	100
		芝麻籽（黑）	5
	全天盐、味精	盐	6
		味精	2
	晚餐烹调用油	大豆色拉油	10

晚餐营养成分计算

	营养素名称	含量	营养素名称	含量
营养成分 蛋白质供能15% 脂肪供能24% 碳水化合物供能61%	能量/kcal	845.88	钾/mg	1470.5
	蛋白质/g	31.09	磷/mg	476.91
	脂肪/g	23.79	胡萝卜素/μg	4799.1
	碳水化合物/g	136.9	维生素A/μgRE	794
	钙/mg	339.38	维生素C/mg	77.52
	铁/mg	13.04	维生素E/mgα-TE	25.02
	锌/mg	4.23	膳食纤维/g	12.41
	钠/mg	2022.57	胆固醇/mg	21.75

2020年5月22日全天营养成分计算

总能量	蛋白质（占总能量）	脂肪（占总能量）	碳水化合物（占总能量）
2377kcal	89g（14.5%）	68g（24.5%）	377g（61%）
总能量三餐分配	早餐27%	午餐37%	晚餐36%

2020年5月23日　星期六

餐次	种类	食物	用量/g
早餐	发糕	小麦粉（富强粉，特一粉）	60
		酵母（干）	1
		玉米面（黄）	40

续表

餐次	种类	食物	用量/g
早餐	二米粥	粳米（标一）	20
		小米（黄）	10
	炝菠菜绿豆芽	绿豆芽	100
		大蒜[蒜头]	5
		菠菜[赤根菜]	100
	酱牛肉	酱牛肉	25
	葡萄	葡萄（均值）	200
	早餐烹调用油	大豆色拉油	8

早餐营养成分计算

	营养素名称	含量	营养素名称	含量
营养成分 蛋白质供能14% 脂肪供能17% 碳水化合物供能69%	能量/kcal	724.88	钾/mg	866.38
	蛋白质/g	26.61	磷/mg	346.33
	脂肪/g	14.55	胡萝卜素/μg	3121.33
	碳水化合物/g	128.29	维生素A/μgRE	510.99
	钙/mg	119.88	维生素C/mg	87.25
	铁/mg	7.52	维生素E/mgα-TE	14.02
	锌/mg	4.89	膳食纤维/g	6.39
	钠/mg	313.99	胆固醇/mg	19

餐次	种类	食物	用量/g
午餐	大米豆饭	粳米（标一）	120
		花豆（紫）	30
	白菜海带炖豆腐	豆腐（均值）	50
		海带（浸）[江白菜，昆布]	50
		大白菜（均值）	100
		红辣椒	3
		三料（葱末、姜末、蒜末按1:1:0.5）	5
	鱼香青笋肉片	莴笋[莴苣]	100
		猪肉（后臀尖）	50
		红辣椒	2
		绵白糖	1
		三料（葱末、姜末、蒜末按1:1:0.5）	5
	水果	香蕉	100
	午餐烹调用油	大豆色拉油	14

午餐营养成分计算

	营养素名称	含量	营养素名称	含量
营养成分 蛋白质供能12% 脂肪供能29% 碳水化合物供能59%	能量/kcal	989.31	钾/mg	833.67
	蛋白质/g	30.66	磷/mg	430.77
	脂肪/g	33.16	胡萝卜素/μg	533.53
	碳水化合物/g	150.3	维生素A/μgRE	97.39
	钙/mg	379.13	维生素C/mg	34.61
	铁/mg	12.89	维生素E/mgα-TE	21.96
	锌/mg	5.33	膳食纤维/g	10.47
	钠/mg	193.3	胆固醇/mg	43.51

餐次	种类	食物	用量/g
晚餐	馒头	小麦粉（富强粉，特一粉）	50
		酵母（干）	1
	地瓜粥	粳米（标一）	20
		甘薯（红心）[山芋，红薯]	100
	炒茄子青椒	茄子（均值）	100
		辣椒（青，尖）	25
		胡萝卜	10
		三料（葱末、姜末、蒜末按1:1:0.5）	3
	花蛤炒西葫芦	西葫芦	150
		花蛤蜊	50
		三料（葱末、姜末、蒜末按1:1:0.5）	3
	水果	红富士苹果	100
	炝西蓝花	大蒜（紫皮）	5
		西蓝花[绿菜花]	100
		五香豆豉	5
	酸奶	酸奶	125
	全天盐、味精	盐	6
		味精	2
	晚餐烹调用油	大豆色拉油	14

晚餐营养成分计算

	营养素名称	含量	营养素名称	含量
营养成分 蛋白质供能13% 脂肪供能23% 碳水化合物供能64%	能量/kcal	763.32	钾/mg	1060.03
	蛋白质/g	25.33	磷/mg	466.82
	脂肪/g	20.4	胡萝卜素/μg	8613.45
	碳水化合物/g	127.83	维生素A/μgRE	1481.76
	钙/mg	346.6	维生素C/mg	111.57
	铁/mg	9.22	维生素E/mgα-TE	22.12
	锌/mg	4	膳食纤维/g	10.37
	钠/mg	2030.37	胆固醇/mg	49.8

2020年5月23日全天营养成分计算

总能量	蛋白质（占总能量）	脂肪（占总能量）	碳水化合物（占总能量）
2477kcal	83g（13%）	68g（24%）	406g（63%）
总能量三餐分配	早餐29%	午餐40%	晚餐31%

🔗 知识链接

《营养手册》要求从现在起，做好10件事。

① 节制饮酒。

② 多饮水。

③ 戒烟。

④ 为自己设计一套食谱。

⑤ 全面查体。

⑥ 测量自己体重。

⑦ 开始运动。

⑧ 去看一次营养咨询门诊。

⑨ 享受水果的美味。

⑩ 定时、定量、定餐。

单元三　中年人群营养

📋 工作任务2：使用配餐软件设计健康中年人营养食谱

任务书：

（1）对客户自然状况、生活方式及家族健康状况的调研

（2）对客户自然状况、生活方式及家族健康状况的分析

① 体重评价　② 标准体重　③ 劳动强度　④ 生活习惯分析　⑤ 饮食习惯分析

⑥ 家族性疾病分析

（3）每日能量及营养素摄入量建议

（4）饮食及健康指导建议

（5）营养食谱（餐次、菜点名称、原料名称、用量、营养成分含量、三餐及三大营养素供能比，配菜品图片）

（6）提交任务形式　PPT附调查表文档

（7）设备器材　① 电脑（学生电脑、教师电脑）　② 正版营养配餐软件　③ 配餐

台　④电子秤　⑤体重秤

一、中年人群生理特点

2017年，中国营养学会在制定推荐的每日营养素供给量标准时，按通常的划分方法，把50～64岁称为中年期；中年人的身体各部分器官、系统的形态与功能方面，与青壮年相比，发生了很大的变化。如体细胞的数目减少，脂肪占身体的比重增加，各种细胞内脂褐质含量增加，体液免疫与细胞免疫功能在下降，基础代谢与耗氧量不断下降，血清脂肪酶活力下降，骨质开始疏松，神经、循环、呼吸、消化、泌尿、内分泌等系统的功能都在逐渐退化。

1. 循环系统

从中年开始，动脉血管管壁逐渐硬化，弹性降低，对血压波动的缓冲能力下降，脉压差增大；外周血管血流阻力增加，动脉血压呈逐渐升高趋势，尤其是舒张压升高更明显，心脏负荷增大，心肌收缩力开始减弱。因而中年期运动时常见心慌、气急、恢复时间延长等现象。

2. 消化系统

中年人牙齿磨损日趋明显，牙本质逐步外露，牙龈及牙床开始萎缩，容易发生龋齿、牙齿松动、牙周疾病乃至脱落；口腔黏膜出现萎缩性变化，舌上的味蕾退行性改变，食欲下降，消化道的运动减弱，胃、肠黏膜逐渐变薄，消化腺开始萎缩，消化液分泌减少，因此，消化能力随之降低，易便秘；肝细胞开始萎缩，纤维组织增多，解毒能力下降；由于胆道壁增厚，胆汁排出受阻。易患胆囊炎、胆石症等。

3. 泌尿系统

中年期肾脏的重量开始随年龄的增加而降低，肾血管硬化导致肾血流阻力增加，肾血流量下降和肾小球滤过率下降，肾的代偿能力明显下降；保护肾脏，应尽量避免过多饮水、高盐饮食、过量饮酒以及使用某些对肾脏有毒性的药物以防增加肾脏的负担或损害。

4. 运动系统

由于活动减少，骨的供血不足，营养不良，肾功能减低；影响钙、磷代谢的平衡，一般在40～50岁前后出现全身性骨质疏松。骨的脆性增加，易发生骨折。骨内营养不易扩散到关节软骨，关节软骨营养变差，修复能力下降，关节软骨逐渐老化，活动受限。因血管的退变，肌肉血供不良，易疲劳，长期劳累可引起慢性炎症，导致运动功能障碍，如肩周炎、骨关节程度不同的增生。

5. 脑

老化过程中大脑神经元数目确有减少。但人脑的潜力很大，经常使用的脑细胞只占脑细胞总数的一小部分，而且脑细胞功能又有代偿能力，加上经验的累积，所以中年期常比青壮年期有更强的智力发展，尽管记忆能力渐次下降，但在进入老年期之后头脑仍可十分清醒。大脑正常功能的维持与营养有关，为了有效地保护中老年人的智力发展，合理营养是十分重要的。

二、中年人群营养需要

不同年龄阶段的人有着不同的生理特点，其营养需要也有所差别。与青壮年人相比，中年人有较低的能量需要但却要维持相对较多的其他营养素的供给。这就构成了中年人的营养需要的特色。

1. 能量

中年人基础代谢率下降，体力劳动和锻炼的强度减弱，因此能量的需要随年龄的增长而减少。世界粮农组织和世界卫生组织曾联合建议，以20～39岁的男子和女子为基础，40～49岁者可相应减少能量供给量的5%，50岁之后每10岁减少10%。

一般来说，推荐的供给量对大多数人是适宜数量，但对于具体的个体就不一定都是适宜的。每个人因情况不同其能量消耗量也有差异，因而在设计食谱时可以作适当调整。控制能量供给量的依据可采用体重记录：如果体重超过了标准体重的10%，就应当限制能量的供给；反之，若体重低于标准体重的10%，就应当鼓励加餐。建议中年人的体重可适当地稍高于标准体重，这样使体内能量稍有富余，在受疾病等折磨而饮食不及时人体可动员脂肪组织供能，增添耐力。

在三大生热营养素中，脂肪以占总能量的20%～25%为宜，蛋白质则按生理需要的情况供给，以占总能量的12%～15%为宜，为60～75g。其余的能量由碳水化合物提供。

人体若过于肥胖，应当减肥。膳食减肥的办法有二：一是在膳食中增加膳食纤维，这对于轻度肥胖者易于见效；二是减少膳食能量的摄入量，这对于明显肥胖者较适合。但膳食中其他营养素的供给量不可减少。长期能量不足对健康也不利，常表现疲惫、没精打采，并加速衰老进程。

2. 蛋白质

蛋白质有修补组织的不可替代的功能。中年人对蛋白质营养的需要与青年人相比并不明显减少，这是由于中年人按瘦组织重量计蛋白质的分解和合成的速度都比青壮年快。蛋白质的代谢率加快，其更新过程需要有足量的蛋白质营养来补充。因此要求膳食中蛋白质比值适当提高。食谱设计中蛋白质的要求较为合理的比例是：蛋白质65～75g，占能量的12%～15%。

3. 矿物质

中年人的矿物质摄入的不平衡情况是严重的。钙在人体中有着重要的生理功能，钙的吸收受食物因素和生理因素的限制。膳食钙不足与骨质疏松有密切关系，后者常成为自发性骨折的原因：膳食中补充钙可改善骨密度，即改善骨质疏松症。此外，缺钙也与高血压的发生有一定关系。中国营养学会推荐中年人膳食钙的供给量标准为1000mg/d，按我国传统的食物结构很难满足这个需要。因此，必须摄食含钙丰富的食物，牛奶是被推荐的食物之一，其他如小鱼、虾皮、烧酥的肉骨头、海带等也是可选用的。铁是另一种容易缺乏的矿物质。由于我国以植物性食物为主，这种膳食结构使铁的生物利用率非常低。尽管膳食调查表明铁的实际摄食量远超过推荐摄入量标准，但在生理上仍然明显缺铁。血红素铁通过另一机制被吸收，故不受上述因素的影响，因而建议在中老年人食谱中要有肉食成分。锌也是中年人容易缺乏的一种矿物质，但未被充分重视。锌积极参与细胞代谢，且与免疫、食欲有关。已发现血锌浓度随年龄增长而下降，提示中年人缺锌趋势，应予以重视。

食盐（氯化钠）是我们最常用的调味料，也是人体细胞外液的主要离子成分，显然十分重要。我国食盐消耗量多为12～15g/d。过多的食盐摄入量增加肾脏的负荷且诱发某些有遗传倾向的人引起血压升高，被称为盐诱发性高血压。因此，建议每人每天的食盐（包括含盐的食物和调味料中的食盐）摄入量以控制在5～8g为宜，在出汗多时酌增。市场上有称为"平衡盐"或"保健盐"的，乃是以部分钾盐和镁盐等代替氯化钠的食盐，用于减少膳食的钠量和补充钾和镁，有益于离子平衡。

4. 维生素

中年人最容易缺乏的维生素有维生素A、维生素B_2（核黄素）。维生素B_1（硫胺素）的缺乏很容易在以精白米为主食的人群中出现。维生素C缺乏见于不常吃新鲜蔬菜、水果的中老年人。由于这些食物的供应有较强的季节性，所以它的缺乏也常带有季节性特征。长期在室内生活的人容易缺乏维生素D。因此，在安排菜谱时要注意维生素的补充。

城市中有些成年人经常口服维生素药丸，这对于维生素不足的个体用来补充维生素是有益的。但在膳食中已有充分维生素供应的情况下再口服维生素药丸是没有意义的。过多的维生素A和维生素D在体内容易累积甚至中毒，所以服用这些维生素应按医嘱，切勿过量。

提供维生素D的食物品种较少。人体获得维生素D主要是通过皮肤直接与阳光接触，因为皮肤中的7-脱氢胆固醇与紫外光接触后可合成维生素D。中老年人的骨质疏松症与维生素D不足也有关系，因此建议有条件的成年人应当有适量的户外活动。

三、中年人群营养原则及配餐原则

（一）中年人群的营养原则

（1）控制能量摄入　以中国居民膳食能量需要量为参照依据，增加运动，防止肥胖。

（2）供给充足的优质蛋白　蛋白质应占总能量的12%～15%，其中动物性蛋白和大豆蛋白占总量的1/3～1/2。

（3）控制脂肪摄入　应占总能量的20%～25%。每日胆固醇摄入量以300mg以内为宜。烹调使用植物油，控制摄入高脂肪、高胆固醇的动物性食物，预防高脂血症。

（4）碳水化合物应占总能量的60%～65%，以含多糖的谷物为主。注意粗杂粮的搭配。

（5）保证摄入充足的维生素　尤其维生素A、维生素B_1、维生素B_2、维生素C的摄入。

（6）注重钙和铁的摄入　特别是女性，进入更年期阶段，机体对钙的吸收能力下降。

（7）控制食盐摄入　每日食盐摄入量为6g。

（8）摄入充足的新鲜蔬菜和水果，以保证膳食纤维、维生素和矿物质的摄入。

（二）中年人群的配餐原则

（1）遵循中年人群营养原则。

（2）一日三餐，定量定时，能量及营养素合理分配。可按25%～30%、40%、30%～35%分配。

（3）食物选择多样化，应包含中国居民平衡膳食宝塔五层中各类食物，每日摄入品种以20种左右为宜。主副食搭配，粗细搭配、荤素搭配、干稀搭配。

（4）科学选择烹调方法。常用的烹调方法炒、炖、焖、煨、煮、汆、熬、酱、蒸、烩、拌、卤等皆适宜，尽量避免煎、炸、熏、烤的方法。

（5）配餐要符合客户的饮食习惯、经济条件、市场供应情况及季节变化。

四、中年人群营养食物的选择

（一）重点放在容易缺乏的营养素上

我们日常的膳食中不是所有的营养素都会不足或过量。中年人膳食要有高的营养素能量比，如高蛋白低脂肪的食物，含维生素A高的食物（见表2-2-3和表2-2-9）及含钙高的食物（见表2-2-6）等。所以在配餐时主要任务是挑选出一些营养素的含量比较高，能量相对较低的食物。若能补足那些通常膳食中最容易缺乏的营养素，如维生素A、维生素B_2和钙等，那么我们的营养配餐就成功了大半。

（二）强调利于防治易患疾病的膳食结构

自中年期开始，某些慢性疾病的发病率开始提高，这些慢性疾病的发生和发展与膳食结构有关。中年人除应一般地注重饮食卫生，不吃污染的和腐败的食物外，也应当少吃糖，少吃盐，少吃刺激性食物，少吃动物内脏等高核酸食物，少吃高脂肪的食物，控制（但切勿禁忌）蛋和动物肝等高胆固醇食物的进食量，使每日胆固醇的摄入量在300mg以内，多吃新鲜蔬菜水果，多喝水，使用植物油烹调等。这对中年人的健康会有好处的。

（三）补钙、降脂食物推荐

1．补钙食物

（1）乳类与乳制品　牛、羊奶及其奶粉、乳酪、酸奶、炼乳。

（2）豆类与豆制品　黄豆、毛豆、扁豆、蚕豆、豆腐、豆腐干、豆腐皮、豆腐乳等。

（3）鱼、虾、蟹类与海产品　鲫鱼、鲤鱼、鲢鱼、泥鳅、虾、虾米、虾皮、螃蟹、海带、紫菜、蛤蜊、海参、田螺等。

（4）肉类与禽蛋　羊肉、猪脑、鸡肉、鸡蛋、鸭蛋、鹌鹑蛋、松花蛋、猪肉松等。

（5）蔬菜类　芹菜、油菜、胡萝卜、萝卜缨、芝麻、香菜、雪里蕻、黑木耳、蘑菇等。

（6）水果与干果类　柠檬、枇杷、苹果、黑枣、杏脯、橘饼、桃脯、杏仁、山楂、葡萄干、胡桃、西瓜子、南瓜子、桑葚干、花生、莲子等。

食物保鲜贮存可减少钙耗损，牛奶加热不要搅拌，炒菜要多加水、时间宜短，切菜不能太碎。菠菜、茭白、韭菜都含草酸较多，宜先用热水浸泡片刻以溶去草酸，以免与含钙食品结合成难溶的草酸钙。乳糖可贮留较多膳食钙，高粱、荞麦片、燕麦、玉米等杂粮较稻米、面粉含钙多，平时应适当吃些杂粮。

补钙除了合理选择含钙高的食物之外，多晒太阳，均衡营养，科学烹调等也很重要。

2. 降脂食物

（1）银耳 又称白木耳、雪耳、银耳子等，可以降低脂肪和抗血栓。

（2）玉米 含有丰富的钙、磷、镁、铁、硒及维生素A、维生素B_1、维生素B_2、维生素B_6、维生素E和胡萝卜素等和纤维质，玉米可以帮助可降低胆固醇，软化血管。

（3）山楂 含多种维生素、酒石酸、柠檬酸、山楂酸、苹果酸等，还含有黄酮类、内酯、糖类、蛋白质、脂肪和钙、磷、铁等矿物质，所含的解脂酶能促进脂肪类食物的消化。山楂最明显的功能是可加强和调节心肌，增大心室、心房运动振幅及冠状动脉血流量，还能降低胆固醇，促进脂肪代谢。

（4）燕麦 含有丰富的食物纤维极容易被身体吸收，也拥有降低胆固醇和降血脂的作用。多食红枣能提高机体抗氧化力和免疫力。

（5）红枣 能降低血液中胆固醇。补气养血、健脾益胃和暖和药性。

五、使用计算机软件设计中年人群营养食谱

（一）配餐软件

采用计算机软件配餐，具有计算准确、运行迅速、设置灵活的特点，既可以满足客户的不同需求，实现合理配餐，又能够提供高效率的服务。

正版配餐软件是以膳食平衡理论为基础，以我国最新版《食物成分表》作为食物成分数据库，以《居民膳食营养素参考》和平衡膳食宝塔为作为营养素摄入量对比、三餐及三大营养素供能比分析的依据，针对不同性别、年龄、劳动强度和生理状态的人群而设计，使用它可以为不同人群组合或个人设计每餐、每日、每周的营养食谱。

主要特性是界面友好、操作方便，自动分析、省时高效，菜肴库增减配置灵活，食物及菜肴营养素含量查询方便，配餐及查询结果灵活输出，权威数据，科学可靠。

1. 营养配餐软件的主要结构

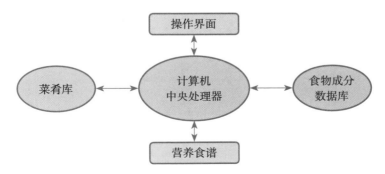

2．使用配餐软件配餐基本流程

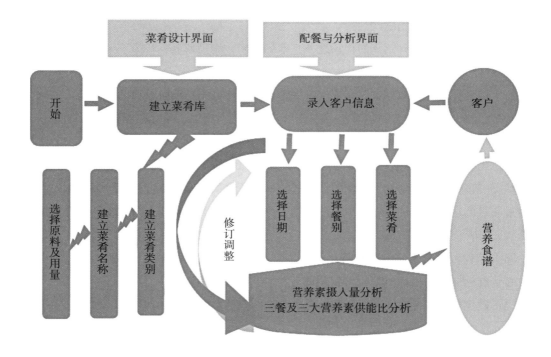

3．配餐软件操作界面

第一步：打开一级导航界面

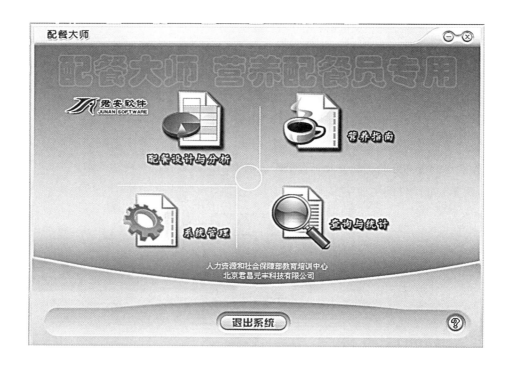

第二步：进入二级导航界面

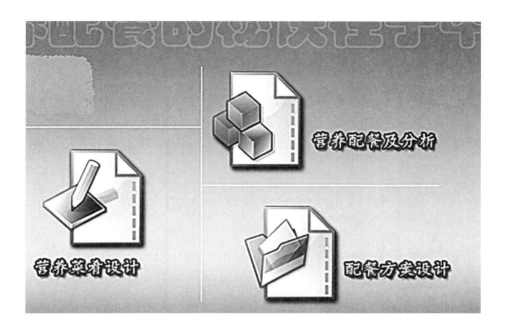

第三步：进入菜肴设计界面，设计营养菜肴

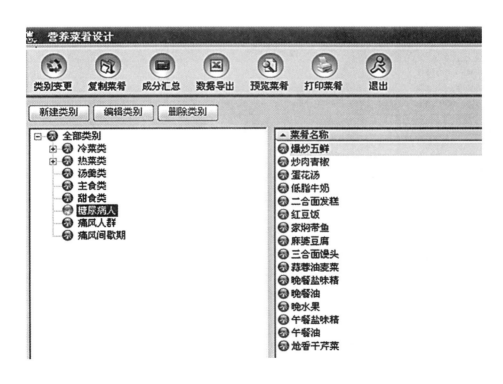

第四步：营养食谱设计界面

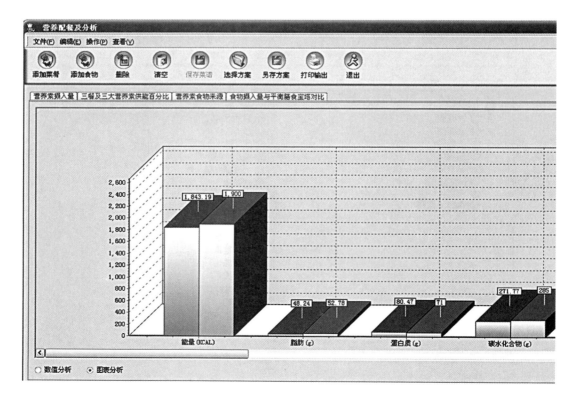

第五步：营养分析界面（1）

营养分析界面（2）

（二）案例

健康中年人群营养指导及营养食谱设计

生活方式调查表

编号：1号　2020年4月28日

1. 一般状况

姓名	1号	性别	男	民族	汉	出生日期	1964年3月7日
身高	176cm	腰围	91cm	体重	76kg	联系电话	
你的职业	机关干部　□　　技术人员 □　　营销人员 □　　工人 □ 电子商务师 □　　教师　　√　　其他　　□						

2. 调查问题（1类——生活习惯）

序号	问题	选择
1	你运动的时间	每周2~3次 □　　每周4次以上 □ 每周1次　　□　　从不或偶尔　√
2	你运动的方式	打球（乒乓球 □　　羽毛球 □　　排球 □ 网球　□）　篮球 □　　足球 □　　保龄球 □ 台球　□）　跑步 □　　快走 □　　散步　√ 太极拳 □　　跳舞 □　　瑜伽 □
3	你每天睡眠时间	8小时以上 □　　6~8小时 √　　4~6小时 □　　4小时以下 □
4	你每天乘车花费的时间	不乘车 □　　0.5~1小时 √　　1~2小时 □　　2小时以上 □
5	每天你在户外活动时间（乘车时间除外）	1~2小时　　√　　0.5~1小时 □　　2~4小时 □ 0.5小时以下 □　　4~8小时 □　　8小时以上 □

续表

序号	问题	选择
6	你的每天经常的饮水时间	早晨 √　　两餐之间 □　　餐中 □　　餐后 □ 睡前 □　　夜间醒来 □　　渴时喝 □
7	你每天经常的饮水量	600mL以下 □　　600~1200mL √ 1200~1800mL □　　1800~2400mL □ 2400mL以上 □
8	你吸烟吗	不吸 □　　偶尔 □　　每天10支以下 √ 每天10~20支 □　　每天20支以上 □
9	你饮酒吗	不饮 □　　偶尔 □　　每天2瓶以下啤酒 √ 经常4瓶以上啤酒/次 □　　每天100~150mL白酒 □ 经常250mL以上白酒/次 □
10	你的排便规律	1~2次/天 √　　1次/2天 □　　1次/3天 □ 3天以上1次 □
11	你每天在电脑或电视前的时间	无 □　　1小时以下 □　　2~3小时 √ 4~8小时 □　　8小时以上 □
12	在你的长期住地附近（100m以内）有无污染	无 □　　临近车多的马路 √　　橡胶厂 □　　化工厂 □ 化肥厂 □　　水泥厂 □　　染料厂 □　　农药厂 □　　其他 □
13	你会通宵不眠吗？	没有 √　　偶尔 □　　有时 □　　经常 □
14	你周围有人吸烟吗？	没有 √　　偶尔有 □　　经常有 □　　烟雾缭绕 □
15	你的工作时间	5小时以下 □　　5~8小时 √　　8~10小时 □ 10小时以上 □
16	每天坐位连续工作	1小时以下 □　　1~2小时 □　　2~3小时 □ 3小时以上 √
17	你每年参加健康体检	2次 □　　1次 □　　患病时去 √　　从不去 □
18	你每天上下班使用的交通工具	步行 □　　自行车 □　　公共交通工具 √ 私家车 □　　其他 □
19	你经常购买和食用工业食品吗（方便面、火腿肠、香肠、罐头、肉松、肉干、话梅、果脯、蜜饯）	不吃 □　　偶尔 √　　1次/周 □　　2次/周 □
20	每日服用复合营养剂吗	经常 □　　每天 □　　有时 □　　不用 √
21	你生活中有很难排解的重大变故吗	没有 √　　事业上有 □　　恋爱或婚姻上有 □ 学业上有 □
22	你通常睡觉的时间	晚8：00~10：00 □　　晚10：00~12：00 √ 晚12：00~凌晨2：00 □

3．调查问题（2类——饮食习惯）

序号	问题	选择
1	你是否吃早餐	天天吃 √　　经常吃 □　　有时吃 □　　从来不吃 □
2	你吃午餐的方式主要是	回家吃 □　　带饭 □　　单位食堂 √　　洋快餐 □ 只吃蔬菜、水果 □　　与同事餐馆点菜AA制 □ 不吃 □　　其他 □
3	你吃晚餐的方式	回家吃 √　　单位食堂 □　　洋快餐 □　　餐馆 □ 只吃蔬菜、水果 □　　不吃 □

续表

序号	问题	选择
4	你吃夜宵吗	从来不吃 □　　有时吃 √　　经常吃 □　　天天吃 □
5	你的饮食口味倾向于	清淡 □　　偏酸 □　　偏辛辣 √　　偏咸 □ 偏香 □　　偏甜 □　　其他 □
6	你的零食偏爱	坚果类 □　　不吃 √　　膨化食品 □　　饼干 □ 点心类 □　　糖果类 □　　巧克力 □　　肉干 □ 鱼干 □　　其他 □
7	你是否认为自己有偏食的习惯	没有 √　　基本没有 □　　有 □
8	你偏食何种食物	素食 √　　猪肉 □　　牛肉 □　　羊肉 □ 鱼虾 □　　其他 □
9	你一般每天所吃食物大概有多少种	10～20种 □　　20～30种 □　　10种以内 √ 30种以上 □
10	你的主食一般是以	大米白面为主 √　　粗粮为主 □ 薯类（红薯、土豆、芋头等）为主 □　　三者基本等量 □
11	你平均每天主食能吃多少（以粮食计）	300～400g □　　200～300g □　　400g以上 √ 100～200g □　　50～100g □
12	你吃粗粮食品的次数	天天吃 □　　每周3次以上 √　　每周2次以下 □ 基本不吃 □
13	你经常吃的粗粮	玉米 √　　小米 □　　高粱 □　　燕麦 □ 荞麦 □　　其他 □
14	你吃豆制品的情况	天天吃 □　　每周3次以上 √ 每周2次以下 □　　基本不吃 □
15	你常吃的豆制品	豆浆 □　　豆腐 √　　豆芽 □　　豆干 □ 素什锦 □　　其他 □
16	你喝牛奶的情况	天天喝 □　　每周3次以上 □　　每周2次以下 □ 基本不喝 √　　不舒服 □
17	你常选用的奶类及奶制品	鲜奶、纯奶 □　　酸奶 □　　奶粉 □　　乳酪 □ 含乳饮料 □　　其他 √
18	你经常吃蛋类吗	每周3～5个以上 √　　每天1个 □ 每周2个以下 □　　基本不吃 □
19	你常吃蛋类的哪部分	整蛋吃 √　　去蛋黄只吃蛋清 □ 去蛋清只吃蛋黄 □
20	你经常吃动物性食物吗	天天吃 □　　每周3次以上 √ 每周2次以下 □　　基本不吃 □ 配菜借味，但不吃 □
21	你吃动物内脏（肝、肾、胃）的情况	基本不吃 □　　每周1次以下 √ 每周2次以上 □　　天天吃 □
22	你吃肥肉或荤油的情况	不吃 □　　基本不吃 √　　每周2次以下 □ 每周3次以上 □　　天天吃 □
23	你吃鱼的情况	天天吃 □　　每周3次以上 □ 每周2次以下 √　　基本不吃 □ 过敏不吃 □
24	你吃海鲜（虾蟹贝）的情况	每周2次以下 √　　每周3次以上 □ 天天吃 □　　基本不吃 □ 过敏不吃 □

续表

序号	问题	选择
25	你平均每天新鲜蔬菜能吃多少	400～500g □　　300～400g √　　500g以上 □ 200g以下 □　　基本不吃 □
26	你烹制新鲜蔬菜通常有哪种情况	先洗后切 √　　切断或切得很碎 □ 下锅之前用水浸泡 □　　热水焯过才下锅炒 □ 先切后洗 □　　其他 □
27	你平均每天吃多少水果	100～200g □　　200～400g □　　400g以上 □ 100g以下 √　　基本不吃 □
28	你的长期饮用水是哪一种	矿泉水 □　　过滤的自来水 □　　普通的白开水 □ 纯净水 √　　其他 □
29	你有喝汤或粥的习惯吗	餐餐都喝 □　　每天1次 √　　每周3次以上 □ 每周2次以下 □　　基本不喝 □
30	你通常喝汤或粥的时间	饭前喝 √　　边吃饭边喝 □　　饭后喝 □
31	你家常用油的品种	大豆油 √　　花生油 □　　葵花籽油 □　　菜籽油 □ 玉米油 □　　山茶油 □　　橄榄油 □　　调和油 □ 没有固定的 □
32	你常吃煎炸食品吗	不吃 □　　偶尔 √　　1次/周 □　　2次/周 □
33	你喜欢的饮料	茶水 □　　纯果汁 □　　咖啡 □ 碳酸饮料 □　　无碳酸含糖饮料 □　　其他 √
34	经常吃坚果吗	每天 □　　经常 □　　有时 √　　很少 □
35	你常吃洋快餐吗	不吃 √　　偶尔 □　　1次/周 □　　2次/周 □
36	你经常吃腌制食品吗	不吃 □　　偶尔 √　　经常 □　　每天 □
37	你经常吃冷冻甜品吗（冰淇淋、雪糕等）	不吃 √　　偶尔 □　　2次/周 □　　4次以上/周 □
38	你经常吃烧烤食品吗	不吃 √　　1次/月 □　　1次/周 □　　2次/周 □
39	你经常吃食用菌吗	每天 □　　经常 √　　有时 □　　很少 □
40	你经常吃葱蒜类蔬菜吗（包括洋葱）	每天 √　　经常 □　　有时 □　　很少 □

4．调查问题（3类——身心健康状况）

序号	问题	选择
1	你认为自己的健康状况	很好 □　　良好 √　　一般 □　　差 □　　不清楚 □
2	你的舒张压（低压）	正常60～90mmHg √　　偏高90～100mmHg □ 偏低55～60mmHg □　　较高100～120mmHg □ 很低55mmHg以下 □　　很高120mmHg以上 □
3	你的收缩压（高压）	正常90～140mmHg □　　偏高140～159mmHg √ 偏低80～90mmHg □　　高160～180mmHg以上 □ 低80mmHg以下 □　　很高180mmHg以上 □
4	你存在睡眠困扰吗	不存在 √　　觉轻多梦 □　　不宜入睡 □ 经常早醒 □　　半夜醒来很难入睡 □
5	你有过阵阵眩晕的感觉吗	没有 □　　偶尔有过 √　　经常有 □
6	你感觉有做不完的工作，心烦意乱	没有 □　　偶尔有 □　　有时有 √　　经常有 □ 每天有 □

续表

序号	问题	选择			
7	你有多汗问题吗	体胖活动易出汗 □ 情绪激动时多汗 □	阵发性出汗 ✓ 身体片面性多汗 □		
8	你会有频繁的咽喉痛吗	没有 □	有 ✓		
9	你会总觉得疲劳吗	没有 □	有 ✓		
10	你经常头痛/胃痛/背痛的毛病，难以治愈吗	没有 ✓	有 □		
11	你觉得英雄无用武之地吗	没有 □	偶尔有过 □	经常有 □	
12	你有这些疾病困扰吗	无 □　经常感冒 □　便秘 □　贫血 □ 骨质疏松 □　高血压 □　高血脂 □ 脂肪肝 ✓　肥胖症 □　糖尿病 □ 胆结石 □　痛风 □　心脑血管疾病 □　其他 □			

5. 调查问题（4类——家族健康状况调查表）

直系血亲（四代）家族成员患病及故去人数统计表

代	系	与本人关系	家族患病成员			家族故去成员		
			年龄	患病年龄	病名	去世年龄	患病年龄	故去原因（病名）
祖代	父系	祖父				78	73	不祥
		祖母				74	71	不祥
	母系	外祖父				87	87	不祥
		外祖母				66	66	不祥
父代	父系	父亲	76	70				
		叔				71	71	意外
		伯				70	68	胃癌
		伯				77	77	脑出血
		伯				72	72	意外
		伯				80	80	脑血栓
		伯				56	56	不详
	母系	母亲	75	72	冠心病			
		舅				68	66	肝癌
		姨	78	73	糖尿病			
		姨	73	70	冠心病			
本代	父系	堂兄				67	67	不详
		堂兄	64					
		堂兄妹	58					
		堂妹	56					
	母系	表妹	52					
		表妹	50					

续表

代　　系	与本人关系	家族患病成员			家族故去成员		
		年龄	患病年龄	病名	去世年龄	患病年龄	故去原因（病名）
本代	姐	55	53	冠心病			
	弟	51		健康			
	妹	46		健康			
	妹	42		健康			
子代	女儿	27		健康			

（三）营养指导及配餐方案

客户姓名：1号　时间：2020年5月16日星期六

1. 一般状况

姓名	1号	性别	男	民族	汉	出生日期	1964年3月7日
身高	176cm	体重	76kg	腰围	91cm	联系电话	
职业				教师			

2. 生活方式分析

您的生活习惯良好，心理调节能力较强。但主动运动较少，连续坐位工作时间稍长，吸烟、饮酒应节制。您的饮食习惯良好，但鱼类、奶类、水果摄入稍少。

3. 计算

（1）标准体重：176−105＝71（kg）

（2）评价目前体重状况

目前体重状况（％）＝（实际体重−标准体重）/ 标准体重×100%

$$＝（76−71）/71×100\%$$

$$＝7\%$$

在±10%以内为正常体型，教师职业劳动强度为轻体力劳动。

（3）查成年人每日能量供能量表，得知正常体重、轻体力劳动者单位标准体重能量供给量为30kcal/kg。

则：全日能量供给量＝71kg×30kcal/kg＝2130kcal

又因年龄为56岁，超过50岁，需调整全日能量供给量。

即：实际全日能量供给量＝（30kcal/kg−30kcal/kg×6%）×71kg＝2002（kcal）

设定：蛋白质：15%，碳水化合物：60%～65%，脂肪：20%～25%

胆固醇：300mg以下

则：蛋白质　75g，碳水化合物　300～325g　脂肪：45～56g

4. 营养建议

（1）每日主食350～400g（粮食），有粗有细。如：燕麦片、玉米、小米等，夏秋季节提倡食用鲜玉米。

（2）每日3～4份高蛋白食品 每份高蛋白食品相当于以下任意一种：50g瘦肉、100g豆腐、一个大鸡蛋、20g黄豆、100g鱼虾或鸡鸭。充足的优质蛋白可提高机体的抗病能力。

（3）培养饮用酸奶的习惯 牛奶富含优质蛋白质，并有轻度降血脂胆固醇作用。

（4）在每日摄入量不变情况下，早餐、午餐所占比例大，晚餐所占比例适当减小，有利于降血脂，保持体重。

（5）每日进食400～500g蔬菜，200～400g水果 有防止血液黏稠、预防心脑血管疾病的作用。注意摄入黄色蔬菜如胡萝卜、红薯、南瓜、玉米、番茄；注意食用黑木耳、香菇等食用菌，如：木耳含较多的微量元素、维生素B_1、维生素B_2、胡萝卜素、甘露糖、戊糖、木糖、卵磷脂、脑磷脂、钙、铁等，有预防血液黏稠、心脑血管疾病的作用。注意适当饮用绿茶。

（6）适量运动 适当增加主动性运动。如：快走、游泳、乒乓球、太极拳等。以不疲劳为度。选择喜爱的运动项目并坚持下去。

（7）尽量降低吸烟数量，每天啤酒的饮用量最好控制在1～2瓶。

（8）适当增加鱼类摄入次数（2～3次/周）。

（9）坚持每天吃些坚果类食品 核桃、花生、芝麻、杏仁等。

（10）不吃煎炸食品、控制动物内脏、脑、脊髓；蟹黄、鱼子；鱿鱼、软体类（海参除外）及贝壳类动物等的摄入量。

（11）晚餐饮食宜清淡，晚间尽量避免加餐，最好做到21：00后不进食任何食物。

（12）可适当补充复合营养剂 如：金施尔康、螺旋藻、卵磷脂、深海鱼油等。

（13）保持情绪良好，生活中要保持规律化。

（14）根据个人习惯，可以考虑利用午休时间小憩一会。

（15）定期体格检查。注意血压、血脂、血液黏稠度等指标的异常变化，及时发现和治疗血管病变，防止动脉硬化。

（四）推荐营养食谱

中年人群 2020年5月18日 配餐信息

2020年5月18日 星期一

餐次	种类	食物	用量/g
早餐	豆包	小麦粉（富强粉，特一粉）	60
		赤小豆［小豆，红小豆］	30
		绵白糖	10
	红枣地瓜粥	甘薯（红心）［山芋，红薯］	50
		枣（干，大）	5
		粳米（标一）	25
	卤香干	豆腐干（卤干）	50

续表

餐次	种类	食物	用量/g
早餐	拌海木耳菜	大蒜［蒜头］	10
		海木耳	100
		陈醋	5
		黄豆酱油	2
	早餐烹调用油	大豆色拉油	6

早餐营养成分计算

	营养素名称	含量	营养素名称	含量
营养成分 蛋白质供能12% 脂肪供能22% 碳水化合物供能66%	能量/kcal	627.58	钾/mg	610.63
	蛋白质/g	19.43	磷/mg	269.01
	脂肪/g	16.5	胡萝卜素/μg	874.26
	碳水化合物/g	100.34	维生素A/μgRE	144.71
	钙/mg	654.02	维生素C/mg	20.5
	铁/mg	8.45	维生素E/mgα-TE	9.58
	锌/mg	4.14	膳食纤维/g	5.88
	钠/mg	310.86	胆固醇/mg	0

餐次	种类	食物	用量/g
午餐	绿豆饭	粳米（标一）	90
		绿豆	10
	鲜玉米	玉米（鲜）	50
	海米炒豆芽韭菜	绿豆芽	100
		韭菜	35
		虾米［海米］	5
		三料（葱末、姜末、蒜末按1∶1∶0.5）	2.5
		白醋	1
	木耳洋葱炒肉	猪肉（里脊）	15
		木耳（干）	6（水发60g）
		洋葱	20
		彩椒	20
	焖羊肉胡萝卜	胡萝卜	70
		山药［薯蓣，大薯］	50
		羊肉（瘦）	35
		三料（葱末、姜末、蒜末按1∶1∶0.5）	4
	水果	葡萄	150
	午餐烹调用油	大豆色拉油	10

午餐营养成分计算

	营养素名称	含量	营养素名称	含量
	能量/kcal	744.58	钾/mg	1176.95
	蛋白质/g	28.27	磷/mg	509.23
营养成分	脂肪/g	16.58	胡萝卜素/μg	3469.49
蛋白质供能15%	碳水化合物/g	120.57	维生素A/μgRE	603.14
脂肪供能21%	钙/mg	134.53	维生素C/mg	89.88
碳水化合物供能64%	铁/mg	7.55	维生素E/mgα-TE	15.56
	锌/mg	6.3	膳食纤维/g	13.19
	钠/mg	387.22	胆固醇/mg	54.87

餐次	种类	食物	用量/g
晚餐	馒头	小麦粉（富强粉，特一粉）	50
		酵母（干）	1
	枸杞粥	粳米（标一）	25
		枸杞子	10
	拌芝麻菠菜	菠菜［赤根菜］	100
		芝麻籽（黑）	5
	西芹百合腰果	干焗腰果（不含盐）	10
		西芹	75
		百合	25
		三料（葱末、姜末、蒜末按1∶1∶0.5）	5
	水果拼盘	旱久保桃、西瓜、火龙果	150
	全天盐、味精	盐	6
		味精	2
	晚餐烹调用油	大豆色拉油	10

晚餐营养成分计算

	营养素名称	含量	营养素名称	含量
	能量/kcal	617.22	钾/mg	739.76
	蛋白质/g	16.75	磷/mg	239.55
营养成分	脂肪/g	18.3	胡萝卜素/μg	3979.13
蛋白质供能11%	碳水化合物/g	96.38	维生素A/μgRE	652.73
脂肪供能26%	钙/mg	181.88	维生素C/mg	51.33
碳水化合物供能64%	铁/mg	7.11	维生素E/mgα-TE	15.94
	锌/mg	2.66	膳食纤维/g	8.23
	钠/mg	1882.19	胆固醇/mg	0

2020年5月18日全天营养成分计算

总能量	蛋白质（占总能量）	脂肪（占总能量）	碳水化合物（占总能量）
1998kcal	65g（13%）	51g（23%）	320g（64%）
总能量三餐分配	早餐31%	午餐38%	晚餐31%

2020年5月19日　星期二

餐次	种类	食物	用量/g
早餐	花卷	小麦粉（富强粉，特一粉）	100
		大豆色拉油	4
		酵母（干）	2
	玉米面粥	玉米（黄，干）	25
	拌海木耳菜	大蒜［蒜头］	10
		海木耳	100
		白砂糖	2
		陈醋	5
		黄豆酱油	2
	酸奶	酸奶（均值）	125
	炝腐竹芹菜	腐竹	10
		大蒜［蒜头］	10
		水芹菜	100
	蒸胡萝卜	胡萝卜（红）［金笋，丁香萝卜］	100
	早餐烹调用油	大豆色拉油	8

早餐营养成分计算

	营养素名称	含量	营养素名称	含量
营养成分 蛋白质供能15% 脂肪供能25% 碳水化合物供能60%	能量/kcal	577.73	钾/mg	1080.27
	蛋白质/g	21.92	磷/mg	374.54
	脂肪/g	15.93	胡萝卜素/μg	4925.22
	碳水化合物/g	86.67	维生素A/μgRE	842.04
	钙/mg	497.32	维生素C/mg	21.41
	铁/mg	16.7	维生素E/mgα-TE	14.08
	锌/mg	4.03	膳食纤维/g	5.26
	钠/mg	430.81	胆固醇/mg	18.75

餐次	种类	食物	用量/g
午餐	黑米饭	粳米（标一）	80
		黑米	20
	炒茄子青椒	茄子（均值）	100
		辣椒（青，尖）	25
		胡萝卜	10
		三料（葱末、姜末、蒜末按1：1：0.5）	2.5
	炒新三鲜	甘蓝［圆白菜，卷心菜］	75
		红番茄	50
		辣椒（青，尖）	25
		三料（葱末、姜末、蒜末按1：1：0.5）	2.5

续表

餐次	种类	食物	用量/g
午餐	鲜玉米	玉米（鲜）	50
	糖醋带鱼	带鱼［白带鱼，刀鱼］	100
		绵白糖	2
		陈醋	5
		生抽	2
		三料（葱末、姜末、蒜末按1∶1∶0.5）	2.5
	水果	西瓜	300
	午餐烹调用油	大豆色拉油	15

午餐营养成分计算

	营养素名称	含量	营养素名称	含量
营养成分 蛋白质供能16% 脂肪供能24% 碳水化合物供能60%	能量/kcal	823.3	钾/mg	1056.06
	蛋白质/g	31.96	磷/mg	549.1
	脂肪/g	23.5	胡萝卜素/μg	705.82
	碳水化合物/g	120.95	维生素A/μgRE	149.91
	钙/mg	134.76	维生素C/mg	84.01
	铁/mg	5.9	维生素E/mgα-TE	19.88
	锌/mg	4.72	膳食纤维/g	11.42
	钠/mg	373.11	胆固醇/mg	76

餐次	种类	食物	用量/g
晚餐	发糕	小麦粉（富强粉，特一粉）	30
		酵母（干）	1
		玉米面（黄）	20
	杂粮粥	粳米（标一）	15
		糯米［江米］（均值）	5
		薏米［薏仁米，苡米］	5
		芸豆（虎皮）	5
	肉炒鲜蘑瓜片	黄瓜［胡瓜］	50
		蘑菇（鲜蘑）	100
		猪肉（里脊）	25
		三料（葱末、姜末、蒜末按1∶1∶0.5）	3
	南瓜炖土豆	南瓜（栗面）	100
		马铃薯［土豆，洋芋］	50
		三料（葱末、姜末、蒜末按1∶1∶0.5）	5
	水果	红富士苹果	100
	全天盐、味精	盐	6
		味精	2
	晚餐烹调用油	大豆色拉油	10

晚餐营养成分计算

	营养素名称	含量	营养素名称	含量
营养成分 蛋白质供能14% 脂肪供能21% 碳水化合物供能65%	能量/kcal	591.89	钾/mg	1367.24
	蛋白质/g	21.02	磷/mg	371.13
	脂肪/g	14.49	胡萝卜素/μg	1688.61
	碳水化合物/g	94.36	维生素A/μgRE	283.35
	钙/mg	76.78	维生素C/mg	27.91
	铁/mg	5.26	维生素E/mgα-TE	16.47
	锌/mg	3.16	膳食纤维/g	11.67
	钠/mg	1774.33	胆固醇/mg	13.75

2020年5月19日全天营养成分计算

总能量	蛋白质（占总能量）	脂肪（占总能量）	碳水化合物（占总能量）
1992kcal	75g（15%）	54g（24%）	302g（61%）
总能量三餐分配	早餐29%	午餐41%	晚餐30%

2020年5月20日　星期三

餐次	种类	食物	用量/g
早餐	面包	法式配餐面包	100
	活性豆浆	发芽豆	25
	烤地瓜（微波炉）	甘薯（红心）[山芋，红薯]	100
	炝西蓝花	大蒜（紫皮）	5
		西蓝花[绿菜花]	100
		五香豆豉	5
	早餐烹调用油	大豆色拉油	8

早餐营养成分计算

	营养素名称	含量	营养素名称	含量
营养成分 蛋白质供能14% 脂肪供能19% 碳水化合物供能67%	能量/kcal	589.91	钾/mg	425.72
	蛋白质/g	20.35	磷/mg	273.8
	脂肪/g	12.39	胡萝卜素/μg	8335.27
	碳水化合物/g	99.25	维生素A/μgRE	1388.99
	钙/mg	240.76	维生素C/mg	91.3
	铁/mg	5.04	维生素E/mgα-TE	13.82
	锌/mg	2.21	膳食纤维/g	5.65
	钠/mg	555.05	胆固醇/mg	0

餐次	种类	食物	用量/g
午餐	大米豆饭	粳米（标一）	40
		花豆（紫）	10

续表

餐次	种类	食物	用量/g
午餐	发糕	小麦粉（富强粉，特一粉）	30
		酵母（干）	1
		玉米面（黄）	20
	芹菜土豆丁	马铃薯［土豆，洋芋］	75
		西芹	50
		三料（葱末、姜末、蒜末按1：1：0.5）	2.5
	炒滑肉豇豆角	豇豆（长）	100
		辣椒（红/干）	1.5
		猪肉（瘦）	15
		三料（葱末、姜末、蒜末按1：1：0.5）	2.5
	麻酱拌油麦菜	油麦菜	100
		芝麻酱	5
	小白菜豆腐汤	小白菜（青菜）	100
		豆腐（南）［南豆腐］	100
		虾皮	5
		三料（葱末、姜末、蒜末按1：1：0.5）	2.5
	水果	西瓜	300
	午餐烹调用油	大豆色拉油	10

午餐营养成分计算

	营养素名称	含量	营养素名称	含量
营养成分 蛋白质供能15.5% 脂肪供能23% 碳水化合物61.5%	能量/kcal	759.67	钾/mg	463.76
	蛋白质/g	29.73	磷/mg	1151.57
	脂肪/g	19.51	胡萝卜素/μg	456.42
	碳水化合物/g	116.29	维生素A/μgRE	2815.57
	钙/mg	523.9	维生素C/mg	478.02
	铁/mg	10.31	维生素E/mgα-TE	105.29
	锌/mg	4.68	膳食纤维/g	19.98
	钠/mg	718.48	胆固醇/mg	13.48

餐次	种类	食物	用量/g
晚餐	发糕	小麦粉（富强粉，特一粉）	60
		酵母（干）	2
		玉米面（黄）	40
	牛丸萝卜丝汤	牛肉（肥瘦）（均值）	25
		白萝卜［莱菔］	100
		胡萝卜	10
		三料（葱末、姜末、蒜末按1：1：0.5）	3

续表

餐次	种类	食物	用量/g
晚餐	蒜泥拌茄子	茄子（紫，长）	150
		大蒜［蒜头］	10
		黄豆酱油	1
	水果	旱久保桃	100
	酥鲫鱼	鲫鱼（喜头鱼、海附鱼）	37.5
		白砂糖	2.5
		白醋	2.5
		三料（葱末、姜末、蒜末按1∶1∶0.5）	3
	全天盐、味精	盐	6
		味精	2
	晚餐烹调用油	大豆色拉油	10

晚餐营养成分计算

	营养素名称	含量	营养素名称	含量
营养成分 蛋白质供能17% 脂肪供能22% 碳水化合物供能61%	能量/kcal	610.96	钾/mg	885.45
	蛋白质/g	26.49	磷/mg	336.69
	脂肪/g	14.88	胡萝卜素/μg	319.45
	碳水化合物/g	92.77	维生素A/μgRE	55.41
	钙/mg	199.58	维生素C/mg	40.98
	铁/mg	5	维生素E/mgα-TE	14.32
	锌/mg	3.41	膳食纤维/g	7.41
	钠/mg	1907.48	胆固醇/mg	24.74

2020年5月20日全天营养成分计算

总能量	蛋白质（占总能量）	脂肪（占总能量）	碳水化合物（占总能量）
1960kcal	76g（15%）	47g（22%）	308g（63%）
总能量三餐分配	早餐30%	午餐39%	晚餐31%

六、保健食物推荐

1. 五味子粥

配料：五味子10g、大米100g。

做法：大米、五味子，一起文火熬制。

功效：五味子可以养肝、补肾，大米有保肝、护胃的作用，酒后进食能够减少大量酒精对肝的损害。

2. 枸杞

每天嚼服枸杞子一勺。

3．莲子芡实粥

配料：莲子50g、芡实15g、大米300g。

做法：三味一起熬，水要多放一些，不要使粥过稠。

功效：莲子可以健脾宁心，芡实能够健脾补肾，常喝能够缓解工作压力带来的不适。

单元四　学龄儿童及青少年人群营养

工作任务3：为某初中学校食堂设计营养午餐（集体餐配餐方法）

　　任务书：

　　（1）客户不同年龄、性别学生人数的调研

　　（2）一份午餐提供能量、营养素的建议

　　（3）一份午餐营养食谱（菜点名称、原料名称、用量、营养成分含量、三餐及三大营养素供能比、配菜品图片）

　　（4）食堂采购或出库原料数量

　　（5）提交任务形式　PPT附调查表文档

　　（6）设备器材　①电脑（学生电脑、教师电脑）　②正版营养配餐软件

一、学龄儿童及青少年人群生理特点

　　学龄儿童及青少年是指从6岁到不满18周岁的未成年人，这个时期正是他（她）们体格和智力发育的关键时期。在这期间，身高和体重快速增长，在学龄期体重每年可以增加2~2.5kg，身高每年可以增加4~7.5cm，在青春期体重每年增长4~5kg，身高每年可增加5~7cm。

　　男女生青春发育期开始的年龄是不同的，女生比男生早，一般在10岁左右开始，17岁左右结束；男生一般在12岁前后开始，22岁左右结束。在这个时期体格生长加速，第二性征出现，生殖器官及内脏功能日益发育成熟，大脑的功能和心理的发育也进入高峰，身体各系统逐渐发育成熟，是人一生中最有活力的时期。儿童少年的生长发育有以下几个特点：

　　① 生长发育是一个连续的过程。在整个儿童少年时期，生长发育是在不断进行的，可以分成不同的阶段，各阶段不是等速进行的。体格生长，年龄越小，增长越快，到青春期猛然加快。生长发育的各个阶段是有承接关系的，前面的过程可对以后的发展起一定的作用。任何一个阶段的发育受到障碍，都会对后一阶段产生不良的影响。

② 各系统器官的发育不同步，发育快慢不同，有先有后，但统一、协调。如神经系统发育较早，生殖系统发育较晚，皮下脂肪发育年幼时较发达，肌肉组织到学龄期才发育加速，但从整体上看是统一、协调的。

③ 身体各部分的生长速度不同，生长发育有时快有时慢，不是直线地而是波浪式地进行。身体各部分发育的先后不同，四肢先于躯干，下肢先于上肢，呈现自下而上，自肢体远端向中心躯干的规律性变化。

④ 生长发育存在着个体差异。儿童少年的生长发育一般按上述规律发展，但在一定范围内由于遗传、性别、环境、营养以及社会等因素的影响而存在着相当大的个体差异，在评价儿童少年生长发育时要考虑到这些因素。对于营养充足的儿童少年，体格成熟的年龄主要取决于遗传因素。男生发育成熟的时间大约比女生晚两年，在同一性别中成熟的时间也可以相差几年。

二、学龄儿童及青少年人群营养需要

（一）能量

儿童少年能量需要包括基础代谢、体力活动、食物特殊动力作用和生长发育的能量消耗需要量。

能量摄入低于能量消耗则处于能量负平衡状态。如果人体长期处于能量负平衡，则机体会动用自身的能量储备甚至消耗自身的组织以满足生命活动能量的需要，从而导致营养不良、生长发育迟缓、消瘦、活力消失，甚至生命活动停止而死亡。

能量摄入大于能量消耗则机体处于能量正平衡状态。如果机体长期处于能量正平衡，多余能量在体内则以脂肪的形式储存起来，体重增加，引起肥胖。

生长发育中儿童少年能量和营养素的摄入应处于正平衡状态。儿童少年所需的能量和各种营养素的量相对比成人高，尤其是能量、蛋白质、脂类、钙、锌和铁等营养素。

同年龄男生和女生在儿童时期对营养素需要的差别很小，从青春期开始男生和女生的营养需要出现较大的差异。各年龄组能量推荐摄入量见表2-4-1。

表2-4-1　我国儿童少年膳食能量推荐摄入量

年龄/岁	推荐摄入量				年龄/岁	推荐摄入量			
	MJ/d		kcal/d			MJ/d		kcal/d	
	男	女	男	女		男	女	男	女
6～	6.69	6.07	1600	1450	10～	8.58	7.95	2050	1900
7～	7.11	6.49	1700	1550	11～	9.83	8.58	2350	2050
8～	7.74	7.11	1850	1700	14～18	11.92	9.62	2850	2300
9～	8.37	7.53	2000	1800					

注：摘自《中国居民膳食营养素参考摄入量（第1部分：宏量营养素）》，2017年。

（二）蛋白质

儿童少年时期是一个生长发育旺盛、机体变化较大的时期，是从出生到人体发育成熟的决定性阶段，机体需要全面的均衡营养，其中包括充足的蛋白质和能量供给，蛋白质营养不良主要表现为生长发育迟缓、消瘦、体重过轻、甚至智力发育障碍。严重蛋白质营养不良可出现恶性营养不良症，蛋白质和能量同时严重缺乏则出现干瘦型营养不良症。同时，过多蛋白质摄入也会增加肾脏负担。

儿童少年蛋白质提供的能量应占膳食总能量的12%～14%，以满足生长发育的需要。

儿童少年膳食蛋白质推荐摄入量见表2-4-2。

表2-4-2　我国儿童少年膳食蛋白质摄入量

年龄/岁	推荐摄入量（g/d）		年龄/岁	推荐摄入量（g/d）	
	男	女		男	女
6～	35	35	10～	50	50
7～	40	40	11～	85	80
8～	40	40	14～18	75	60
9～	45	45			

注：摘自《中国居民膳食营养素参考摄入量（第1部分：宏量元素）》，2017年。

动物性食物蛋白质含量丰富且氨基酸构成好，如肉类为17%～20%，蛋类为13%～15%，奶类约为3%，植物性食物中大豆是优质蛋白质的来源，含量高达35%～40%，谷类含8%～10%，利用率较低。

（三）脂类

儿童和青少年时期是生长发育的高峰期，摄食量明显增加，能量的需要也达到了高峰。在这一时期，他们对脂类的需要也处于一个较高的水平，以提供生长发育所必需的脂肪酸、类脂和充足的能量。但膳食脂肪摄入量过多将使血清胆固醇水平升高，会增加肥胖、心血管疾病、高血压和某些癌症发生的危险性，过量的膳食脂肪60%～80%被储存于机体。儿童期和少年时期每日脂肪适宜摄入量为占总能量的25%～30%。世界卫生组织推荐的饱和脂肪酸、单不饱和脂肪酸和多不饱和脂肪酸的最佳比例为1：1：1。我国推荐的儿童少年膳食中 n-6和 n-3多不饱和脂肪酸的比例为（4～6）：1。脂肪摄入量过低会因为必需脂肪酸的缺乏而影响儿童少年正常的生长发育，因此一般不过度限制儿童少年膳食脂肪摄入，也不过度限制类脂的摄入。一般说来，只要注意摄入一定量的植物油，是不会造成必需脂肪酸的缺乏。

（四）碳水化合物

碳水化合物是人体所需能量的主要来源。其消化后的产物——葡萄糖是大脑能量供给的唯一来源，又是脂肪正常代谢的保障，所以青少年人群必须重视和保证碳水化合物在一日三餐中充足摄入。

根据我国膳食碳水化合物的实际摄入量，除了2岁以下的婴幼儿，其他人群膳食中碳水化合物应提供膳食总能量的55%～65%。这些碳水化合物应包括淀粉、非淀粉多糖和低聚糖类等碳水化合物。还应限制纯能量食物如蔗糖的摄入量，提倡摄入营养素/能量密度高的食物，以保障人体能量充足和营养素的需要，改善胃肠道环境和预防龋齿的需要。

进食不含碳水化合物的膳食，可出现代谢及肠功能紊乱；进食过多的碳水化合物可以转化为脂肪，长期摄入过量会增加肥胖的危险性。

碳水化合物主要来自谷类、薯类和水果蔬菜类食物（表2-4-3），还包括糖果、酒类、饮料等。

表2-4-3　每100g不同食物（可食部分）碳水化合物含量

食物	碳水化合物	能量	
	/g	/kcal	/kJ
土豆	17.2	76	318
香蕉	22.0	91	381
大豆	34.2	359	1502
玉米（白、干）	74.7	336	1406
小麦	75.2	317	1326
稻米	76.2	346	1502

（五）矿物质

对青少年学生来说，尤其应重视和保证钙、铁、锌、碘、硒、氟的摄入。

钙是构成骨骼、牙齿和软组织的重要成分，机体生长越快需要的钙越多，所以处于生长发育极为旺盛的儿童少年往往比成年人需要更多的钙，以满足其正常生长发育的需要。钙缺乏时主要表现为骨骼的病变。儿童时期生长发育旺盛，对钙的需要量较多，尤其是青春期前后的青少年钙需要量增加，如果长期摄入不足，并常伴随蛋白质和维生素D的缺乏，可以引起生长迟缓，新骨结构异常，骨钙化不良，骨骼变形，发生佝偻病。摄入充足的钙可以保证儿童少年骨骼和牙齿的正常发育，但是随着钙强化食品和钙补充剂的增加，钙摄入过量的现象也时有发生。摄入过量的钙可以增加肾结石的危险性，可以影响其他元素的生物利用率。儿童钙参考摄入量制定的依据包括钙平衡试验、钙增长速率、干预试验及摄入量调查；青春前期及青春期正值生长突增高峰期，为了满足突增高峰的需要，11岁和14岁组适宜摄入量为1000mg/d，不分性别。奶和奶制品是钙的最好食物来源，其含钙量高，并且吸收率也高。发酵的酸奶更有利于钙的吸收。可以连骨一起吃的小鱼小虾及一些硬果类，含钙量也较高。豆类、绿色蔬菜也是钙的主要食物来源。硬水中也含有相当量的钙。

铁是血液的重要成分，铁缺乏时可以引起贫血，出现头晕、乏力，甚至肝脾肿大等症状。从而导致机体工作效率降低、学习能力下降，引起心理活动和智力发育的损害以及行为改变。铁缺乏还可损害儿童的认知能力，而且在补铁后也难以完全恢复。长期铁缺乏明显影响身体耐力。铁缺乏时，身体的免疫和抗感染能力降低。动物血、肝脏、鸡胗、牛肾、大豆、黑木耳、芝麻酱中含铁丰富。禽畜肉类、鱼类、蛋黄、干果类、猪肾、羊肾也是铁的良好来源。蔬菜、水果和奶制品中含铁量不高。

锌对儿童少年性器官和性功能的正常发育是必需的。锌通过参加构成唾液蛋白而促进食欲。锌还具有促进维生素A代谢的作用，并参与维持细胞免疫功能。锌缺乏体征是一种或多种锌的生物学功能降低的结果。儿童缺锌的临床表现之一是食欲差，味觉迟钝甚至丧失。人类膳食锌缺乏时的表现包括生长迟缓及性不成熟，免疫功能受损。儿童急性缺锌可出现癫痫病发作。动植物性食物中都含有锌，食物本身锌含量差别非常大，吸收利用率也不相同。贝壳类海产品、红色肉类、动物内脏等都是锌的良好来源，干果类、谷类胚芽、麦麸、花生和花生酱也富含锌。植物性食物含锌低，植物产品中的植酸是限制这些来源中锌生物利用率的主要因素。

碘是人体必需的微量元素，是合成甲状腺素的重要原料，它在机体内没有独立的作用，其生理功能是通过甲状腺激素完成的。甲状腺素有调节机体能量代谢、促进体格（包括身高、体重、骨骼、肌肉和性发育）发育，从妊娠开始到出生后2岁，脑发育必需依赖于甲状腺激素的存在。在这个时期碘缺乏会导致脑发育不同程度的落后，并且在2岁以后再补充碘或甲状腺激素也不能逆转。碘缺乏在儿童期和青春期的主要表现为，甲状腺肿，青春期甲状腺功能减退，亚临床性克汀病，智力发育障碍、体格发育障碍，单纯性聋哑。碘摄入过多会对身体有害，引起高碘性甲状腺肿，在一些长期饮用深层高碘水或吃高碘咸菜的地区容易发生，也有的因为食用了过量的含碘制品。儿童少年每日摄入碘量如超过800μg，就有可能造成过量，对健康带来危害。含碘最高的食物是海产品包括海带、紫菜、海鱼等。

硒具有抗氧化作用，保护生物膜免受损害，维持细胞的正常功能；硒可以提高机体的免疫力起到防病作用；硒还有促进生长、保护视觉器官的作用，已有实验表明硒是生长与繁殖所必需的，缺硒可致生长迟缓，缺硒可以引起多种疾病如高血压、心脏病、克山病、癌症、蛋白质营养不良等。克山病与硒缺乏有关，主要影响我国从东北到西南的一条很宽的低硒带内的儿童和育龄妇女，是一种以多发性灶状心肌坏死为主要病变的地方病。硒缺乏是大骨节病发生的环境因素之一，大骨节病是一种地方性、多发性、变形性骨关节病。大骨节病主要发生于青少年，严重影响骨发育和日后劳动生活能力。给患大骨节病病人补硒可以缓解症状。过量摄入硒可以引起硒中毒，表现为恶心、呕吐、头发脱落、指甲变形等。食物中硒的含量受地理环境因素影响很大。一般情况下，动物性食物如肝、肾以及海产品是硒的良好食物来源。

氟在骨骼和牙齿的形成中起重要作用。适量的氟有利于钙和磷的利用及在骨骼中沉积，可以加速骨骼生长，并维护骨骼健康。饮水中含氟量低的地区龋齿发病率增高。氟过量能破坏钙磷的正常代谢，可影响体内氟、钙及磷的正常比例。动物性食品中氟含量高于植物性食物，海产品中的氟高于淡水和陆地食品，鱼和茶叶中含氟量很高。

根据中国营养学会2018年10月制定的"中国居民膳食营养素参考摄入量"，学龄儿童及青少年矿物质推荐摄入量见表2-4-4。

表2-4-4　学龄儿童及青少年常量元素和微量元素的RNI和AI值

年龄/岁	钙AI/（mg/d）	钾AI/（mg/d）	钠AI/（mg/d）	镁AI/（mg/d）	铁RNI/（mg/d）男	铁RNI/（mg/d）女	碘RNI/（μg/d）	锌RNI/（mg/d）男	锌RNI/（mg/d）女	硒RNI/（μg/d）	铬AI/（μg/d）男	铬AI/（μg/d）女	钼AI/（μg/d）
6~	800	1200	900	160	10		90	5.5		30	20		50
7~	1000	1500	1200	220	13		110	7		40	25		65
11~	1200	1900	1400	300	15	18	120	10	9	55	30	35	90
14~18	1000	2200	1600	320	16	18	120	12	8.5	60	30		100

（六）维生素

维生素是维持人体正常生理功能所必需的一类有机化合物，机体所需量极少但却必不可少。因为维生素在人体内不能合成或合成不足，必须通过一日三餐的食物来获取，所以，如果日常膳食中某种营养素长期缺乏或不足，则可出现维生素缺乏症，影响生长发育。儿童青少年重要维生素的推荐摄入量见表2-4-5。

表2-4-5　学龄儿童及青少年维生素的RNI或AI值

年龄/岁	维生素A RNI/（μgRAE/d）男	维生素A RNI/（μgRAE/d）女	维生素D RNI/（μg/d）	维生素B₁ RNI/（mg/d）男	维生素B₁ RNI/（mg/d）女	维生素B₂ RNI/（mg/d）男	维生素B₂ RNI/（mg/d）女	维生素B₁₂ AI/（μg/d）	维生素C RNI/（mg/d）	泛酸AI/（mg/d）	叶酸RNI/（μgDFE/d）
4~	360		10	0.8		0.7		1.2	50	2.5	190
7~	500		10	1.0		1.0		1.6	65	3.5	250
11~	670	630	10	1.3	1.1	1.3	1.1	2.1	90	4.5	300
4~18	820	630	10	1.6	1.3	1.5	1.2	2.4	100	5.0	400

1. 维生素A

儿童青少年正处于生长发育的关键时期，维生素A的需要量相对大于成年人。儿童维生素A缺乏的发生率远高于成人。维生素A缺乏可以引起暗适应能力下降，严重时可导致夜盲、干眼症和角膜软化症，影响骨骼、牙齿发育。维生素A缺乏除了引起眼部症状外，还会引起上皮干燥、增生及角化，出现皮脂腺及汗腺角化。严重缺乏维生素A时可见血细胞生成不良形成贫血，用足量铁治疗不能纠正贫血，患儿免疫功能低下，生长发育迟缓。维生素A缺乏还能影响生长发育，使儿童生长迟缓。它的缺乏还能影响神经系统，使神经变性。但摄入大剂量维生素A可能引起毒性反应。除了大量食用动物的肝脏外，一般饮食情况下不会出现维生素A过量，但在过量服用维生素A补充剂时可以引起过量甚至中毒。儿童青少年维生素A的推荐摄入量见表2-4-6。

表2-4-6　我国儿童及青少年膳食维生素A推荐摄入量

年龄/岁	RNI/（μg RAE/d）	UL/（μg RAE）
4～	360	900
7～	500	1500
11	670　630	2100
14～18	820　630	2700

注：摘自《中国膳食营养素参考摄入量》，2018年。

植物性食物只能提供维生素A原——类胡萝卜素。胡萝卜素主要存在于深绿色或红黄色的蔬菜和水果中。各种动物食品中维生素A的含量见表2-4-7。

表2-4-7　各种动物食品中维生素A的含量

食物	含量/IU	食物	含量/IU	食物	含量/IU	食物	含量/IU
猪肝	8700	鸭肝	8900	松花蛋	940	奶油	830
牛肝	18300	鹅肝	6100	牛奶	140	白莲	215
牛肾	340	鸡蛋	140	淡牛奶	400	鲫鱼	846
羊肝	29900	鸭蛋	1380	牛奶粉	1400	带鱼（咸）	483
羊肾	140	咸鸭蛋	1480	人乳	250	河蟹	5960
鸡肝	50900	鹌鹑蛋	1000	干酪	1280	蛤蜊	400

2．维生素D

维生素D是和甲状旁腺激素共同作用，维持血钙水平的稳定，当血钙水平降低时，促进钙在肾小管的重吸收，将钙从骨骼中动员出来，增加钙的吸收；当血钙过高时，促进甲状旁腺产生降钙素，阻止钙从骨骼中的动员、增加钙磷经尿中排出。维生素D还具有免疫调节功能，改变机体对感染的反应。儿童青少年生长发育过快，同时摄入缺乏及日光照射不足是引起维生素D缺乏的主要原因。严重缺乏，常可导致青少年出现长骨发生变形，形成"O"形或"X"形腿；会感到明显的生长疼、腿软、抽筋、乏力、蛀牙、牙齿发育不良等。在摄入过量的维生素D或含维生素D的补充剂时会对身体产生副作用，甚至引起中毒。由于钙吸收增加，出现高钙血症、高尿钙症，使钙沉积在心脏、血管、肺和肾小管等软组织，出现肌肉乏力、关节疼痛、弥漫性骨质脱矿化以及一般定向力障碍等。严重者可以引起死亡。儿童青少年维生素D的推荐摄入量见表2-4-8。

表2-4-8　我国儿童少年膳食维生素D推荐摄入量

年龄/岁	RNI/（μg/d）	UL/（μg/d）
6～	10	20
7～	10	20
11～	5	20
14～18	5	20

一般天然食物中维生素D的含量较低，动物性食物是天然维生素D的主要来源，海鱼、鱼卵、动物肝脏、蛋黄等食物中含量相对较多。

大多数发展中国家和地区，由一般天然食品构成的普通膳食，其维生素D的供给量很难满足机体的生理需要，所以增加户外活动，接受适当的日光照射是获取维生素D的主要途径。

3. 维生素B_1

维生素B_1与碳水化合物代谢有关，是酶的重要成分，在维持神经、肌肉特别是心肌的正常功能以及在维持正常食欲、胃肠蠕动和消化液分泌起着重要作用。儿童青少年时期，是神经系统、肌肉组织发育的高峰期，尤其要保证维生素B_1的供给。维生素B_1广泛存在于天然食物中，如动物内脏（肝、心、肾）、肉类、豆类和没有加工的粮谷类食物。粮谷类中的维生素B_1是我国居民膳食中的主要来源，加工过精细时，维生素B_1损失过多。维生素B_1缺乏可以表现为疲乏、食欲差、恶心、忧郁、急躁、腿麻木、严重缺乏可以引起"脚气病"，影响神经或心脏功能。儿童青少年维生素B_1的推荐摄入量见表2-4-9。

表2-4-9　我国儿童及青少年膳食维生素B_1推荐摄入量

年龄/岁	维生素B_1RNI/mg	
4～	0.8	
7～	1.0	
11～	男1.3	女1.1
14～18	男1.6	女1.3

4. 维生素B_2

维生素B_2，又称核黄素，是体内很多重要酶的成分，它参与体内生物氧化与能量生成，可以提高机体对环境应激适应能力。

核黄素缺乏后，早期出现疲倦、乏力、口腔疼痛，眼睛出现瘙痒、烧灼感，可能还有性格方面的变化。皮肤摩擦受损的部位不易得到修补，会出现口角炎、舌炎、眼炎、阴囊炎等。儿童青少年缺乏维生素B_2时，还可出现生长发育缓慢。核黄素广泛存在于动植物性食物中，如奶类、蛋类、肉类、谷类、蔬菜水果。儿童青少年维生素B_2的推荐摄入量见表2-4-10。

表2-4-10　我国儿童及青少年膳食维生素B_2推荐摄入量

年龄/岁	维生素B_2RNI/mg	
4～	0.7	
7～	1.0	
11～	男1.3	女1.1
14～18	男1.5	女1.2

5. 维生素C

维生素C是骨骼、牙齿、微血管及结缔组织的细胞间质合成的必需物质，维生素C不仅可以维持这些组织的正常结构，并且是创伤恢复时不可缺少的物质。维生素C缺乏时可以出现疲乏、急躁、牙龈肿胀出血、伤口愈合不良、皮下淤斑、紫癜、关节疼痛、出血等。维生素C严重摄入不足可患坏血病，早期表现为疲劳、倦怠、皮肤出现淤点或瘀斑、毛囊过度角化，其中毛囊周围轮状出血具有特异性，常出现在臀部和下肢。继而出现牙龈肿胀出血、球结膜出血，机体抵抗力下降，伤口愈合迟缓。维生素C缺乏还可能会出现轻度贫血。对儿童、青少年来说，维生素C具有促进发育和增强儿童对疾病的抵抗力，防止骨质脆弱和牙齿松动的作用，此外，在迅速生长发育时期及体力活动增加时，机体对维生素C的需要量也随着增加。维生素C毒性很低，一次口服数克时可能会出现腹泻、腹胀。儿童青少年维生素C的推荐摄入量见表2-4-11。

表2-4-11 我国儿童及青少年膳食维生素C推荐摄入量

年龄/岁	RNI/mg
4~	50
7~	65
11~	90
14~18	100

新鲜蔬菜、水果是维生素C丰富的食物来源。含维生素C较丰富的水果和蔬菜见表2-4-12。

表2-4-12 含维生素C较丰富的水果和蔬菜

单位：mg/100g

食物	含量	食物	含量	食物	含量	食物	含量
鲜枣	248~338	草莓	35	油菜	124	香菜	76
酸枣	830~1170	石榴	74	尖椒	110~140	大蒜	57~79
柚子	110	山楂	154	芥菜	90~140	青蒜	96
橙子	37~54	龙眼	34~60	青椒	79~118	蒜苗	590
刺梨	176	无花果	62	菠菜	96	苦瓜	79
猕猴桃	131	沙棘	160	菜花	66~106	小白菜	55
				荠菜	68	卷心菜	71

三、学龄儿童及青少年人群营养原则及配餐原则

（一）学龄儿童膳食指南

认识食物，学习烹饪，提高营养科学素养。

三餐合理，规律进餐，培养健康饮食行为。

合理选择零食，足量饮水，不喝含糖饮料。

不偏食节食，不暴饮暴食，保持适宜体重增长。

保证每天至少活动60分钟，增加户外活动时间。

（二）学龄儿童及青少年人群的营养原则

（1）保证能量供给　生长发育中儿童少年的能量应处于正平衡状态。供能比应为：碳水化合物55%～65%，脂肪25%～30%，蛋白质12%～14%。

（2）供给充足的优质蛋白　其中动物性食物和大豆及其制品提供的优质蛋白质应达到蛋白质总摄入量的50%以上。

（3）烹调用油以植物油为主，但应保证有一定量动物脂肪的摄入。

（4）碳水化合物以多糖为主。

（5）尽可能多地提供富含钙、铁、锌的食物和饮料，以增加这些矿物质的摄入量，保证儿童及青少年人群生长发育所需。

（6）保证供给充足的维生素　所以应保证一定量新鲜蔬菜、食用菌和水果的摄入，深色蔬菜中含维生素和矿物质较多，蔬菜中应一半为绿色或其他有色蔬菜。

（7）控制糖果、小食品等的摄入，控制食盐摄入量，培养良好的饮食习惯。

（8）重视户外运动　运动可促进骨骼和肌肉组织发育，有益于神经系统的调节。

（三）学龄儿童及青少年人群的配餐原则

（1）遵循学龄儿童及青少年人群营养原则。

（2）一日三餐，能量及营养素合理分配。可以按照25%～30%、40%、30%～35%分配。

（3）食物选择多样化　应包含中国居民平衡膳食宝塔五层中各类食物，每日摄入品种以20种左右为宜。主副食搭配，粗细搭配、荤素搭配、干稀搭配。

（4）食品制作宜"小""巧"，颜色搭配悦人，能激发儿童食欲。

（5）科学选择烹调方法　常用的烹调方法煎、炒、炸、炖、焖、煨、煮、汆、熬、酱、蒸、炝、拌、卤等皆适宜，尽量避免熏、烤的方法。

（6）正餐不得以糕点、甜食取代主副食。

（7）配餐要符合客户的饮食习惯、经济条件、市场供应情况及季节变化。

四、学龄儿童及青少年人群营养食物的选择

1. 学龄儿童食物选择

（1）谷类食物　即平常人们所说的主食，如米饭、馒头、面条、窝窝头、烧饼、玉米、红薯等，每天250～350g，具体摄入多少，可根据孩子的情况而定。

（2）新鲜蔬菜和水果　每天吃新鲜蔬菜300g左右，水果200～300g。其中绿色蔬菜如菠菜、油菜、空心菜、油麦菜等不应少于150g。值得注意的是，不能以水果代替蔬菜。

（3）动物性食物　即平常人们所说的鸡、鸭、鱼虾、肉、蛋和奶，此类食物主要为人体提供蛋白质、脂肪、矿物质、维生素A和B族维生素。每天保证喝奶及奶制品300mL或相当量奶制品，以获得足够的钙；每天吃1～2个鸡蛋和其他动物性食物100～150g，以获得充足的优质蛋白质、卵磷脂、维生素A、维生素B_2和铁。

（4）大豆及其制品　煮黄豆、豆腐、豆腐脑、豆干、豆浆等。此类食物主要为人体提供蛋白质、脂肪、矿物质、膳食纤维和B族维生素，每天摄入50～100g。

（5）纯热能食物　指平常人们所说的食用油和糖（白糖、红糖），其中食糖仅为人体提供能量，每天应尽量少吃。食用油15g、糖不超过10g。

需要注意的是，每天的食盐量应以不超过6g为宜，以预防成年后高血压的发生。

（6）零食选择　选择新鲜、易消化的零食，如杏仁、核桃等坚果类的零食；少吃油炸、含糖过多、过咸的零食；少吃街头不洁的食品。

2．青少年人群食物选择

（1）饮食多样化　合理营养对青少年健康成长及学习有着很重要的意义。按营养学要求，青少年一日的膳食应该有主食、副食，有荤、有素，尽量做到多样化。合理的主食，是除米饭之外，还应吃面粉制品，如面条、馒头、包子、饺子、馄饨等。根据营养学家建议，在主食中可掺食玉米、小米、荞麦、高粱米、甘薯等杂粮。早餐除吃面粉类点心外，还要坚持饮牛奶或豆浆。

（2）青少年每天必需的各类副食　肉、禽类100～200g，豆制品50～100g，蛋50～100g，蔬菜350～500g。其他还应多吃水果和坚果类食品和海带、紫菜海产品，香菇、木耳等菌藻类食物，每周也应选择食用。青少年需要钙较多，应多选择奶类、虾皮、排骨、油煎小鱼（鱼骨可食）、骨头汤等含钙高的食物，通过饮食来补充青少年"日长夜大"的骨骼所需要的钙。

（3）纯热能食物　食用油30g、食糖10g。

（4）与小学生一样，每天的食盐量也不应超过6g。

安排好一日三餐：所谓合理营养，是应该符合生理功能和实际需要的，如早餐要选择热能高的食物，以足够的热能保证上午的活动。午餐既要补充上午的能量消耗，又要为下午消耗储备能量，因此午餐食品要有丰富的蛋白质和脂肪。至于晚餐则不宜食用过多的蛋白质和脂肪，以免引起消化不良和影响睡眠。晚餐以吃谷类的食品和清淡的蔬菜较适宜。

五、健脑食物推荐

（1）蛋类　如鹌鹑蛋、鸡蛋。鸡蛋含有丰富的蛋白质、卵磷脂、维生素和钙、磷、铁等，是大脑新陈代谢不可缺少的物质。另外，鸡蛋所含有较多的乙酰胆碱是大脑完成记忆所需的。因此，儿童每天吃一两个鸡蛋，对强身健脑大有好处。

（2）动物肝、肾脏　富含铁质。铁质是红细胞的重要组成成分。经常吃些动物肝、肾脏，体内铁质充分，红细胞可为大脑运送充足氧气，就能有效地提高大脑的工作效率。

（3）鱼类　可为大脑提供丰富的蛋白质，不饱和脂肪酸和钙、磷、维生素B_1、维生素B_2等，它们均是构成脑细胞及提高其活力的重要物质。

（4）大豆和豆制品　含有约40%的优质蛋白质，可与鸡蛋、牛奶媲美。同时。它们还含有较多的卵磷脂、钙、铁、维生素B_1、维生素B_2等，是理想的健脑食品。

（5）小米　含有较丰富的蛋白质、脂肪、钙、铁、维生素B_1等营养成分，有"健脑主食"之称。小米还有能防治神经衰弱的功效。

（6）硬果类食品　包括花生、核桃、葵花子、芝麻、松子、榛子等，含有大量的蛋白质、不饱和脂肪酸、卵磷脂、无机盐和维生素，经常食用，对改善脑营养供给很有益处。

（7）黄花菜　富含蛋白质、脂肪、钙、铁、维生素B_1，均为大脑代谢所需要的物质，因此，它被人们称为"健脑菜"。

（8）枣　其中含有丰富的维生素C，每100g鲜枣内含维生素C 380～600mg，每100g酸枣中的维生素C含量可达1380mg。

六、案例：初中生午餐营养食谱的设计

客户资料：某初中共有学生600名，12～14岁男、女学生各100名，身体健康。每天中午在学校食堂进餐。

工作任务：为该初中学生制定一份营养食谱（集体餐配餐方法）。

1. 从"中国居民膳食营养素参考摄入量"可知，12～14岁男、女学生每日能量推荐摄入量为：12～13岁男2350kcal、女2050kcal，14岁男2850kcal、女2300kcal。

则平均每人每天摄取能量＝（2350+2350+2050+2050+2850+2300）×100÷600

$$=2325kcal$$

按照午餐供给能量和营养素应占总能40%的配餐原则，一份午餐应供能930kcal。

设定三大营养素功能比：蛋白质12%～14%，脂肪25%～30%，碳水化合物55%～65%，则午餐提供蛋白质＝930kcal×（12～14）%÷4kcal/g

$$=28～32.5g$$

午餐提供脂肪＝930kcal×（25～30）%÷9kcal/g＝26～31g

午餐提供碳水化合物＝930kcal×（55～65）%÷4kcal/g＝128～151g

其中优质蛋白至少16g。

2. 根据不同食物中营养素种类及数量确定各类食物质量

（1）确定谷薯类的量　根据碳水化合物质量确定谷薯类的量，午餐主食设计为芸豆饭（大米80g，芸豆20g）、枣馒头（特一粉50g，大枣5g）。每100g芸豆饭可提供碳水化合物75g，50g枣馒头可提供碳水化合物42g，本午餐确定为：芸豆饭（大米80g，芸豆20g），枣馒头（特一粉50g，大枣5g）。可提供碳水化合计为117g，其余碳水化合物可以由水果等提供。

（2）确定豆类和动物性食物的量　根据优质蛋白质的量确定豆类和动物性食物的量。16g优质蛋白质可由豆制品、瘦猪肉提供，也可由其他动物性食物如鸡蛋、牛肉或牛奶提供。中小学生应保证每天一袋鲜牛奶或150～200g酸奶，不仅可获得适量优质蛋白质（7.5g蛋白质/250g牛奶），还可获得丰富的钙。本午餐确定为：猪肉（后臀尖）25g，牛肉（腹肋）25g，南豆腐100g，酸奶125g。可提供优质蛋白合计为16g。

（3）确定蔬菜、水果的量　　根据"中国居民膳食指南及平衡膳食宝塔"和中小学生饮食特点，中学生每日应保证500～700g新鲜蔬菜和水果，一份营养午餐应提供200～250g的蔬菜和100g水果。本午餐确定为：青椒100g，油菜100g，香菇50g，西瓜100g。

（4）确定纯能量食物的量　　每份营养午餐脂肪含量应控制在32g以下，其中动物脂肪合计13g，植物性脂肪应在16g左右。植物性脂肪主要来源于谷薯类、豆类和植物油，谷薯类和豆类提供的脂肪分别为1g和2g，因此每份营养午餐烹调用油供应量为10～12g为宜。

3. 制定食谱

青椒肉片：青椒100g，猪后臀尖25g，植物油4g。

香菇油菜：油菜100g，香菇50g，植物油4g。

麻婆豆腐：南豆腐100g，牛肉（腹肋）25g，植物油4g。

芸豆饭（大米80g，芸豆20g）。

枣馒头（特一粉50g，大枣5g）。

酸奶：125g。

水果：西瓜100g。

盐和味精控制在3g和1g。

4. 营养素含量的计算

制定完一份营养午餐食谱后，一定要计算其营养素含量，根据计算结果适量调整各成分的含量。虽然保证每餐营养均衡比较困难，但作为一个营养餐企业或配制营养午餐的食堂，制定好食谱后，一定要进行营养素的计算、评价，保证每餐营养素不会太高或太低，并且一定保证在一段周期内营养素的均衡。

营养素含量的计算可以通过计算机软件进行简单快捷的计算，也可以进行笔算。

根据各种食物的配餐用量，计算其提供营养素的量，计算公式为：

某种食物中某营养素含量＝食物重量（g）×（食部/100）×（100g该食物中营养素含量/100）

再将不同食物的同类营养素相加，得到一份营养午餐食谱的各种营养素的含量，见表2-4-13。

表2-4-13　一份营养午餐食谱营养素含量

项目	能量/kcal	蛋白质/g	脂肪/g	碳水化合物/g	钙/mg	铁/mg	维生素A/μg	β-胡萝卜素/μg	维生素B₁/mg	维生素C/mg
实际摄入量	980	37	29	147	456	7.9	221	1107	0.5	44
建议摄入量	930	28～32.5	26～31	128～151	400	6	*320	*	0.5	40

注：*维生素A的推荐摄入量为800μg RE/d，1μgβ-胡萝卜素相当于0.167μg RE。

5. 调整食谱

根据计算结果可知，该食谱中能量和各营养素与建议摄入量稍有差距，需进一步调整。

如果调整后仍不能满足要求，就应该继续调整，直至满足要求为止。调整后牛肉用量减为10g，其他未变。调整后的营养素含量见表2-4-14。

表2-4-14　一份调整后的营养午餐食谱的营养素含量

项目	能量/kcal	蛋白质/g	脂肪/g	碳水化合物/g	钙/mg	铁/mg	维生素A/µg	β-胡萝卜素/µg	维生素B₁/mg	维生素C/mg
实际摄入量	971	35	28	150	461	7.9	393	1171	0.5	48
建议摄入量	930	28~32.5	26~31	128~151	400	6	*320	*	0.5	40

注：*维生素A的推荐摄入量为800µg RE/d，1µgβ-胡萝卜素相当于0.167µg RE。

表2-4-14的结果基本满足我们设计营养午餐食谱的要求，所以该中学的一人份营养午餐食谱可以设计为：

青椒肉片：青椒100g，胡萝卜25g，猪后臀尖25g，植物油4g。

香菇油菜：油菜100g，香菇50g，植物油4g。

麻婆豆腐：南豆腐100g，牛肉（腹肋）10g，植物油4g。

芸豆饭（大米80g，芸豆20g）。

枣馒头（特一粉50g，大枣5g）。

酸奶：125g。

水果：西瓜100g。

盐和味精控制在3g和1g。

该校共有600人，则该食谱食物质量应均乘以600，计算如下：

青椒肉片：青椒60kg，胡萝卜15kg猪后臀尖15kg，植物油2.4kg。

香菇油菜：油菜60kg，香菇30kg，植物油2.4kg。

麻婆豆腐：南豆腐60kg，牛肉（腹肋）6kg，植物油2.4kg。

芸豆饭（大米48kg，芸豆12kg）。

枣馒头（特一粉30kg，大枣3kg）。

酸奶：75kg。

水果：西瓜60kg。

其中食物质量均为可食部分质量，厨房采购员应根据市场购买食品可食部分比例大小，适当增加其质量，如不同青椒可食部分和籽的质量比例不同，所需采购青椒的量也不同。

制定出一份营养午餐食谱后，虽然可以以此为模式，同类食品进行互换，但不等于简单更换一些同类食品就可以，必须对调换后食谱进行重新计算，因为即使为同一类食物，其各种营养素之间含量差异也比较大，如猪瘦肉和后臀尖，虽然蛋白质含量接近，但其脂肪含量相差比较大。对于一些容易缺乏的微量元素和矿物质，可以一周或一个月补充一次，如猪肝等。

《饮食调整青少年学习记忆》

要保持良好的记忆，营养是至关重要的，这要注意以下几方面：

① 摄入富含卵磷脂或鞘磷脂的食物，以提高血中胆碱和乙酰胆碱水平；

② 摄入富含氨基酸并其之间平衡的食物。平衡的氨基酸有助于脑细胞的代谢，也可使大脑的智能活动活跃；

③ 各种多不饱和脂肪酸如DHA、EPA、DPA可以增强记忆；

④ 保持足够的维生素和无机盐。神经递质的合成与代谢必须有各种维生素的参与，如维生素A、维生素D、维生素E、维生素C、维生素B_1、维生素B_6、维生素B_{12}、叶酸等。矿物质对脑功能的维持十分重要，如缺血性贫血儿童学习成绩差、缺碘而致甲状腺肿的儿童智商明显偏低、锗在人体内参与遗传过程，强化智力，对大脑有"智慧素"之称。

单元五　老年人群营养及免疫力的提高

一、老年人群生理特点

老年人和高龄老人分别指65岁和80岁以上的成年人。由于年龄增加，老年人器官功能出现不同程度的衰退，如消化吸收能力下降、心脑功能衰退、嗅觉和听觉及味觉等感官反应迟钝、肌肉萎缩、瘦体组织量减少等。这些变化可明显影响老年人摄取、消化、吸收食物的能力，使老年人容易出现养不良、贫血、骨质疏松、体重异常和肌肉衰减等问题，也极大地增加慢性疾病发生的风险。因此，老年人在膳食及运动方面更需要特别关注。

人体各种器官的生理功减退，尤其是消化和代谢功能的变化，直接影响人体的营养状况，如基础代谢率下降，蛋白质合成速度减缓，脂肪代谢异常，脂肪蓄积、血脂增加（单纯性肥胖），糖耐量降低。使得老年人总能量需求减少，蛋白质需求相对增加，脂肪需求相对减少。但由于之前形成的饮食数量的惯性，老年人从老年前期开始就容易发生超重或肥胖。再加上老年人心肌脂褐质增多，心肌细胞功能减退。动脉壁的胶原和弹性纤维代谢失常（胶原蛋白变性和交联增多）。老年人血管弹性减低，血流阻力增加，高血压、冠心病、动脉粥样硬化成为老年人很难逃避的疾病。

60岁以后，骨密度开始明显降低。骨胶原减少，钙含量降低，骨质疏松和骨脆性增加，易发生骨折。老年期再加上运动减少，肌肉对骨刺激减少致使骨小梁减少，户外活动少，钙缺乏会更加严重，以致牙齿松动、脱落。

老年人胃肠功能减退，胃肠蠕动变慢，易导致便秘。胃的各种消化酶及胃酸分泌过少，易消化不良。再加上味蕾数减少，敏感性降低，使得食欲下降。

老年人内脏器官实质细胞减少、细胞间质增加。细胞数量减少，脏器萎缩，这会使相应组织的功能衰退。

老年人免疫功能也逐渐衰退，体温调节能力等反应能力降低，对各种传染性疾病更为敏感。

二、老年人群营养需要

老年人由于代谢的改变，在职业上因为退休而体力活动减少，由此可以引发一系列的改变，包括食欲，消化与吸收功能的改变，退职或不参加原有工作、公务或社区活动引起心态的改变，最终会影响进食；或因为失去亲人而独居或独立生活，使食欲下降或是食物简单化、不稳定、难以达到均衡。

合理营养是加强老年保健、延缓衰老进程、防治各种老年常见病，达到健康长寿和提高生命质量的必要条件。而营养不良或营养过剩、紊乱则有可能加速衰老的速度。

（一）能量

作为老年的群体，中国居民膳食营养素参考摄入量分65岁、80岁以上两种推荐量，两者的相差幅度是不大的（见表2-5-1），这是因为在一般情况下65岁以上的人，基础代谢下降，而体力活动也相对减少，就算有劳动作业，一些部门已机械化或电器化，所以实际上以轻度劳动者计。

65岁以上的老年人，如果能够保持良好的心态，能够"人老心不老"，在医学认可的条件下进行适当的体力活动，或是能持之以恒地进行原已习惯的被接受的有氧运动，这对营养的状况将是非常有益的，这可以说是"营"的一种。老龄人如果终日不出门，或是只是坐着看电视、书本，或是伏案工作，其每日能量的摄入，在静态的生活模式下就有可能高于需求。必须指出的是，老龄的能量摄入低于推荐量，就很可能出现膳食中一些营养素的不均衡，如果每天各类的食物都少了，往往难于使各种营养素达到或接近推荐量的要求，更难以照顾老龄化生理条件改变带来的营养素需求的改变。

（二）蛋白质

对老年人来说，蛋白质是各种营养素的中心性元素，但却是老年人膳食中比较脆弱的一环，这是因为：

① 老年人可能以因为种种原因，摄入的蛋白质的质与量比较难以达到要求，但是老年人体内每天必要的损失却是持续的，这些损失是体内细胞的衰亡和从体内各种代谢不可避免而丢失的蛋白质，不会因为老龄而减少。如果摄入量不足，氮的负平衡就难以避免，这样一来，内脏器官的蛋白质合成代谢与更新就会受影响，从而影响内脏的功能，如果没有适当的蛋白质及其氨基酸的补充，人体的内脏器官也就容易发生衰老。

② 按男性每日2050kcal，女性1700kcal的能量摄入推算，要达到男性每日65g，女性55g的蛋白质。老年人对蛋白质的需要不低于中青年，但老龄人在消化，吸收与利用蛋白质上，

却远低于中年人，因而，摄入容易消化的优质蛋白成为老年人所必要。其中从粮食中摄入蛋白质占20~30g，视粮食的品种不同而异，余下的40~50g蛋白该从什么食物取得？如果从动物性蛋白质取得，将是不很合理或是不现实的，动物脂肪及胆固醇会存在不合理的比例，甚至会导致不健康。

所以充分利用我国的大豆及其制品，是老龄人最佳的选择之一，大豆类及其制品相对容易取得，而且品种很多，可选择性很大，也比较容易消化，尤其合理加工的制品。现代工业产生的大豆分离蛋白，大豆浓缩蛋白，完全去除脂肪和杂质，不但容易接受，而且已不受脂肪多少的限制，这是在当前的条件下，以粮食和大豆类为主要蛋白质来源是安全和可靠的一种选择，在这个基础上补充其他优质蛋白可以作为一个长久之计，加之，大豆中的大豆异黄酮对人体有利，尤其是女性，此外，鲜豆类也是在蔬菜中可以首选的食物之一，这些食物能为广大的老年人接受，因为豆及豆制品可以制成数以百计的菜肴，并且可以与适量鱼、肉类搭配烹调，因而强调老龄人中选择豆类，是符合当前消费条件以及均衡膳食要求的。

（三）脂类

老龄人对脂肪的消化与吸收能力不低于中年人，除非有肝胆疾病的干扰，脂肪对老龄人的重要性也不低于中年人，我国居民膳食营养素参考摄入量建议老年人脂肪在全日总能量中的百分比宜设在20%~25%，也即在1800~1900kcal的总能量中，脂肪约占450kcal，也即在全日食物中所有脂肪，包括食物内和烹调用的油料总计在50g之内，我国人民习惯于使用植物油作为烹调油，在这种情况下，必需脂肪酸是可以从这些油料中达到要求的。动物的瘦肉中也含有脂肪，例如猪肉在非常瘦的状态下也有20%左右的动物脂肪，而这些脂肪是肉眼看不见的，故老年人食用动物食品尤以畜肉应有节制。而植物油中，尤其是人们常用的菜籽油、玉米油、大豆油及花生油都含有多不饱和脂肪酸，也各有长处，混合食用会比单独一类好处大，鱼类，尤以海洋鱼类含有多种脂类，合理加工后，也适用于老龄人的脂肪需要，也可以提供优良的蛋白质。

脂类可增加食物的风味与饱腹感，这是老龄人所需要的，脂肪也有利于吸收脂溶性维生素，植物油中也含有一些脂溶性维生素，例如维生素E，故在正常条件下，脂类在总能量中也不宜少于20%或高于30%。老龄人每日食物中的胆固醇含量，不宜多于300mg。

（四）微量营养素

大量的科学研究和临床观察发现，人体组织、器官功能的减退、老化，与维生素缺乏和利用率低有关。对于无机盐，老年人也容易缺乏，尤其是钙、铁、锌、硒的需求。锌是体内许多金属酶的组成成分或酶的激活剂，目前已知有200多种含锌酶。锌缺乏会影响中老年人的中枢神经系统活动和免疫功能，表现为食欲不振、认知行为改变、皮肤改变和免疫功能障碍等。硒主要与维生素E一起参与谷胱甘肽过氧化酶的功能，预防自由基攻击细胞膜的脂肪，防止发生脂质过氧化，对延缓衰老、预防癌症和心血管等慢性病有好处。

老龄人对于各种微量营养素来说，与中年人并无差别，只是老龄人摄取食物的总量，与食品的种类会比中年人少，达到中国营养学会推荐量的要求，会存在着一定的难度，因此老年人应重视新鲜蔬菜、薯类和水果的摄入，这类食物可以补充必要的微量营养素，虽然在烹调中会丢失一定数量的维生素，但还能保留相当多的膳食纤维和诸如类胡萝卜素在内的各种天然抗氧化物，对预防慢性病是有利的，也有利于使肠道处于正常状态。

在有条件的情况下，可以补充多种微量营养素的制剂，其中包括各种脂溶性与水溶性维生素、微量元素的铁、铜、锌、锰、碘、铬、硒、钼及钒等，对预防慢性病的发生是一个有效的途径，目前已为发达国家人们普遍采用。

（五）水和液体

老年人对水分的要求不低于中青年，有时还比其他年龄组要求高，因为老人失水与脱水的反应会迟钝于其他年龄组，加之水的代谢有助于其他物质代谢以及排泄代谢废物。实际上最佳的首选饮料是合乎卫生要求的天然水及其制备的汤（包括用瓜、菜及根茎类所制备的汤）。老年人不应在感到口渴时才饮水，而应该在白天定时主动饮水，其中可包括不太浓的茶。饮水量以不超过2000mL为宜。

三、老年人群营养原则及配餐原则

（一）老年人群膳食指南

少量多餐细软；预防营养缺乏。

主动足量饮水；积极户外运动。

延缓肌肉衰减；维持适宜体重。

摄入充足食物；鼓励陪伴进餐。

（二）老年人群营养原则

（1）适当的能量摄入，以19～40岁的男子和女子为基础，50岁之后每10岁减少10%。

中国营养学会按65岁、80岁将老年群体分为两种推荐量，见表2-5-1。

表2-5-1　老年人能量与蛋白质每日推荐摄入量

年龄/岁	能量/（kcal/d）		蛋白质/（g/d）	
	男	女	男	女
65～轻体力活动	2050	1700	65	55
65～中等体力活动	2350	1950		
80～轻体力活动	1900	1500		
80～中等体力活动	2200	1750		

注：摘自2018年版《中国居民膳食营养素参考摄入量》。

（2）供给充足的优质蛋白　蛋白质应占总能量的15%左右，其中动物性蛋白和大豆蛋白占总量的60%左右。尤其应注意摄入高蛋白低脂肪且易于消化的豆制品、鱼类、低脂奶类。

（3）控制脂肪摄入，应占总能量的20%～25%　每日胆固醇摄入量低于300mg为宜。烹调使用植物油，控制摄入高脂肪、高胆固醇的动物性食物。

（4）碳水化合物应占总能量的60%～65%，以含多糖的谷物为主。注意粗杂粮的搭配。

（5）保证摄入充足的维生素　尤其维生素A、维生素B$_1$、维生素B$_2$、维生素C的摄入。每天可服用一颗复合维生素补剂。

（6）注重钙和铁的摄入　进入老年阶段，机体对钙吸收能力下降，很容易发生骨质疏松症。

（7）必须限制钠盐的摄入　盐能使水分在体内储存增多，排出减少，加重心脏负担、血压升高。每日食盐摄入量为6g。

（8）摄入充足的新鲜蔬菜和水果，以保证膳食纤维、维生素和矿物质的摄入。具体摄入量见表2-5-2老年人（60岁以上）维生素、矿物质参考摄入量。

（9）白天注意补充水分。

（10）多做户外活动，维持健康体重。

表2-5-2　老年人（60岁以上）维生素、矿物质每日参考摄入量

营养素	钙/ （mg/d）	铁/ （mg/d）	锌/ （mg/d）	硒/ （μg/d）	碘/ （μg/d）	铜*/ （mg/d）	维生素C/ （mg/d）	维生素B$_{12}$/ （μg/d）	叶酸/ （μg/d）	吡多醇/ （mg/d）
参考 摄入量	1000	12	15	60	120	0.8	100	2.4	400	1.5
营养素	烟酸/ （mg/d）		核黄素/ （mg/d）		硫胺素/ （mg/d）		维生素E/ （mg/d）	维生素D/ （μg/d）	维生素A/ （μg RAE/d）	
性别参考 摄入量	男 14	女 11	男 1.4	女 1.2	男 1.4	女 1.2	14	15	男 800	女 700

（三）老年人群的配餐原则

（1）遵循老年人群营养原则，合理膳食，提高免疫力。

（2）少食多餐，可将主餐中的食物匀出少部分在上午10∶00及下午3∶00加餐。

（3）配餐时要重点了解老年客户健康状况。

（4）食物选择多样化，主副食搭配、粗细搭配、荤素搭配、干稀搭配、松软、易于消化。

（5）科学选择烹调方法　常用的烹调方法炒、炖、焖、煨、煮、汆、熬、酱、蒸、烩、拌、卤等皆适宜，避免煎、炸、熏、烤的方法，避免刺激性过强的调味品。

（6）配餐要符合客户的饮食习惯、经济条件、市场供应情况及季节变化。

四、老年人群营养食物的选择

（1）谷类食物　250～300g，可加工成各种花色品种。适当增加各种粗杂粮，使主食丰富多彩。

（2）新鲜蔬菜　400～500g，尽量选橘黄、深绿色蔬菜，多吃小白菜、油菜、菠菜、小萝卜、西蓝花、芥菜、芥蓝、苦瓜等以补充因冬季蔬菜品种单调造成的不足。

（3）肉、禽　50～75g，以鸡脯、瘦猪肉、牛肉、兔肉等脂肪含量较低的肉类为主，同时应选择血红素铁含量高的食品（如瘦肉、牛肉等）。

（4）鱼类　海鱼和淡水鱼均可，每周应安排4～5次，每次100g左右。烹调上以清蒸、清炖为主。

（5）豆类及制品　每周5～7次，每次50～75g。鲜豆浆应煮开3～5min，灭活其中的抗营养因子，避免发生食物中毒。

（6）奶类　每天应摄入低脂牛奶250g或奶粉30g。一些人喝奶后出现腹胀、腹泻、恶心甚至呕吐的不良反应，这是由于体内缺乏乳糖酶引起的乳糖不耐受。这些人可选用酸奶或专为乳糖不耐受者生产的舒化奶。

（7）限制食用食物胆固醇含量高的食物及含蔗糖和油脂高的糕点等甜食。

五、案例：老年人群营养食谱设计

客户资料：某老年夫妇，均退休在家。男72岁，身高172cm，体重66kg，患有轻度冠心病，血压、血脂均正常。女71岁，身高163cm，体重55kg，家族有糖尿病史，但本人血糖、血脂血压均正常。子女在外省工作。

工作任务：为该夫妇设计一日营养食谱。

（一）一般情况分析

夫妇两人血压、血脂、血糖均正常，体重正常，身体总体状况较好。但因男性患有轻度冠心病，女性家族有糖尿病史，退休生活应科学安排，努力做到：作息规律，适当运动、科学饮食、心情愉悦。配餐时注意粗细搭配，清淡少油，注意选择摄入蔬菜、食用菌、豆制品、鱼类等食物，以满足老年人对维生素、矿物质、蛋白质的较高需求。

（二）计算

（1）标准体重　男：172−105＝67（kg）女：163−105＝58（kg）

（2）评价目前体重状况

男：目前体重状况（%）＝（实际体重−标准体重）/标准体重×100%

$$＝（66−67）/67×100%$$

$$＝−1.5%$$

在±10%以内为正常体型。

女：目前体重状况（%）＝（实际体重−标准体重）/标准体重×100%

$$＝（55−58）/58×100%$$

$$＝−5%$$

在±10%以内为正常体型。

退休后劳动强度均为轻体力劳动。

（3）查成年人每日能量供能给表　知正常体重、轻体力劳动者单位标准体重能量供给量

为30kcal/kg

则：

男：全日能量供给量＝67kg×30kcal/kg＝2010（kcal）

女：全日能量供给量＝58kg×30kcal/kg＝1740（kcal）

又因年龄为分别为72岁和71岁，超过50岁，需调整全日能量供给量。

即：

男：实际全日能量供给量＝2010－2010×12%＝1768（kcal/d）

女：实际全日能量供给量＝1740－1740×11%＝1549（kcal/d）

平均每人一日能量供给量＝（1768+1549）÷2＝1658.5（kcal/d）

（4）设定　蛋白质：15%，碳水化合物：60%～65%，脂肪：20%～25%，胆固醇：300mg以下

则平均每人每日摄入：蛋白质 63g，碳水化合物 249～270g，脂肪 37～46g。

（5）设计一日营养食谱（配餐软件法）

（三）推荐营养食谱

老年夫妇　2020年6月18日配餐信息（两人份）

2020年6月18日　星期四

餐次	种类	食物	用量/g
早餐	发糕	小麦粉（富强粉，特一粉）	60
		玉米面（黄）	40
		酵母（干）	2
	南瓜枸杞粥	南瓜	150
		枸杞	20
		粳米（标一）	60
	拌素肚丝	豆腐丝	50
		黄瓜	20
		洋葱	20
		胡萝卜	5
		香菜	5
	松仁茼蒿	茼蒿	200
		松仁	10
		蒜	10
	早餐调料	烹调用油（大豆色拉油）	8
		盐	2
		味精	1

早餐营养成分计算

	能量	蛋白质	脂肪	碳水化合物
	1022kcal	36g	25g	164g
供能比		14.2%	21.7%	64.1%

餐次	种类	食物	用量/g
午餐	金银饭	粳米（标一）	160
		玉米糁	40
	羊肉炖山药胡萝卜	羊肉	80
		山药	100
		胡萝卜	200
		三料（葱末、姜末、蒜末按2∶2∶1）	10
	腊肉炒芦笋	芦笋	100
		腊肉（生）	20
		三料（葱末、姜末、蒜末按2∶2∶1）	10
		大蒜	10
	蚝油香菇	蚝油	10
		香菇	200
		三料（葱末、姜末、蒜末按2∶2∶1）	10
	水果	白兰瓜	200
	午餐调料	烹调用油（大豆色拉油）	12
		盐	2
		味精	1

午餐营养成分计算

能量	蛋白质	脂肪	碳水化合物
1355kcal	51.6g	29.4g	221g
供能比	15.2%	19.5%	65.3%

餐次	种类	食物	用量/g
晚餐	清炖鲢鱼	鲢鱼	120
		三料	15
	二合面馒头	小麦粉（富强粉，特一粉）	80
		黑米面	20
		酵母（干）	2
	菌菇丝瓜汤	丝瓜	100
		杏鲍菇	50
		平菇	50
		牛肉清汤	200
	麻酱拌油麦菜	油麦菜	100
		芝麻酱	5
	水果	番茄	300
	晚餐调料	盐	2
		味精	1
		烹调用油（大豆色拉油）	8

晚餐营养成分计算

能量	蛋白质	脂肪	碳水化合物
991kcal	50.2g	24g	144g
供能比	20%	22%	58%

2020年6月18日全天营养成分计算

营养素名称	含量	营养素名称	含量
总能量/kcal	3368	钾/mg	5214.25
蛋白质/g（占总能量比）	138（16.4%）	磷/mg	2278.21
脂肪/g（占总能量比）	78（20.8%）	胡萝卜素/μg	1574
碳水化合物/g（占总能量比）	529（62.8%）	维生素A/μgRAE	3285
钙/mg	1046	维生素C/mg	200
铁/mg	46	维生素E/mgα-TE	32
锌/mg	23	膳食纤维/g	87
钠/mg	4641	胆固醇/mg	<600

总能量三餐分配	早餐30.3%	午餐40.2%	晚餐29.5%

🔗 知识链接

《老年人如何防止骨质疏松》

预防骨质疏松应从四个方面着手：

第一要避免、消除易发生骨质疏松的因素，如戒烟限酒、适度锻炼、避免易致骨质疏松的药物、注意食用含草酸和植酸的食物的烹调与食用方法等。

第二应注意膳食平衡，药补不如食补，这是改善钙营养的根本措施。

第三是科学补钙。如果通过膳食调节仍不奏效，就要补充钙制剂了。

第四是接受充分的日光照射。

单元六　婴幼儿的营养

一、婴儿的营养

（一）婴儿的发育特点

婴儿期包括出生至28天的新生儿期，1~12个月的婴儿期。婴儿期是一生中生长发育最快的时期，是从母乳营养到逐渐依赖其他食物营养的过渡期。与胎儿期的头颅生长最快不同，婴幼儿期躯干增长最快。前6个月的婴儿，体重平均每月增长0.6kg，在前4~6

个月时体重增至出生时的2倍。后6个月平均每月增长0.5kg，1岁时达到或超过出生时的3倍（＞9kg）。足月新生儿平均身长为50cm。在1岁时增长约50%，达75cm。身长是反映骨骼系统生长的指标。头围反映脑及颅骨的发育状态。出生时头围平均约34cm（男略大于女）。

婴儿消化系统的消化器官发育未成熟，功能未健全，口腔狭小，嘴唇黏膜的皱褶很多，颊部有丰富的脂肪，有利于婴儿吸吮。新生儿的涎腺欠成熟，唾液分泌较少，唾液中淀粉酶含量低，不利于消化淀粉。到3～4个月时涎腺逐渐发育完善，唾液中的淀粉酶也逐渐增加，6个月起唾液的作用增强。

（二）婴儿的营养需要

婴儿期良好的营养是一生体格和智力发育的基础，也是预防成年慢性疾病如动脉粥样硬化、冠心病等的保证。由于婴儿期的生长极为重要，对营养素的需要很高，因此，如何科学喂养，确保婴儿的生长发育就显得极为重要。

1. 能量

婴儿的能量需要包括基础代谢、体力活度、食物的特殊动力作用、能量储存及排泄耗能、生长发育的需要，其总能量的需要主要依据年龄体重及发育速度予以估计。《中国居民膳食营养素参考摄入量》建议0～12个月的婴儿的能量AI为90kcal/（kg·d）。

2. 蛋白质

婴儿生长迅速，不仅蛋白质的量按每单位体重计大于成人，而且需要更多优质蛋白质。除成人的八种必需氨基酸外，婴儿早期肝脏功能还不成熟，还需要由食物提供组氨酸、半胱氨酸、酪氨酸以及牛磺酸。人乳中必需氨基酸的比例最适合婴儿生长的需要。《中国居民膳食营养素参考摄入量》建议婴儿蛋白质AI因喂养方式而异，6个月龄9g/d，6月龄后20g/d。

3. 矿物质

婴儿必需的而又容易缺乏的矿物质和微量元素主要有钙、铁、锌。

（1）钙　由于人乳中钙吸收率高，出生后前6个月的全母乳喂养的婴儿并无明显的缺钙。尽管牛乳中钙量是母乳的2～3倍，但钙磷比例不适合婴儿需要，且相对母乳吸收率较低。《中国居民膳食营养素参考摄入量》建议婴儿钙的AI：6个月以下时为200mg/d，6个月以上时为250mg/d。

（2）铁　足月新生儿体内有300mg左右的铁储备，通常可防止出生后4个月内的铁缺乏。早产儿及低出生体重儿的铁储备相对不足，在婴儿期容易出现铁缺乏。婴儿在4～5个月后急需从膳食中补充铁，可通过强化铁的配方奶、米粉、肝泥及蛋黄等予以补充。《中国居民膳食营养素参考摄入量》建议婴儿铁AI：6个月以下AI值为0.3mg/d，6个月以上RNI值为10mg/d。

（3）锌　足月新生儿体内也有较好的储备。母乳喂养的婴儿在前几个月内因可以利用体内储存的锌而不易缺乏，但在4～5个月后也需要从膳食中补充。肝泥、蛋黄和婴儿配方食品是较好的锌的来源。《中国居民膳食营养素参考摄入量》建议婴儿锌的AI：6个月以下AI为2mg/d，6个月以上RNI为3.5mg/d。

（4）碘　婴儿期碘缺乏可引起以智力低下、体格发育迟缓为主要特征的不可逆性智力损害。我国大部分地区天然食品及水中含碘较低，如孕妇和乳母不使用碘强化食品，则新生儿及婴儿较容易出现碘缺乏病。《中国居民膳食营养素参考摄入量》建议婴儿碘的AI：6个月以下AI为85μg/d，6个月以上RNI为115μg/d。

其他矿物质，如钾、钠、镁、铜、氯、硫及其他微量元素也为机体生长发育所必需，但母乳及牛奶喂养健康婴儿均不易缺乏。

4. 维生素

母乳中的维生素尤其是水溶性维生素含量受乳母的膳食和营养状态的影响。膳食均衡的乳母，其乳汁中的维生素一般能满足婴儿的需要。用非婴儿配方奶喂养婴儿时，则应注意补充各种维生素。《中国居民膳食营养素参考摄入量》建议6个月以下婴儿维生素A的AI为300μgRAE/d，6个月以上AI为350μgRAE/d。维生素D的RNI为10μg/d。

早产儿和低出生体重儿容易发生维生素E缺乏，引起溶血性贫血、血小板增加及硬肿症。婴儿的维生素E适宜摄入量为3mg α-TE/d。人乳初乳维生素E含量为14.8mg/L，过渡乳和成熟乳分别含8.9mg/L和2.6mg/L。牛乳中维生素E含量远低于人乳，相差约0.6mg/L。

（三）母乳喂养

在分娩后的5天内所分泌的乳汁呈淡黄色，质地黏稠，称之为"初乳"。之后第6～10天的乳汁称为过渡乳，大约2周后为成熟乳。初乳具有如下特点：蛋白质含量约10%，成熟乳仅1%。含丰富的抗体，包括分泌性免疫球蛋白A（SIgA），以及乳铁蛋白、白细胞、溶菌酶及抗菌因子。为婴儿提供较多特殊的营养素，例如锌；长链多不饱和脂肪酸在初乳也比成熟乳多。初乳中的脂肪及乳糖都比成熟乳少，以适应新生儿脂肪和糖消化能力较差的特点。

母乳喂养具有其他乳制品不可替代的优越性。母乳保留了人类生命发育早期所需要的全部营养成分，是其他任何哺乳类的乳汁无法比拟的。母乳是婴儿最佳的天然食物和饮料，其营养成分能满足生后4～6个月内婴儿的营养需要；母乳喂养降低发病率和死亡率，母乳喂养可减少污染，且母乳中含有抗体，能防止感染性疾病，并且有报道表明，母乳喂养持续时间长者成年慢性病发病危险相对较低；母乳喂养增进母子之间的感情，有助于婴儿的智力发育；母乳喂养经济方便又不易引起过敏。

每个母亲都有能力用母乳喂养她的孩子，母乳喂养是人类最原始的喂养方法，也是最科学、最有效的喂养方法。世界卫生组织和儿童基金会提出，鼓励、支持、保护、帮助母乳喂养，母乳喂养不仅仅是母子之间的相互行为，而且是整个社会的行为，母乳喂养需要全社会的支持。我国为了推动和普及母乳喂养，大力推广爱婴医院和母婴同室。

（四）人工喂养

因各种原因不能用母乳喂养婴儿时，可采用牛乳、羊乳等动物乳或其他代乳品喂养婴儿，这种非母乳喂养婴儿的方法即为人工喂养。由于不同种动物的乳，严格来讲，只适合相应种类动物的幼子，并不适宜其他种类幼子的生长发育，同时也不适宜直接喂养婴儿。因此，特别是对0～4个月的婴儿，只有实在无法用母乳喂养时才采用人工喂养。

人工喂养所用乳量可根据婴儿的能量需要量来计算。新生儿第一周的能量需要量为60kcal/（kg·d），第二周以后新生儿及婴儿的能量约需95kcal/（kg·d），再根据代乳品每100mL（直接喂养的浓度）提供的能量来确定一日所需的奶量。开始每天分6~8次喂养，较大婴儿可逐渐减少喂养次数。由于代乳品营养丰富，容易滋生细菌，特别是开封后应盖好，并注意低温冷藏。代乳品配制后应煮沸消毒。喂养前将乳液温度调至接近体温，并排除乳嘴里的空气，以免烫伤和吸入空气。婴儿食品配好后应立即喂养，如配好后在30℃以上室温放置超过2h以上应废弃。奶瓶、奶头及其他调配食具每次使用后应彻底洗净消毒。

常用的婴儿代乳品有婴儿配方奶粉、牛乳、全脂奶粉、豆制代乳粉等。其中首选婴儿配方奶粉，在牛奶基础上调配蛋白质、脂肪酸、钙磷等营养素的构成和比例，使之接近母乳，以满足婴儿需要。

（五）婴儿辅助食品

婴儿辅助食品是指在转乳期内所给婴儿吃的食品，过去常称为断奶食品。断奶是指婴儿由单纯母乳喂养逐步过渡到完全给予母乳以外的食物的时期，在这个时期乳及乳类食品对儿童的生长发育非常重要，是不能断掉的。因此，为了避免误解，现在多称为辅助食品。提供婴儿营养的辅助食品形式有三种：液体食物、泥糊状食物、固体食物。

对于营养状况良好的6~8月龄母乳喂养婴儿，如果他们辅食能量密度至少是3.55kJ（0.85kcal）/g时，即使来自母乳的能量摄入水平较低，那他们每日只需进餐3次，同年龄营养不良的儿童需要辅食能量密度要稍微大些，或每天增加进餐一次。对于年龄大一点的幼儿，需要随其年龄的增加提高能量密度或增加进餐次数。6~8月龄母乳喂养的婴儿除了母乳外，每天可以添加辅食2~3次。

添加辅助食品能够补充母乳中营养素的不足；增强消化功能；促进神经系统的发育；培养婴儿良好的饮食习惯等很多好处。添加辅助食品时应让婴儿逐步适应、食品由稀到稠、量由少到多、因人而异、避免过敏。添加辅助食品的顺序见表2-6-1。

表2-6-1　婴儿辅助食品添加顺序

月龄	添加的辅食品种	供给的营养素
2~3	鱼肝油（户外活动）	维生素A、维生素D
4~6	米粉糊、麦粉糊、粥等淀粉类	能量（训练吞咽能力）
	蛋黄、无刺鱼泥、动物血、肝泥、奶类、大豆蛋白粉或豆腐花或嫩豆腐	蛋白质、铁、锌、钙等矿物质、B族维生素
	叶菜汁（先）、果汁（后）、叶菜泥、水果泥	维生素C、矿物质、维生素
	鱼肝油（户外活动）	维生素A、维生素D
7~9	稀粥、烂饭、饼干、面包、馒头等	能量（训练吞咽能力）
	无刺鱼、全蛋、肝泥、动物血、碎肉末、较大婴儿奶粉或全脂牛奶、大豆制品	蛋白质、铁、锌、钙等矿物质、B族维生素
	蔬菜泥、水果泥	维生素C、矿物质、维生素
	鱼肝油（户外活动）	维生素A、维生素D

续表

月龄	添加的辅食品种	供给的营养素
10~12	稀粥、烂饭、饼干、面条、面包、馒头等	能量
	鱼肝油（户外活动）	维生素A、维生素D

🔗 知识链接

《婴幼儿配方奶粉添加哪些成分》

　　婴幼儿奶粉一定要营养齐全，在选购婴幼儿奶粉时，一定不要忽视了下面给出的营养成分：DHA、AA（ARA）、核苷酸、必需脂肪酸、卵磷脂、β-胡萝卜素、铁、乳酸菌等有益菌。

二、幼儿的营养

（一）幼儿的发育特点

　　出生后的第2年和第3年为幼儿期。幼儿期也是处于生长发育的旺盛时期。体重每年增加约2kg，身长第二年增长11~13cm，第三年增长8~9cm。此期小儿的食物构成逐渐由半固体过渡到固体，最后到家庭食物，并经历由奶类制品和辅食逐渐替代母乳的过渡时期，在这个时期如不重视营养供应或喂养不合理，往往会导致幼儿的体重不增或少增，甚至发生营养不良，例如缺铁性贫血、佝偻病、维生素A缺乏等。

（二）幼儿的营养需要

1. 能量

　　婴幼儿时期基础代谢的需要约占总能量需要量的60%。《中国居民膳食营养素参考摄入量》建议幼儿1岁、2岁和3岁能量RNI，男孩分别为900kcal/d，1100kcal/d和1250kcal/d；女孩分别为800kcal/d，1000kcal/d和1200kcal/d。

2. 蛋白质

　　幼儿对蛋白质的需要量不仅相对比成人多，而且质量要求也比成人高。一般要求蛋白质所供能量应占膳食总能量的12%~15%，其中有一半应是优质蛋白质。《中国居民膳食营养素参考摄入量》建议1岁、2岁和3岁幼儿蛋白质RNI为35g/d，40g/d和45g/d。

　　在我国严重的蛋白质和能量营养不良已经很少见，但轻度蛋白质和能量缺乏在一些地区仍然存在，常常发生在城市收入较低的家庭、农村儿童以及较贫困地区的儿童。轻度蛋白质—能量缺乏的儿童可出现生长发育滞后、瘦小、肌肉无力、伴有反复的感染等症状。因此改善儿童的能量和蛋白质营养状况，增加优质蛋白质和某些特定氨基酸的摄入量对儿童的正常生长发育是非常重要的。

　　摄入的营养素不足或膳食安排不合理是发生蛋白质和能量营养不良的两个主要原因。主要是摄入的能量不足，同时存在蛋白质摄入量不足或质量不好。例如，婴儿从4~6月龄开始未能及时合理添加辅食是农村最常见的发生营养不良的原因之一。蛋白质和能量营养不良常常伴有铁、维生素A和B族维生素缺乏。反复感染腹泻和患有呼吸道疾病时，儿童的食物摄入量减少，但机体的需要量却增加，同时患病时营养素的吸收也降低，特别是患腹泻时。这些病多发生在学龄前的儿童，特别是在断奶期（6～24月龄），因为这个时期儿童的生长发育较快，如果食物短缺或调配不合理，再加上这个时期儿童非常容易患病，就容易发生营养不良。

预防对策首先应鼓励母乳喂养婴儿，从4～6月龄开始及时合理添加辅助食品；为了增加幼儿的能量摄入量，可适当增加一些油脂类和硬果类食物的摄入量，例如花生、核桃等；同时也要提供一些质量较好的蛋白质，如奶类、蛋类、豆制品和肉类等，以补充谷类食物蛋白质的不足；为了满足维生素A、维生素C和矿物质的需要，还要注意提供适量的新鲜蔬菜和水果。幼儿的每日用餐次数可增加到4～5次。

3．矿物质

从1岁到10岁，据估计平均每日用于骨骼生长需要的储留钙从70mg上升到150mg，膳食中钙吸收率仅有35%。1～3岁幼儿的钙AI为600mg/d。

幼儿期每天从各种途径损失的铁不超过1mg，加上生长需要，每天平均需要1.0mg的铁。因我国儿童（尤其是农村）膳食铁主要以植物性铁为主，吸收率低，幼儿期缺铁性贫血成为常见和多发病。1～3岁幼儿铁的AI为9mg/d。膳食中铁的良好食物来源是动物的肝脏和血，牛奶含铁很少。蛋黄中虽含铁较高，但因含有干扰因素，吸收率仅有3%。

4．维生素

维生素A与机体的生长、骨骼发育、生殖、视觉及抗感染有关。1～3岁幼儿每日维生素A的RNI为310μg RAE/d。由于维生素A可在肝内蓄积，过量时可出现中毒，不可盲目给小儿服用。

儿童维生素A缺乏常表现为体格发育迟缓，皮肤干燥角化脱屑，夜盲，结膜干燥，抵抗力下降，易患呼吸道和消化道感染性疾病。这时可以选择一些富含维生素A或胡萝卜素的食品；也可在医生的指导下补充维生素A，或选择营养强化食品和营养补充剂，如鱼肝油等。

儿童正处于生长发育的高峰期，因此适当地补充钙和维生素D有助于儿童的生长发育。佝偻病是小儿常见的疾病，主要由维生素D缺乏所引起。该病虽然不会直接危及小儿的生命，但是由于发病广，并且一旦发病将会使机体的抵抗力降低，容易合并肺炎、腹泻等疾病，故被列入我国小儿四病防治之一。

多做户外活动，多晒太阳是改善维生素D营养状况和预防佝偻病的最简单有效的措施，要广泛宣传，平均每天要让小儿到户外活动1h以上，应在树荫下活动，不要暴晒。我国的RNI为10μg/d，幼儿也可适量补充含维生素D的鱼肝油。

（三）幼儿食物的选择

1．粮谷类及薯类食品

进入幼儿期后，粮谷类应逐渐成为小儿的主食。谷类食物是碳水化合物和某些B族维生素的主要来源，同时因食用量大，也是蛋白质及其他营养素的重要来源。在选择这类食品时应以大米、面制品为主，同时加入适量的杂粮和薯类。食物的加工应粗细合理，加工过精时，B族维生素、蛋白质和无机盐损失较大，加工过粗、存在大量的植酸盐及纤维素，可影响钙、铁、锌等营养素的吸收利用。一般以标准米、面为宜。

2．乳及乳制品

乳类食物是幼儿优质蛋白、钙、维生素B₂、维生素A等营养素的重要来源。奶类钙含量高、吸收好，可促进幼儿骨骼的健康生长。同时奶类富含赖氨酸，是粮谷类蛋白的极好补充，每日适量饮用有益平衡营养。但奶类中铁、维生素C含量很低，且过量的奶类会影响幼儿对其他食物的摄入，不利于饮食习惯的培养。

3．鱼、肉、禽、蛋及豆类食品

这类食物不仅为幼儿提供丰富的优质蛋白，同时也是维生素A、维生素D及B族维生素和大多数微量元素的主要来源。豆类蛋白含量高，质量也接近肉类，价格低，是动物蛋白的较好替代品，但微量元素（如铁、锌、铜、硒等）低于动物类食物，所以在经济条件允许时，幼儿应进食适量动物性食品。

4．蔬菜、水果类

这类食物是维生素C、β-胡萝卜素的重要来源，也是维生素B₂、无机盐（钙、钾、钠、镁等）和膳食纤维的重要来源。一般深绿色叶菜及深红、黄色果蔬、柑橘类等含维生素C和β-胡萝卜素最高。蔬菜水果还具有良好的感官性状，可促进小儿食欲，防治便秘。

5．油、糖、盐等调味品及零食

少食含糖高的零食，例如巧克力、甜点心和冷饮，这样的食物通常比主食更容易引起肥胖；为孩子多选些新鲜水果、果干、坚果、牛奶等营养价值较高的食物。

同时烹调给幼儿吃的食物，首先要注意与其消化功能相适应。3岁以下幼儿的食物应当细、软、碎、烂，不用刺激性和过于油腻的食物。4~6岁幼儿消化能力逐渐增强，要做到食物软硬适中，逐渐接近成人的膳食。由于幼儿胃容积较小，活泼好动，易饥饿，并且按每千克体重计，幼儿的营养素需要量高于成人，故幼儿的进餐次数要增加，缩短两餐间隔时间，以少量多餐代替1次大量进餐，以保证孩子得到足够的食物。

三、幼儿营养食谱的设计

（一）膳食指南

规律就餐，自主进食不挑食，培养良好饮食习惯。

每天饮奶，足量饮水，正确选择零食。

食物应合理烹调，易于消化，少调料、少油炸。

参与食物选择与制作，增进对食物的认知与喜爱。

经常户外活动，保障健康生长。

（二）膳食选配原则

（1）选择营养丰富的食品，多吃时令蔬菜、水果。

（2）配餐要注意粗细粮搭配、主副食搭配、荤素搭配、干稀搭配、咸甜搭配等，充分发挥各种食物营养价值上的特点及食物中营养素的互补作用，提高其营养价值。

（3）少吃油炸、油煎或多油的食品、肥肉，刺激性强的酸辣食品等。

（4）经常变换食物的种类，烹调方法多样化、艺术化。饭菜色彩调和，香气扑鼻，味道鲜美，可增进食欲，有利于消化吸收。

（三）食谱的编制

平衡膳食是编制食谱的原则，应保证幼儿得到所需要的能量和营养素，如表2-6-2所示。

表2-6-2　幼儿一周食谱

年龄	餐次	星期						
		一	二	三	四	五	六	日
1~3	早餐	牛奶二米粥 什锦菜碎 炒豆腐干末	蛋花菜粥 蜂糕 牛奶	肉末胡萝卜 香菜粥 腐乳 牛奶	牛奶小米 面粥 蛋黄什锦菜碎	牛奶糖粥 花卷 肝末菜碎	碎菜粥 牛奶 蛋黄瓜末	牛奶玉米面粥 炒三泥
	午餐	肉末碎青菜 面片	芥菜肉末 豆腐羹 烂饭	肉末菜碎 馄饨皮	鸡肝烂饭 鸡汁土豆 胡萝卜泥	肉末菜饭	烂饭 肉末菜花 豌豆花	馒头 肉末鸡毛菜汤
	午后 加餐	牛奶 蒸苹果块	酸奶 草莓	牛奶 香蕉	酸奶 无籽西瓜	牛奶 去皮番茄	牛奶 水果沙拉	牛奶 番茄拌香蕉
	晚餐	熘鱼肉碎 碎青菜面片	烂饭 肉末蔬菜 浓汤	烂饭 番茄炒蛋 炒碎菠菜	烂饭 肉末碎青菜	烂饭 鱼松 葱末豆腐	菜包 葱油蛋花 汤	烂饭 肉末蒸蛋 番茄豆腐汤
	睡前 加餐	小饼干 牛奶	牛奶 枣泥酥	牛奶 蛋糕	水果羹 牛奶	酸奶 小布丁	牛奶 苏打饼干	绿豆糕 牛奶

单元七　学龄前儿童营养（选修）

一、学龄前儿童生理特点

4～5岁是学龄前儿童阶段，虽然这个时期的儿童生长速度比幼儿阶段要慢一些，但仍属迅速增长阶段。学龄前期儿童心理上具有好奇、注意力分散、喜欢模仿等特点而使其具有极大的可塑性，是培养良好饮食习惯的重要时期。

（一）儿童生长发育的一般规律

生长发育是连续的过程，但各阶段速度不同，一般而言，年龄越小发育越快。各系统发育也不一致，神经系统发育最早，肌肉发育到学龄时才加快。与婴儿期相比，4～5岁的学龄前儿童体格发育速度相对减慢，但仍保持稳步地增长，此期体重增长约5.5kg（年增长约2kg），身高增长约21cm（年增长约5cm）。体重、身高增长的粗略估计公式为：

2岁～青春前期　　　体重（kg）＝年龄×2+7（或8）

2岁～青春前期　　　身高（cm）＝年龄×7+70

组成身高的头、脊柱和下肢等各部分增长的速度不是一致的，出生第一年头部增长最快，脊柱次之，至青春期下肢增长最快。头、脊柱和下肢在各年龄时所占比例不同，身长中点2岁时在脐下，6岁时移至脐与耻骨联合之间。

（二）生长发育的个体差异及"赶上生长"

生长发育在一定的范围内受遗传、环境等因素的影响而出现相当大的个体差异，儿童生长发育的水平在一定范围内波动，儿童身高、体重的正常参考值是群体儿童的平均水平。在评价个体儿童生长时需考虑影响其生长的多种因素，如遗传、性别等内在因素，以及包括营养、教育、训练在内的环境因素等。此外，儿童在生长发育过程中难免会遭遇到这样或那样的疾病，如感冒、发热、咳嗽或腹泻等，常引起分解代谢和营养素消耗增加，也影响儿童的食欲和营养素摄入，患病儿童的体重、身高可明显低于同龄儿童，出现低体重、明显或不明显的生长发育迟缓。当疾病等障碍其生长发育的不良因素克服后，会出现加速生长，即"赶上生长"（catch growth），也称"生长追赶"。要实现"赶上生长"需要在疾病恢复期的较长一段时间内为儿童做好营养准备，即供给富含蛋白质、钙、铁和维生素丰富的食物。

二、学龄前儿童营养原则及配餐原则

（一）学龄前儿童营养原则

1. 能量、蛋白质

此阶段儿童身高、体重稳步增长：神经细胞分化已基本完成，但脑细胞体积的增大及神经纤维的髓鞘化仍继续进行，足够的能量和营养素供给是其生长发育的物质基础。《中国居民膳食营养素参考摄入量》推荐4～5岁学龄前儿童总能量供给范围是1250～1400kcal/d，其中男孩稍高于女孩，详见表2-7-1。蛋白质供能为总能量的12%～15%，其中来源于动物性食物的蛋白质应占60%左右，包括1个鸡蛋，约提供6.5g蛋白质，300mL牛奶约9g蛋白质，100g鱼或鸡或瘦肉可提供约17g蛋白质。其余蛋白质可由植物性食物谷类、豆类等提供。在农村应充分利用大豆所含的优质蛋白质来预防儿童蛋白质营养不良引起的低体重和生长发育迟缓。

表2-7-1　4～5岁儿童能量、蛋白质的RNI及推荐脂肪能量比

年龄/岁	能量（RNI）				蛋白质（RNI）（g/d）		脂肪占能量百分比/%
	（MJ/d）		（kcal/d）				
	男	女	男	女	男	女	
4～	5.44	5.23	1300	1250	30	30	20～30
5～	5.86	5.44	1400	1300	30	30	20～30

注：摘自2018年版《中国居民膳食营养素参考摄入量》。

2．脂类

4～5岁儿童脂类的推荐摄入量为所需总能量的20%～30%，儿童生长发育所需要的能量，大脑的发育，神经髓鞘的形成等都需要脂类。

3．碳水化合物

经幼儿期的逐渐适应，学龄前儿童基本完成了以奶和奶制品为主到以谷类为主的过渡。3～6岁儿童碳水化合物的推荐摄入量为所需总能量的50%～55%，是机体所需能量的主要来源。

4．维生素

充足的维生素是儿童生长发育的保证。维生素A在肝、肾、鱼肝油、奶、蛋黄中较多。在胡萝卜等黄绿色蔬菜、水果中有胡萝卜素，在体内可转化为维生素A。维生素B_1存在于五谷、豆类、花生中。维生素B_2存在于肝、蛋乳类中。维生素C在橘子、山楂、番茄等新鲜水果及蔬菜中较多。维生素D来源于蛋黄、肝脏。推荐摄入量见表2-7-2。

表2-7-2　4～5岁儿童维生素的RNI或AI

年龄/岁	维生素A RNI/（μg RAE/d）	维生素D RNI/（μg/d）	维生素B_1 RNI/（mg/d）	维生素B_2 RNI/（mg/d）	维生素B_{12} AI/（μg/d）	维生素C RNI/（mg/d）	叶酸 RNI/（μg DFE/d）	烟酸 RNI/（mgNE/d）
4～	360	10	0.8	0.7	1.2	50	190	8
5～	360	10	0.8	0.7	1.2	50	190	8

5．矿物质

充足的钙与维生素D的供给不仅能影响学前儿童骨骼增长和骨骼硬度的增加，而且与恒牙的健康有关。因在此阶段儿童虽乳牙已出齐，恒牙要在5岁左右开始长出，但其钙化过程却早在出牙前开始，所以钙和维生素D的营养状况是很重要的。我国钙适宜摄入量为800mg，已与成人的要求一致。在铁和锌的营养方面主要是注意选择含量高、吸收利用好的食物来供给。儿童维生素A及核黄素往往因食物关系而易摄入偏低，应予以注意。各种矿物质推荐摄入量见表2-7-3。

表2-7-3　4～5岁儿童常量和微量元素的RNI和AI

年龄/岁	钙RNI/(mg/d)	磷RNI/(mg/d)	钾AI/(mg/d)	钠AI/(mg/d)	镁AI/(mg/d)	铁AI/(mg/d)	碘RNI/(mg/d)	锌RNI/(mg/d)	硒RNI/(mg/d)	铜AI/(mg/d)	铬AI/(mg/d)	钼AI/(mg/d)
4～5	800	350	1200	900	160	10	90	5.5	30	0.4	50	20

注：摘自2018年版《中国居民膳食营养素参考摄入量》。

（二）学龄前儿童配餐原则

（1）遵循学龄前儿童营养原则。

（2）选择质地柔软、营养素含量丰富的食物。

（3）采用一日三餐两点的饮食方式。

（4）食物选择多样化，注意主副食搭配、荤素搭配、干稀搭配，且色泽搭配悦目。

（5）选择易消化吸收的烹调方法。

三、营养食物的选择

学龄前儿童已完成从奶类食物为主到谷类食物为主的过渡。食物种类与成人食物种类逐渐接近，无论集体还是散居儿童，均应按以下推荐选择食物。

1. 谷类

粮谷是每日最基本的食物，每日200～250g可为孩子提供55%～60%的能量，约一半的维生素B_1和烟酸，但精加工碾磨谷类的维生素、矿物质、纤维素丢失较多。如果每周有2～3餐以豆类（红豆、绿豆、白豆）、燕麦等替代部分大米和面粉，将有利于蛋白质、B族维生素的补充。高脂食品如炸薯片，高糖和高油的风味小吃和点心应加以限制。

2. 动物性食物

适量的鱼、禽、蛋、畜肉等动物性食物主要提供优质蛋白质、维生素、矿物质。鱼类蛋白软滑细嫩而易于消化，鱼类脂肪中还含有DHA。蛋类提供优质易于消化的蛋白质、维生素A、维生素B_2以及有利于儿童脑组织发育的卵磷脂。鱼、禽、肉每日供给总量为100～125g，各种品种可交替使用。

奶类及其制品提供优质、易于消化的蛋白质，维生素A、维生素B_2及丰富的优质的钙。建议奶的每日供给量为250～400g，不要超过600～700g，在适宜奶量范围内可以是全脂奶。

3. 大豆及其制品

大豆是优质蛋白质富含赖氨酸。大豆脂肪含有必需脂肪酸亚油酸和α-亚麻酸，能在体内分别合成花生四烯酸和DHA。因此，每日至少供给相当于15～20g大豆的制品，以提供6～10g的优质蛋白质。应充分利用大豆资源来解决儿童的蛋白质营养问题，尤其在较贫困的农村。

4. 蔬菜和水果类

蔬菜和水果是维生素、矿物质和膳食纤维的主要来源。每日蔬菜供给量为150～250g，可供选择的蔬菜包括椰菜、菜花、小白菜、芹菜、胡萝卜、黄瓜、番茄、鲜豌豆、绿色和黄红色辣椒。水果150～300g，可供选择的水果不限。

5．烹调用油和食糖

按我国的饮食习惯，膳食脂肪约40%来源于烹调用油。应注意对烹调用油的选择。学龄前儿童烹调用油应是植物油，尤其应选用含有必需脂肪酸亚油酸和亚麻酸的油脂，如大豆油、低芥酸菜籽油等。每日人均25～30g。

关于食糖（精制糖、蔗糖）对健康的影响有较多的争议。证据表明，减少学龄前儿童食糖的消耗可以减少龋齿和肥胖发生的危险。学龄前儿童每日可摄入10～15g蔗糖，或含蔗糖的饮料。

四、学龄前儿童食谱

学龄前儿童食谱举例见表2-7-4。

表2-7-4 学龄前儿童一周食谱

年龄	餐次	一	二	三	四	五	六	日
4～6	早餐	牛奶白粥 炒豆干青菜丝	牛奶 蛋花粥 松糕	银耳百合粥 奶酪夹面包片	菜粥 葱油饼 腐乳	牛奶糖粥 花卷 炒三泥	牛奶白粥 蒸饼夹酱 鸡肝清炒菜碎	白粥 麻酱夹馒头 百叶丝 炒青菜末
	午餐	烂饭 炒鱼片配菜花胡萝卜（小片） 玉米面粥	烂饭 芥菜肉末 豆腐羹	烂饭 番茄炒蛋 粉丝菠菜汤	烂饭 清炖狮子头 青菜汤	肉丝菜饭 冬瓜氽小鱼丸汤	烂饭 肉片菜花 小豌豆 小米粥	馒头 小肉鸡毛菜细粉汤
	午后加餐	牛奶 苹果	酸奶 草莓	牛奶 香蕉	酸奶 西瓜	牛奶 番茄	牛奶 水果沙拉	牛奶 番茄拌香蕉
	晚餐	肉丝青菜面	烂饭 肉片炒莴笋 番茄鸡蛋面片汤	枣泥包 菜肉馄饨	烂饭 洋葱炒胡萝卜细丝 小鸡肉丸氽白菜叶	烂饭 熘鱼片 葱油豆腐	菜肉包 紫菜虾皮蛋花汤	烂饭 肉末蒸蛋 番茄豆腐香菜汤
	睡前加餐	小饼干 牛奶	牛奶 枣泥酥	牛奶 蛋糕	水果羹 牛奶	酸奶 小布丁	牛奶 苏打饼干	绿豆糕 牛奶

🔗 知识链接

儿童必吃的12种健康食物

动物肝脏、金针菇、牛奶、苹果、松子仁、动物血、海带、花菜、莴笋、豌豆、虾、洋葱。

单元八　孕妇人群营养

孕妇是指处于妊娠特定生理状态下的人群，孕期妇女通过胎盘转运供给胎儿生长发育所需营养，经过280天，将一个肉眼看不见的受精卵孕育成体重约3.2kg的新生儿。与非孕同龄妇女相比，孕妇需要更多的营养。

一、孕妇生理特点

（一）孕期内分泌的改变

母体内分泌发生改变，目的是对营养素代谢进行调节，增加营养素的吸收或利用，以支持胎儿的发育，保证妊娠的成功。

1. 母体卵巢及胎盘激素分泌增加

血清雌二醇浓度在妊娠初期开始升高。雌二醇调节碳水化合物和脂类代谢，增加母体骨骼更新率，钙的吸收、钙的潴留与孕期雌激素水平正相关。

催乳激素可刺激胎盘和胎儿的生长以及母体乳腺的发育和分泌。

2. 孕期甲状腺素及其他激素水平的改变

孕期甲状腺水平呈均匀性增大，约比非孕增大65%。血浆甲状腺素T3、T4水平升高，但游离甲状腺素升高不多，体内合成代谢增加，基础代谢率至孕晚期升高15%~20%，孕晚期基础代谢耗能约增加0.63MJ/d（150kcal/d）。

（二）孕期消化功能改变

妊娠期受高水平雌激素的影响，齿龈肥厚，易患齿龈炎及牙龈出血，牙齿易松动极易发龋齿。受孕酮分泌增加的影响，胃肠道蠕动减慢，胃排空及食物肠道停留时间延长，孕妇易出现饱胀感以及便秘；孕期消化液和消化酶（如胃酸和胃蛋白酶）分泌减少，易出现消化不良；由于贲门括约肌松弛，胃内容物可逆流入食管下部，引起反胃等早孕反应。孕12周后，早孕反应减少甚至消失，消化系统功能改变的不良影响减少。

另一方面，消化系统功能的上述改变，延长了食物在肠道停留时间，使一些营养素，如钙、铁、维生素B_{12}及叶酸等的肠道吸收量增加，与孕妇、胎儿对营养素的需要增加相适应。

（三）孕期血液容积及血液成分的改变

血浆容积随孕期进展逐渐增加，至孕28~32周时达峰值，最大增加量为50%，为1.3~1.5L；红细胞和血红蛋白的量也增加，至分娩时达最大值，增加量约20%。血浆容积和红细胞增加程度的不一致性，形成血液的相对稀释，称为孕期生理性贫血。世界卫生组织建议，孕早期和孕末期贫血的界定值是110g/L，孕中期是105g/L。

（四）孕期肾功能改变

有效肾血浆流量及肾小球滤过率增加，但肾小管再吸收能力未有相应增加，尿中葡萄糖、氨基酸和水溶性维生素如核黄素、叶酸、烟酸、吡哆醛的代谢终产物排出量增加。尤其叶酸的排出比非孕时高出1倍，为10～15μg/d。

（五）孕期体重增加

孕期体重增加包括两大部分，一是妊娠的产物，包括胎儿、胎盘和羊水。二是母体组织的增长，包括血液和细胞外液的增加，子宫和乳腺的发育及母体为泌乳而准备的脂肪及其他营养物质。其中胎儿、胎盘、羊水、增加的血浆容量及增大的乳腺和子宫被称为必要性体重增加，发达国家妇女孕期必要性体重增加约7.5kg，发展中国家约6kg。

一些研究结果表明，孕期母体体重增长偏低和体重增长过多均可使妊娠合并症的危险性增加。

（1）孕前体重超过标准体重120%的女性，孕期体重增加以7～8kg为宜，因其孕前体重超过正常，孕期只需考虑必要性体重增加，孕后20周，每周体重增加不得超过300g。

（2）孕前体重正常，不计划哺乳的女性，其适宜的孕期增重为10kg，孕后20周，周增加体重约350g。

（3）妊娠时体重正常，计划哺乳的女性，孕期增重的适宜值为12kg。在孕后20周，每周增重值为400g。

（4）青春期怀孕或体重低于标准体重10%的女性，孕期体重增加的目标值为14～15kg。在孕后20周，周增重为500g。

（5）双胎妊娠女性，孕期体重增加目标为18kg，在孕后20周，周增重为650g。

二、孕妇营养原则及配餐原则

（一）孕期妇女膳食指南

补充叶酸，常吃含铁丰富的食物，选用碘盐。

孕吐严重者，可少量多餐，保证摄入含必要量碳水化合物的食物。

孕中晚期适量增加奶、鱼、禽、蛋、瘦肉的摄入。

适量身体活动，维持孕期适宜增重。

禁烟酒，愉快孕育新生命，积极准备母乳喂养。

（二）孕妇营养原则

1. 能量

能量与非孕期相比，孕期的能量消耗还包括胎儿及母体生殖器官的生长发育以及母体用于产后泌乳的脂肪储备。2017年《中国居民膳食营养素参考摄入量》推荐孕中期后能量在非孕基础上增加1254kJ（300kcal）/d。

由于孕期对营养素需要的增加大于对能量需要的增加，通过增加食物摄入量以增加营养素摄入极易引起体重的过多增长。而保证适宜能量摄入的最佳方法是密切监测和控制孕期每周体重的增长。

2. 蛋白质

蛋白质妊娠期间，胎儿、胎盘、羊水、血容量增加及母体子宫、乳房等组织的生长发育约需925g蛋白质，2017年《中国居民膳食营养素参考摄入量》建议孕早、中、晚期膳食蛋白质增加值分别为55g/d、70g/d、85g/d。

3. 脂类

脂类是人类膳食能量的重要来源，孕期需3～4kg的脂肪积累以备产后泌乳，此外膳食脂肪中的磷脂及其中的长链多不饱和脂肪酸对人类生命早期脑和视网膜的发育有重要的作用，决定了孕期对脂肪以及特殊脂肪酸的需要。

孕20周开始，胎儿脑细胞分裂加速，作为脑细胞结构和功能成分的磷脂增加是脑细胞分裂加速的前提，而长链多不饱和脂肪酸如花生四烯酸（ARA，C20：4，n-6）、二十二碳六烯酸（DHA，C22：6，n-3）为脑磷脂合成所必需。

孕期DHA的需要包括母体的生理需要以及胎儿生长发育的需要。胎儿脑、视网膜及其他组织发育过程所需多不饱和脂肪酸主要来源于母体内的贮备、孕期膳食直接供给以及由膳食中α-亚麻酸在体内衍生合成。

2017年《中国居民膳食营养素参考摄入量》推荐孕妇膳食脂肪供能百分比为20%～30%，其中饱和脂肪、单不饱和脂肪、多不饱和脂肪酸分别为<10%、10%和10%，多不饱和脂肪酸n-6与n-3的比值为（4～6）：1。n-3系多不饱和脂肪酸DHA的母体是α-亚麻酸，n-6系多不饱和脂肪酸ARA的母体是亚油酸，两者均不能在人体内合成，必须从食物中摄取。亚油酸几乎存在于所有植物油中，而α-亚麻酸仅存于大豆油、亚麻籽油、低芥酸菜籽油等少数油种。但α-亚麻酸的重要代谢产物DHA和EPA也可来源于鱼、鱼油及鸡蛋黄中。关于孕期DHA的推荐值，目前尚未得到公认，美国有专家建议孕期DHA摄入量为300mg/d。

4. 微量元素

（1）钙　与非孕相比，在雌激素作用下，妊娠期间钙吸收率增加，以保障胎儿获得充足的钙。

营养调查显示，我国孕期妇女膳食钙的实际摄入量为500～800mg/d。孕期钙供给不足，可影响母体的骨密度，供给充足则可降低母体高血压和先兆子痫的危险。

2018年《中国居民膳食营养素参考摄入量》对孕中期妇女钙的推荐值为800mg/d，孕晚期为1000mg/d，UL值为2000mg/d。过多钙摄入可能导致孕妇便秘，还可能影响其他营养素的吸收。

（2）铁　在许多国家，孕妇贫血仍然是一个常见的疾病。已有大量的证据表明，孕早期的铁缺乏与早产和低出生体重有关。

孕期妇女每日平均需储备铁3.57mg。孕30～34周，铁的需要达到高峰，即每天需要7mg铁。在孕后期小肠对铁的吸收从10%增加至50%。

2017年《中国居民膳食营养素参考摄入量》推荐孕妇铁RNI为孕早期20mg/d，孕中期24mg/d，孕晚期29mg/d，UL值为42mg/d。动物肝脏、动物血、瘦肉是铁的良好来源，含量丰富吸收好，此外，蛋黄、豆类、某些蔬菜，如油菜、芥菜、雪里蕻、菠菜、莴笋叶等也提供部分铁。

（3）碘　碘缺乏使母体甲状腺素合成减少，从而导致母亲甲状腺功能减退，降低了母亲的新陈代谢，并因此减少了胎儿的营养。孕妇碘缺乏也可致胎儿甲状腺功能低下，从而引起以生长发育迟缓、认知能力降低为标志的不可逆转的克汀病。孕早期碘缺乏引起的神经损害更为严重。

2017年《中国居民膳食营养素参考摄入量》推荐孕期碘RNI为230μg/d，UL值为600μg/d。我国目前采用食盐强化碘预防高危人群的碘缺乏，已取得成功并得到世界卫生组织的肯定。此外，在孕期也建议每周进食一次富碘的海产品。

（4）锌　锌是体内200多种酶的活性成分。锌通过酶的作用调节细胞的分化和基因表达，参与核酸和蛋白质的代谢，促进生长发育，保证性器官和性功能的正常发育，促进伤口愈合，锌还参与维持生物膜的稳定及功能等。

母体摄入充足的锌可促进胎儿的生长发育和预防先天性畸形。

2017年《中国居民膳食营养素参考摄入量》非孕妇女膳食锌参考摄入量为7.5mg/d，孕中期后为9.5mg/d，UL值为40mg/d。有专家建议对素食、高纤维素膳人群，大量吸烟者，多次妊娠者，大量摄入钙剂、铁剂者，应额外补锌15mg/d。铁剂补充＞30mg/d可能干扰锌的吸收，故建议妊娠期间治疗缺铁性贫血的孕妇补充锌15mg/d。

5. 维生素

（1）维生素A　母体维生素A缺乏与孕妇早产、宫内发育迟缓及婴儿低出生体重有关。受孕前每周补充维生素A可降低母亲死亡率。而6000～15000μg大剂量维生素A可导致自发性流产和新生儿先天性缺陷。相应剂量的类胡萝卜素则没有毒性。

2018年《中国居民膳食营养素参考摄入量》推荐孕中、晚期维生素A的RNI为770μg/d。UL值为3000μg/d。维生素A来源于动物肝脏、牛奶、蛋黄，β-胡萝卜素来源于深绿色、黄红色蔬菜和水果。目前市场上销售的孕妇奶粉绝大多数都强化了维生素A，摄入时应注意补充的总量。

（2）维生素D　孕期维生素D缺乏可导致母体和出生的子代钙代谢紊乱，包括新生儿低钙血症、手足搐搦、婴儿牙釉质发育不良以及母体骨质软化症。维生素D主要来源于紫外光照下皮内的合成，在高纬度、缺乏日光的北方地区，尤其在冬季几乎不能合成维生素D，导致母体和胎儿血中25-OH-D$_3$浓度降低，由于含维生素D的食物有限，维生素D补充极为重要。

2018年《中国居民膳食营养素参考摄入量》推荐孕期维生素D的RNI为10μg/d，安全摄入的上限水平UL值为50μg/d。

（3）维生素E　由于维生素E对细胞膜，尤其是对红细胞膜上长链多不饱和脂肪酸稳定性的保护作用，孕期维生素E的补充可能对预防新生儿溶血产生有益的影响。

2018年《中国居民膳食营养素参考摄入量》推荐孕期维生素E的参考摄入量为14mg/d。维生素E广泛存在于各种食物，谷、豆、果仁中含量丰富。加上脂溶性并能在体内储存，较少出现缺乏症。未见维生素E过量摄入致中毒的报道。

（4）维生素K　缺乏维生素K的动物凝血酶原下降，凝血过程受阻。维生素K_1（叶绿醌）存在于绿叶蔬菜中。维生素K_2称为甲基萘醌，多由细菌合成。

常见的维生素K缺乏性出血症见于：① 孕期服用维生素K抑制药者，如阿司匹林、抗癫痫药；② 早产儿，维生素K不易通过胎盘，胎儿肝内储存量少，早产儿体内更少；③ 新生儿，初乳中维生素K的含量低，加上初生婴儿开奶迟肠道细菌少不能有效合成维生素K等。产前补充维生素K，或新生儿补充维生素K均可以有效地预防。维生素K的AI值为80mg/d。

（5）B族维生素

① 维生素B_1：孕期缺乏或亚临床缺乏维生素B_1可致新生儿维生素B_1缺乏症，尤其在以米食为主的长江中下游地区农村。维生素B_1缺乏也影响胃肠道功能，这在孕早期特别重要，因为早孕反应使食物摄入减少，极易引起维生素B_1缺乏，并因此导致胃肠道功能下降，进一步加重早孕反应，引起营养不良。

2018年《中国居民膳食营养素参考摄入量》中孕早、中、晚期维生素B_1的RNI分别为1.2mg/d、1.4mg/d和1.5mg/d。动物内脏如肝、心、肾，瘦肉、豆类和粗加工的粮谷类是维生素B_1的良好来源。

② 维生素B_2：孕期维生素B_2缺乏，胎儿可出现生长发育迟缓。缺铁性贫血也与维生素B_2缺乏有关。

2018年《中国居民膳食营养素参考摄入量》孕早、中、晚期维生素B_2的RNI分别为1.2mg/d、1.4mg/d和1.5mg/d。肝脏、蛋黄、肉类、奶类是维生素B_2的主要来源，谷类、蔬菜水果也含有少量的维生素B_2。

③ 维生素B_6：在临床上，有使用维生素B_6辅助治疗早孕反应，也使用维生素B_6、叶酸和维生素B_{12}，预防妊娠高血压疾病。

2018年《中国居民膳食营养素参考摄入量》孕期维生素B_6的AI为2.2mg/d。食物来源主要是动物肝脏、肉类、豆类以及坚果（瓜子、核桃）等。

④ 叶酸：叶酸摄入不足对妊娠结局的影响包括，出生低体重、胎盘早剥和神经管畸形，在发展中国家还有常见的孕妇巨细胞性贫血。此外，血清、红细胞叶酸水平降低也和血浆总同型半胱氨酸浓度升高与妊娠并发症有关。由于血容量增加致血浆稀释以及尿中叶酸排出量增加，母体血浆及红细胞中叶酸水平通常下降，胎盘富含与叶酸结合的蛋白质，可逆浓度梯度主动将母体的叶酸转运至胎儿体内。我国每年有8万～10万神经管畸形儿出生，其中北方高于南方，农村高于城市，夏秋季高于冬春季。

叶酸的补充需从计划怀孕或可能怀孕前开始。2018年《中国居民膳食营养素参考摄入量》建议围孕期妇女应多摄入富含叶酸的食物，孕期叶酸RNI为600μg/d。叶酸可来源于肝脏、豆类和深绿色叶菜，但食物叶酸的生物利用率仅为补充剂的50%，因此补充400μg/d叶酸或食用叶酸强化食物更为有效。美国1998年开始在面粉中强化叶酸的政策得到肯定和推广。

（三）孕妇配餐原则

　　1. 孕早期营养与膳食

　　孕早期胚胎生长速度较缓慢，所需营养与孕前没有太大的差别。值得注意的是早孕反应对营养素的摄入的影响。特别注意以下几点。

　　（1）按照孕妇的喜好，选择促进食欲食物。

　　（2）选择容易消化的食物，以减少呕吐，如粥、面包干、馒头、饼干、甘薯等。

　　（3）想吃就吃，少食多餐。比如睡前和早起时，坐在床上吃几块饼干、面包等点心，可以减轻呕吐，增进食量。

　　（4）为防止酮体对胎儿早期脑发育的不良影响，孕妇完全不能进食时，也应静脉补充至少150g葡萄糖。

　　（5）为避免胎儿神经管畸形，在计划妊娠时就开始补充叶酸400～600μg/d。

　　2. 孕中期营养与膳食

　　（1）营养要点

　　① 补充充足的能量　孕4～6个月时，胎儿生长开始加快，母体子宫、胎盘、乳房等也逐渐增大，加上早孕反应导致的营养不足，孕中期需要补充充足的能量。

　　② 注意铁的补充　孕中期血容量及红细胞迅速增加，并持续到分娩前，对铁需要量增加。富含铁，吸收率又较高的食物包括动物肝脏和血、肉类、鱼类。

　　③ 保证充足的鱼、禽、蛋、瘦肉和奶的供给。

　　（2）膳食构成　谷类350～450g；大豆制品50～100g；鱼、禽、瘦肉交替选用约150g，鸡蛋每日1个；蔬菜500g（其中绿叶菜300g），水果150～200g；牛奶或酸奶250g；每周进食1次海产食品，以补充碘、锌等微量元素；每周进食1次（约25g）动物肝脏，以补充维生素A和铁；1次动物血，以补充铁。由于孕妇个体有较大的差异，不可机械地要求每位孕妇进食同样多的食物。

　　3. 孕末期营养与膳食

　　孕7～9个月胎儿体内组织、器官迅速增长，脑细胞分裂增殖加快，骨骼开始钙化，同时孕妇子宫增大、乳腺发育增快，对蛋白质、能量以及维生素和矿物质的需要明显增加。

　　（1）营养要点

　　① 补充长链多不饱和脂肪酸；

　　② 增加钙的补充；

　　③ 保证适宜的体重增长。

　　（2）膳食构成　保证谷类、豆类、蔬菜、水果的摄入；鱼、禽、蛋、瘦肉合计每日250g，每周至少3次鱼类（其中至少1次海产鱼类），每日1个鸡蛋。每周进食动物肝脏1次，动物血1次；每日饮奶至少250mL，同时补充钙300mg。

三、孕妇食谱设计

1．孕早期食谱举例

早餐：馒头或面包+酸奶+鲜橙；

加餐：核桃或杏仁几粒；

午餐：米饭（米粉）+糖醋红杉鱼+清炒荷兰豆+番茄鸡蛋汤；

加餐：牛奶芝麻糊；

晚餐：面条+胡萝卜、甜椒、炒肉丝+盐水菜心（油菜）+豆腐鱼头汤；

加餐：苹果。

2．孕中期食谱举例

早餐：麻酱肉末卷，小米红豆粥；

加餐：酸奶；

午餐：米饭，清蒸鲈鱼，蒜蓉油麦菜，番茄炒鸡蛋，胡萝卜、马蹄煲瘦猪肉；

加餐：橙；

晚餐：米饭，豆腐干芹菜炒牛肉，虾米煲大芥菜，海带猪骨汤；

加餐：牛奶，面包。

3．孕晚期食谱举例

早餐：肉丝鸡蛋面；

加餐：牛奶，杏仁或核桃；

午餐：米饭，红白萝卜焖排骨，虾皮、花菇炒菜心（油菜、小白菜），花枝片（鱿鱼）爆西蓝花；花生煲猪展（猪腱肉）汤；

加餐：苹果（或纯果汁）；

晚餐：米饭，芹菜豆腐皮（千张，百叶）炒肉丝，蒜蓉生菜，清蒸鲈鱼，黑豆煲生鱼（黑鱼）汤；

加餐：酸奶，饼干。

单元九　乳母的营养

乳母营养状况的优劣不仅对婴儿的正常生长发育非常重要，而且也会影响到乳母本身近期的生理调整和远期的健康状况。

哺乳期间由于要分泌乳汁哺育婴儿，乳母需要的能量及各种营养素较多。孕前营养不良而孕期和哺乳期摄入的营养素又不足的情况下，乳汁分泌量就会下降。当乳母的各种营养素摄入量不足，体内的分解代谢将增加，以尽量维持泌乳量，此时泌乳量下降可能不明显，但已存在母体内营养的不平衡，最常见的指征是乳母的体重减轻，或可出现营养缺乏病的症状。

一、哺乳期的生理特点

1. 激素水平改变

雌激素、孕激素、胎盘生乳素水平急剧下降；催乳素（垂体分泌）持续升高。

2. 乳汁分泌

（1）初乳　为产后第一周分泌的乳汁，质稠呈浅黄色，富含钠、氯和免疫球蛋白，但乳糖和脂肪含量少（5~10d）。初乳是新生儿早期理想的天然食物，初乳缺乏时有时用婴儿牛初乳复合粉代替。

（2）过渡乳　为产后第二周分泌的乳汁，乳糖和脂肪含量增多，蛋白质含量有所下降（后5~10d）。

（3）成熟乳　产后第三周开始分泌的乳汁，富含蛋白质、乳糖、脂肪等多种营养素。

3. 母体生殖器官及有关器官和组织的恢复

产后应尽快用母乳喂养新生儿，由于哺乳过程中婴儿对乳房的不断吮吸，刺激母体内缩宫素的分泌而引起子宫收缩，减少产后子宫出血的危险，还可促进产后子宫较快地恢复到孕前状态，并可避免乳房肿胀和乳腺炎的发生。大量的研究结果表明，母乳喂养可以降低发生乳腺癌和卵巢癌的危险。用母乳喂养婴儿，可有效地消耗妊娠期间贮存的这部分能量，有利于乳母的体重尽快复原，预防产后肥胖。

二、乳母营养原则

（一）增加热能摄入

产后1个月内乳汁分泌每日约500mL，乳母的膳食能量适当供给即可，至3个月后每日泌乳量增加到750~850mL，对能量的需求增高。人乳的能量平均为290kJ（70kcal）/100mL。每升乳汁含能量为2900kJ（700kcal），机体转化乳汁的效率约为80%，故共约需3661kJ（875kcal）才能合成1L的乳汁。虽然孕期的脂肪储备可为泌乳提供约1/3的能量，但是另外的2/3就需要由膳食提供。

中国营养学会2017年提出的乳母每日能量推荐摄入量，在非孕成年妇女的基础上每日增加2090kJ（500kcal），轻体力劳动的哺乳期妇女应摄入能量9600kJ（2300kcal）/d。

（二）宏量营养素

1. 补充优质蛋白质

人乳蛋白质平均含量为1.2g/100mL，正常情况下每日泌乳量约为750mL，所含蛋白质9g左右，但是母体内膳食蛋白质转变为乳汁蛋白质的有效率为70%，故分泌750mL的乳汁需要消耗膳食蛋白质13g。如果膳食蛋白质的生物学价值不高，则转变成乳汁蛋白质的效率更低。按我国营养学会的建议，乳母应每日增加蛋白质25g，达到每日80g，其中一部分应为优质蛋白质。某些富含蛋白质的食品，如牛肉、鸡蛋、肝和肾等，有促进泌乳的作用。

2. 合理摄入脂肪

一般而言，每次哺乳过程中后段乳中脂肪含量比前段乳的含量高，这样有利于控制婴儿的食欲。乳母能量的摄入和消耗相等时，乳汁中脂肪酸与膳食脂肪酸的组成相似，乳中脂肪含量与乳母膳食脂肪的摄入量有关。脂类与婴儿的脑发育有密切关系，尤其是其中的不饱和脂肪酸，例如二十二碳六烯酸（DHA），对中枢神经的发育特别重要。目前，我国乳母脂肪推荐与成人相同，膳食脂肪供给为20%～30%。

（三）保证无机盐供给

1. 矿物质

（1）钙　为了保证乳汁中钙含量的稳定及母体钙平衡，应增加乳母钙的摄入量。乳母膳食钙参考摄入量为每日1200mg，可耐受的最高摄入量每日为2000mg。在2001年中国营养学会妇幼分会提出的《改善我国妇女儿童钙营养状况的建议》中，建议乳母要注意膳食多样化，增加富含钙的食品，例如豆类及豆制品等，建议每日饮奶达到500mL，则可获得约540mg的优质钙，加上膳食中其他食物来源的钙，达到推荐摄入量。此外，还要注意补充维生素D（多晒太阳或服用鱼肝油等），以促进钙的吸收与利用。

（2）铁　尽管母乳中铁含量极少，仅为0.05mg/100mL，为恢复孕期缺铁的状况，应注意铁的补充，膳食中应多供给富含铁的食物。乳母膳食铁的适宜摄入量每日为25mg，可耐受的最高摄入量每日为50mg。由于食物中铁的利用率低，可考虑补充小剂量的铁以纠正和预防缺铁性贫血。

2. 摄入充足维生素

（1）维生素A　由于维生素A可以通过乳腺进入乳汁，乳母膳食维生素A的摄入量可以影响乳汁中维生素的含量。乳母维生素A的膳食推荐摄入量每日为1300μg，可耐受最高摄入量每日为3000μg。乳母需要注意膳食的合理调配，多选用富含维生素A的食物。

（2）维生素D　由于其几乎不能通过乳腺，母乳中维生素D的含量很低。乳母膳食维生素D的推荐摄入量每日为10μg（400IU），可耐受最高摄入量每日为50μg。由于膳食中富含维生素D的食物很少，建议多进行户外活动来改善维生素D的营养状况以促进膳食钙的吸收，必要时可补充维生素制剂。

（3）B族维生素　母乳中维生素B_1含量平均为0.02mg/100mL。研究证明维生素B_1能够改善乳母的食欲和促进乳汁分泌，预防婴儿维生素B_1缺乏病。膳食中硫胺素被转运到乳汁的效率仅为50%，乳母膳食维生素B_1的参考摄入量为每日1.5mg，应增加富含维生素B_1食物，如瘦猪肉、粗粮和豆类等。母乳中维生素B_2的含量平均为0.03mg/100mL。乳母膳食维生素B_2的参考摄入量为每日1.7mg，多吃肝、奶、蛋以及蘑菇、紫菜等食物可改善维生素B_2的营养状况。

（4）维生素C　据世界卫生组织报告全球平均母乳中维生素C含量为5.2mg/100mL，我国报告的北京市城乡母乳中维生素C平均含量为4.7mg/100mL。乳汁中维生素C与乳母的膳食有密切关系。我国乳母膳食维生素C推荐摄入量为每日150mg，只要经常吃新鲜蔬菜与水果，特别是鲜枣与柑橘类，容易满足需要，维生素C的可耐受最高摄入量为每日2000mg。

三、乳母配餐原则

在中国营养学会发布的《中国居民膳食指南及平衡膳食宝塔》中，对乳母的膳食指南为：增加富含优质蛋白质及维生素A的动物性食物和海产品，选用碘盐。产褥期食物多样，不过量，重视整个哺乳期营养。愉悦心情，充足睡眠，促进乳汁分泌。坚持哺乳，适度运动，逐步恢复适宜体重。忌烟酒，避免浓茶和咖啡。

（一）产褥期膳食

正常分娩后产妇可进食适量、易消化的半流质食物。例如：红糖水、藕粉、小米粥、蒸蛋羹、蛋花汤等。分娩时若会阴撕伤Ⅲ度缝合，应给无渣膳食1周左右，以保证肛门括约肌不会因排便再次撕裂。做剖宫手术的产妇术后排气后，给予流食1天，但忌用牛奶、豆浆、大量蔗糖等胀气食品，以后再转为普通膳食。

母体在分娩过程中失血很多，需要补充造血的重要物质，如蛋白质和铁等。鸡蛋含有很高的蛋白质，但每日进食鸡蛋的量不要多于6个，以免增加肾脏负担。此外，我国的习惯往往只强调动物性食物的摄入，如鸡、肉、鱼、蛋，而忽视蔬菜与水果的摄入，容易造成维生素C与膳食纤维的不足。

（二）哺乳期的膳食

（1）食物种类齐全多样化　一日以4～5餐为宜，如主食不能只吃精白米、面，应该粗细粮搭配，每天食用一定量粗粮，并适当调配些杂粮、燕麦、小米、赤小豆、绿豆等，每日300～500g。

（2）供给充足的优质蛋白质　动物性食品如鱼类、禽、肉等可提供优质的蛋白质，每日200～250g。在受经济条件限制的地区，充分利用大豆类食品提供蛋白质和钙质。

（3）多食含钙丰富的食品　乳及乳制品（如牛奶、酸奶、奶粉、奶酪等）含钙量最高，并且易于吸收利用，每天至少摄入250g。此外，小鱼、小虾米（皮）含钙丰富，可以连骨带壳食用。深绿色蔬菜、豆类也可提供一定数量的钙。

（4）多食含铁丰富的食品　如动物的肝脏、肉类、鱼类、某些蔬菜（如油菜、菠菜等）、大豆及其制品等。

（5）摄入足够的新鲜蔬菜、水果和海产品每天要保证供应500g以上。乳母还要多选用绿叶蔬菜。有的地区产后有禁吃蔬菜和水果的习惯，应予以纠正。

（6）注意烹调方法，对于动物性食品，如畜、禽、鱼类的烹调方法以煮或煨为最好，多汤水。烹调蔬菜时，注意尽量减少维生素C等水溶性维生素的损失。

四、乳母食谱设计

食谱举例

早餐：小米粥、花卷、白菜鸡丁；

加餐：牛奶、樱桃；

午餐：米饭、鲫鱼汤、虾皮炒冬瓜、青椒肉片；

加餐：苹果、烤红薯；

晚餐：蔬菜面、黄花菜蛋花汤、猪肝炒菠菜；

加餐：草莓100g。

单元十　素食人群营养

素食人群是指以不食肉、家禽、海鲜等动物性食物为饮食方式的人群。按照所戒食物种类不同，可分为全素、蛋素、奶素、蛋奶素人群等。完全戒食动物性食物及其产品的为全素人群；不戒食蛋奶类及其相关产品的为蛋奶素人群。

一、素食人群的营养需要

素食人群身体状况符合各不同年龄段人群的发育特点，机体对营养素的需求同非素食人群一样。因动物性食物的选择不同，如果膳食组成不合理，将会增加蛋白质、维生素B_{12}、n-3多不饱和脂肪酸、铁、锌等营养素缺乏的风险。

二、素食人群的膳食选择

谷类食物含有丰富的碳水化合物等多种营养成分，是提供人体能量、B族维生素和矿物质、膳食纤维等的重要来源。为了弥补因动物性食物带来的某些营养素不足，素食人群应食物多样，适量增加谷类食物摄入量。全谷物保留了天然谷类的全部成分，提倡多吃全谷物食物。建议全素人群（成人）每天摄入谷类250~400g；其中全谷类为120~200g；蛋奶素人群（成人）为225~350g，全谷类为100~150g。

大豆含有丰富的优质蛋白质、不饱和脂肪酸和B族维生素以及其他多种有益健康的物质，如大豆异黄酮、大豆甾醇以及大豆卵磷脂等；发酵豆制品中含有维生素B_{12}。因此，素食人群应增加大豆及其制品的摄入，选用发酵豆制品。建议全素人群（成人）每天摄入大豆50~80g或等量的豆制品，其中包括5~10g发酵豆制品；蛋奶素人群（成人）每天摄入大豆

25～60g或等量的豆制品。

坚果类富含蛋白质、不饱和脂肪酸、维生素和矿物质等，常吃坚果有助于心脏的健康；海藻含有20碳和22碳n-3多不饱和脂肪酸及多种矿物质；菌菇富含矿物质和真菌多糖类；因此素食人群应常吃坚果、海藻和菌菇。建议全素人群（成人）每天摄入坚果20～30g，藻类或菌菇5～10g；蛋奶素人群（成人）每天摄入坚果15～25g。

蔬菜水果摄入应充足，食用量同一般人群一致。

应食用各种植物油，满足必需脂肪酸的需要；α-亚麻酸在亚麻籽油和紫苏油含量最为丰富，是素食人群膳食n-3多不饱和脂肪酸的主要来源。素食人群易缺乏n-3多不饱和脂肪酸，在选择食用油时，应注意选择富含n-3多不饱和脂肪酸的食用油，如紫苏油、亚麻籽油、菜籽油、豆油等。可用菜籽油或大豆油烹炒，亚麻籽油或紫苏油凉拌，而煎炸可选用调和油。

三、素食人群的配餐原则

（一）素食人群膳食指南

谷类为主，食物多样；适量增加全谷物。

增加大豆及其制品的摄入，每天50～80g；选用发酵豆制品。

常吃坚果、海藻和菌菇。

蔬菜、水果应充足。

合理选择烹调油。

（二）素食人群配餐原则

（1）主食餐餐不能少，全谷物天天有。素食者应更好地享用主食如米饭、面食等，每餐不少于100g。不足部分也可以利用茶点补足。素食者应比一般人群增加全谷物食物的摄入比例。选购食物，应特别注意加工精度，少购买精制米、精白粉；适当选购全谷物食物，如小米、全麦粉、嫩玉米、燕麦等。每天三餐应保证至少一次有全谷物或杂豆类。

（2）吃足量大豆，发酵豆制品不可缺。大豆是素食者的重要食物，应认真做到食用量。大豆类制品多种多样，如豆浆、豆腐、豆干、豆腐皮、黄豆芽等。每天一大块豆腐（500g左右）即可达到100g大豆。发酵豆制品是以大豆为主要原料，经微生物发酵而成的豆制品。发酵豆制品制作过程中，由于微生物的生长繁殖，可合成少量的维生素B$_{12}$。

（3）菌菇海藻和新鲜蔬菜水果必不可少。新鲜蔬菜水果对素食者尤为重要，其富含各种营养成分。海藻类和菌菇类食物一样也应该尽量多食用。

（4）食物多样，保持丰富营养。与非素食人群一样，素食者的膳食应该做到食物多样不偏食。

四、素食人群食谱

豆腐烧海带：烧豆腐时加点海带或紫菜等含碘量丰富的海产品，是两全其美的营养搭配。

豆腐青菜木耳：黑白青三色搭配，豆腐虽富乎蛋白质及其他植物化合物，但缺乏膳食纤维，而青菜和木耳中均含有丰富的膳食纤维，其恰好可弥补豆腐的这一缺陷。此外，豆腐中水溶性维生素含量较低，与菠菜、苋菜等绿叶菜搭配可以互补。

豆腐菌菇汤：豆腐与菌菇、番茄、青菜一起做酸辣汤或面条卤，食用前加点香菜。

单元十一　高温环境下人群营养

高温环境通常指32℃以上工作环境，或35℃以上生活环境。与机体处于常温下不同，高温环境使体温和环境温度间温差缩小，高温时机体不可能像常温下通过简单体表辐射散热，而必须通过生理适应性改变，维持体温相对恒定，这种适应性改变导致机体对营养的特殊要求。

一、高温环境下人群的营养需要

1. 水和无机盐

水的补充以补偿出汗丢失的水量保持体内水的平衡为原则。高温作业者凭口渴感饮水是主要的依据，再参照其劳动强度及具体生活环境建议的补水。强劳动及气温或辐射热特别高时，日补水量需5L以上。补水方法以少量多次为宜，以免影响食欲。补充饮料的温度以10℃左右为宜。

无机盐的补充以食盐为主，日出汗少于3L者，日补盐量需15g左右。日出汗超过5升者，日补盐量需20～25g。以含盐饮料补充食盐时，其中氯化钠的浓度以0.1%为宜。钾盐及其他无机盐的补充以食用含无机盐的各种蔬菜、水果、豆类为宜。对那些气温及辐射热特别高的环境下作业的人群，尤其是在刚进入高温环境的头几天，机体对高温还无法适应时，应补充含钠、钾、钙、镁等多种盐的混合盐片。

2. 水溶性维生素

维生素C的供给量为每日150～200mg，硫胺素的供给量为2.5～3mg/d，核黄素的日供给量为2.5～3.5mg/d。

3. 蛋白质和能量

因高温环境下机体分解代谢的增加及氨基酸从汗液的丢失，蛋白质摄入量也宜适当增加，由于高温作业人群食欲下降，建议补充优质蛋白质占总蛋白质比例不低于50%，能量的供给以中国营养学会2017年制订的"DRIs"为基础，当环境的温度在30℃以上时，每上升1℃应增加能量供给0.5%。

二、高温环境下人群的膳食选择

高温环境人群的热能及营养素的供给要适当增加，但高温环境下人群的消化功能及食欲下降，由此形成的矛盾需通过合理膳食的精心安排来加以解决。

（1）合理搭配、精心烹制谷类、豆类及动物性食物鱼、禽、蛋、肉，以补充优质蛋白质及B族维生素。

（2）补充含无机盐尤其是钾盐和维生素丰富的蔬菜、水果和豆类，其中水果中的有机酸可刺激食欲并有利于食物胃内消化，钾盐可防止高温中暑。

（3）以汤作为补充水及无机盐的重要措施。由于含盐饮料通常不受欢迎，故水和盐的补充以汤的形式较好，菜汤、肉汤、鱼汤可交替选择，在餐前饮少量的汤还可增加食欲。对大量出汗人群，宜在两餐进膳之间补充一定量的含盐饮料。

（4）高温环境旅游者的膳食要讲究色香味，花色品种多样，多用酸味和辣味调味料，刺激味觉神经，激发食欲。

三、高温环境下作业人员的配餐原则

高温作业可分为三种类型：高温、强热辐射作业（如炼钢、炼铁等）；高温、高湿作业（如纺织、印染、造纸等）；夏季露天作业（如建筑、部队等）。

高温环境下作业人员的配餐原则：

（1）为补充随汗液流失的大量矿物质，应提高钠、钾、镁、铝等矿物质的供给量。在正常人膳食基础上，每日须增加钾、钠、钙和磷以及微量元素铁的供给。

（2）增加维生素的供给量，包括维生素C、B族维生素以及维生素A等。

（3）合理增加能量和蛋白质的供给量。

（4）合理安排进餐时间，三餐分别安排在起床后、下班后的1~2小时，以及上班前的1个多小时。高温往往影响食欲，因此在菜肴方面要经常更换花样，并适量选用有辛辣味的调味品。要有选择地增加动物性食品（肉、鱼、动物内脏、奶及奶制品）、豆及豆制品、深色蔬菜（菠菜、油菜、芹菜等）、海产品（海带、海蜇、虾皮、紫菜等）的量。因大量出汗，矿物质丢失较多，故应提供盐分略高的汤类。

四、高温环境下人群的食谱

高温环境下人群食谱举例见表2-11-1。

表2-11-1　高温环境下人群的一周食谱

星期 餐次	一	二	三	四	五	六	日
早餐	豆沙包 二米粥 咸鸭蛋 花生仁炝西芹 咸菜	金银卷 牛奶 卤蛋 麻酱黄瓜条 咸菜	馒头 豆浆 煮鸡蛋 花生米 酱豆腐	油饼 豆腐脑 五香蛋 蒜蓉豇豆 咸菜	花卷 牛奶 咸鸭蛋 炝青笋 咸菜	芝麻烧饼 二米粥 卤蛋 椒油土豆丝 小酱菜	面包 牛奶 茶蛋 炝三丝 咸菜
午餐	米饭、馒头 红烧排骨海带 小白菜粉丝 双耳南瓜汤	米饭、馒头 红烧肉腐竹 素炒三丁 紫菜蛋花汤	米饭、馒头 烩牛肉土豆 胡萝卜 素什锦 番茄蛋汤	米饭、馒头 扒鸡腿 番茄炒圆白菜 肉丝榨菜汤	米饭、馒头 红烧带鱼 香菇油菜 虾籽冬瓜汤	米饭、馒头 红烧丸子 蒜蓉盖菜 酸辣汤	米饭、馒头 元宝肉 清炒油麦菜 虾皮紫菜汤
晚餐	米饭、窝头 二米粥 木须肉 烧土豆 咸菜	馒头、烙饼 玉米面粥 肉片扁豆 醋烹豆芽 咸菜	米饭、烧饼 紫米粥 麻婆豆腐 肉丝芹菜 咸菜	米饭、葱花卷 绿豆粥 鱼香肉丝 素炒西葫芦 咸菜	米饭、发糕 玉米碴粥 酱爆鸡丁 醋熘白菜 咸菜	米饭、葱油饼 八宝粥 家常豆腐 素炒茄片柿椒 咸菜	米饭 紫米芸豆粥 肉片鲜蘑 地三鲜 咸菜

单元十二　低温环境下人群营养（选修）

低温环境多指环境温度在10℃以下，常见于寒带及海拔较高地区的冬季及冷库作业等低温环境下，机体生理及代谢改变，导致对营养素有特殊要求。寒冷地区人体总能量需要量较温带同等劳动强度者为高，其原因有基础代谢可增高10%～15%。低温时机体肌肉不自主寒战，以产生能量，这也使能量需要增加；笨重的防寒服也增加负担，活动耗能更多，也是能量消耗增加原因。

一、低温环境下人群的营养需要

1. 能量和产热营养素

低温人员能量供给较常温下应增加10%～15%。

低温环境下机体脂肪利用增加，较高脂肪供给可增加人体对低温的耐受，脂肪提供的能量可提高至25%～35%。碳水化合物也能增强机体对寒冷耐受能力，作为能量主要来源，所供能量应大于总能量50%。蛋白质占11%～15%，其中动物蛋白质应占总蛋白质50%。

2. 维生素

据对北极地区及我国东北地区调查表明，低温环境下人体对维生素需要量增加，与温带地区比较，增加30%～35%。随低温下能量消耗增加，与能量代谢有关的维生素B₁、维生素B₂及烟酸需要增加，研究表明，给低温生活人员补充维生素C，可提高机体对低温的耐受。

此外，寒冷地区因条件限制，蔬菜及水果供给常不足，维生素C应额外补充，每天补充量为70～120mg。维生素A也有利于增强机体对寒冷耐受力，氧化磷酸化过程也需要充足的维生素A。每天供给量应为1500μg。寒冷地区生活户外活动减少，日照短而使体内维生素D合成不足，每天应补充10μg维生素D。人体受寒冷刺激后肾上腺肥大，其中维生素C含量也降低，大量摄入维生素C可缓解此种变化。

3．矿物质

寒带地区居民极易缺乏钙和钠，钙缺乏主要原因是因饮食钙供给不足，加上日照短维生素D合成不足，致钙吸收和利用率降低，故应尽可能增加寒冷地区居民富钙食物，如奶或奶制品供给。食盐对居住在寒冷地区的居民也很重要。低温环境下摄入较多食盐，可使机体产能量力增强。寒带地区居民食盐摄入量高达26～30g/d，相当温带地区居民2倍。寒带地区居民高钠摄入量，是否引起高血压尚有不同意见。寒带地区居民钠盐供给量，可稍高于温带地区居民。

二、低温环境下人群的膳食选择

（1）供给充足的能量　保证每餐都吃饱，体内产热增多，可以提高耐寒能力。

（2）保证蛋白质的供给　在膳食安排时，特别注意鱼类、禽类、肉类、蛋类、豆类及其制品的供应。同时还可适当选择含高蛋白、高脂肪的坚果类（核桃仁、花生仁等）食品。

（3）提供富含维生素C、胡萝卜素和无机盐　选择含钙、钾等的新鲜蔬菜和水果，适当选择动物的肝脏，补充维生素。

（4）食盐的推荐摄入量　每人15～20g/d，高于非低温地区。

三、低温环境下人群的配餐原则

低温作业人员包括长期于常年气温在10℃以下的环境中生活、工作（如南极、北极），或长期在局部低温环境中工作（如制冷业、冷库等）的人员。其配餐原则：

（1）保证充足的能量，日能量供给量应在4000kcal（16.74MJ）以上。产能营养素来源为：碳水化合物48%～50%，脂肪35%～37%，蛋白质14%～15%。

（2）合理地增加脂肪的供给量对机体防寒具有积极意义，但动物性脂肪不宜过多。

（3）蛋白质的供给量要充足，一般应为常温下相同劳动强度等级人员的130%～150%。

（4）低温环境下机体抵抗力低，应激能力差，需增加维生素A的供给量（为常温下的150%）。

四、低温环境下人群的食谱

低温作业人员食谱举例见表2-12-1。

表2-12-1 低温作业人员一周食谱

星期 餐次	一	二	三	四	五	六	日
早餐	大米红 小豆粥 煎鸡蛋 烧饼 花生仁炝西芹 小酱菜	牛奶 茶鸡蛋 姜黄花卷 麻酱黄瓜 咸菜	豆腐脑 煮鸡蛋 油饼 拌海带 豆芽 香菜 咸菜	牛奶 香肠 莲蓉包 炸花生米 圣女果	豆浆 卤鸡蛋 油条 椒油土豆丝 五香花生米	牛奶 五香蛋 果酱包 黄瓜豆腐丝	牛奶 咸鸭蛋 馒头 五香卤杏仁 粉丝海白菜
午餐	米饭、馒头 香菇炖鸡块 清炒蒿子秆 虾子豆腐羹	米饭、馒头 咖喱牛肉 土豆胡萝卜 韭菜豆芽 紫菜蛋花汤	米饭、馒头 太阳肉 小白菜粉丝 酸辣汤	米饭 馒头 红烧带鱼 清炒佛手瓜 肉丝榨菜汤	米饭、馒头 红烧肉栗子 蒜蓉木耳菜 虾皮紫菜汤	米饭、馒头 黄豆烧猪蹄 素什锦 粉丝菠菜汤	米饭、馒头 排骨焖海带 香菇油菜 蛋花玉米羹
晚餐	猪肉扁豆馅包子 大米粥 拌金针菇黄瓜	米饭、大饼 玉米面粥 猪肉焖海带 素炒圆白菜	米饭、发糕 绿豆粥 糖醋里脊 尖椒土豆丝	米饭 葱油饼 二米粥 木须肉 酸辣白菜	羊肉饺子 糖醋心里 美萝卜	米饭 炸麻团 紫米粥 肉片焖豆角 蒜蓉苋菜	米饭 豆沙炸糕 八宝粥 番茄鸡蛋 炒三片 （土豆、柿椒、胡萝卜）

单元十三 高原环境下人群营养

一般将海拔3000m以上地区称为高原。因在这一高度，由于大气氧分压的降低，人体血氧饱和度急剧下降，常出现低氧症状。我国高原地域辽阔约占全国面积的1/6，人口约有1000万。人体对高原地区的反应，首先是为了从低氧空气中争取到更多的氧而提高机体的呼吸量，因此必然呼出过量的CO_2，影响机体维持正常的酸碱平衡。严重低氧情况下食欲减退，能量供给不足，心脏线粒体功能受到影响，因而代谢率降低。但在同等劳动强度条件下，在高原的能量需要量高于在海平面者。

初次登上高原旅游者，会出现不同程度的恶心、呕吐、食欲不振、心悸、气短、乏力等高原反应。造成高原不适症的主要环境因素是缺氧，而适宜的营养和膳食，有助于提高人体对缺氧的耐受能力，加速对高原环境的适应。

一、高原环境下人群的营养需要

1. 能量需要量

高原能量供给量比相应的平原劳动者高出10%，具体轻体力、重体力、极重体力所需能量水平不同，详见表2-13-1。

表2-13-1　高原体力劳动主要营养素需要及参考值

劳动强度	能量/（MJ/d）	能量/%			维生素A/（μg RE/d）	维生素B₁/（mg/d）	维生素B₂/（mg/d）	维生素C/（mg/d）
		蛋白质	脂肪	碳水化合物				
一般体力劳动	13.4~15.4							
重体力劳动	15.4~17.5	10~15	20~25	60~75	1050~1500	2.0~2.5	1.5~2.0	75~100
极重体力劳动	17.5~20.1							

2. 产热营养素

早期苏联学者认为掌握"高糖、低脂、不滥用蛋白质"的原则，主要原因是脂肪氧化需要更多的氧气，而"高糖"有助于肺泡氧张力的增加和脑功能的改善。但是，后来一些研究表明上述原则可能仅仅适用于初入高原的急性缺氧期，对于居住高原一年以上者，或者对高原产生适应者，无必要过分强调上述高糖低脂的膳食原则，适当增加蛋白和脂肪的供给，可以增加菜肴的美味，促进食欲。三大产热营养素供能比例为糖类65%~70%，蛋白质12%~15%，脂肪20%~25%。

3. 矿物质和水

人进入高原地区后，促红细胞生成素（erythropoietin）分泌增加，造血功能亢进，红细胞增加，有利于氧运输和对缺氧适应。所以铁供给量应当充足。通常认为，如体内铁储备正常，每天饮食供给10~15mg铁，可以满足高原地区人体需要，但高原地区妇女铁的供给量应比平原地区适当增加。

高原地区空气干燥，水的表面张力减小和肺的通气量增大，每天失水较多。初入高原地区，常无口渴感，不愿饮水，所以初期失水对人体是威胁性反应，应引起重视。久居高原地区适应以后，饮水量则与平原地区相同。

4. 维生素

高原环境下对维生素的需求也增加，尤其是维生素B₂、维生素C的需要量显著高于平原。

二、高原环境下人群的膳食选择

（1）初次进入高原区一定要选择高碳水化合物，如选择糖包、糖花卷、糖粥及各种米面食品。

（2）肉蛋奶的选择　初入高原时，暂时不要摄入过多高蛋白。但若长期居住，应选择富含优质蛋白质的食物，如鱼类、牛肉、蛋类等食物。

（3）蔬菜水果的选择　多吃新鲜的水果、蔬菜，还可以喝一些酸饮料、酸水果，刺激性的调味品。

（4）可多喝些菜汤、浓茶，补充失去的水分。

（5）高原地区可食用红景天类保健食品，增加抗缺氧耐受力。

三、高原环境下人群的配餐原则

（1）为提高机体对低压和高原环境的耐受力，每日应供给充足的能量。

（2）适当增加富含铁的食物，使机体动脉血氧含量增加，提高机体在低氧分压条件下呼吸的能力。

（3）增加优质蛋白质的摄入量，加强机体恢复平衡的能力。

（4）增加维生素的供给量。维生素B_1和维生素C可参与能量转化，维生素A和维生素D可提高机体对气压变化的适应能力，维生素E可促进脂肪吸收和防止体重减轻。

（5）适当减少食盐的摄入量，有助于预防急性高山反应。

（6）提倡多餐（每日4～5餐）。

四、高原环境下人群的食谱

高原环境作业人员食谱举例见表2-13-2。

表2-13-2　高原环境下的作业人员一周食谱

餐次＼星期	一	二	三	四	五	六	日
早餐	牛奶 小面包 蒜蓉豇豆 酱豆腐	牛奶 油饼 麻酱拌茄泥	牛奶 红糖包 黄瓜豆腐丝 泥肠	牛奶 油饼 拌芝麻豆芽 海带	牛奶 面包 白干芹菜香肠	牛奶 烧饼 椒油土豆丝 泥肠	牛奶 火烧 圣女果 方火腿
午餐	米饭、馒头 清蒸黄鱼 肉片木耳柿子椒 虾皮香菜冬瓜汤	米饭、馒头 淮山药烧鸡块 海米芹菜 木耳南瓜汤	米饭、花卷 红烧带鱼 蒜炒扁豆 小白菜粉丝汤	米饭、馒头 海带炖肉 香菇油菜 红白豆腐汤	米饭、馒头 羊肉炖白萝卜 素炒豆芽 豆花汤	米饭、馒头 心里美萝卜 汆丸子 素什锦 番茄鸡蛋香菜汤	米饭、馒头 牛肉烧胡萝卜土豆 番茄炒圆白菜 雪花豆腐羹
晚餐	花卷 玉米碴粥 肉末、豆腐蒸茄泥	水饺（猪肉、韭菜馅） 糖拌番茄	发糕 八宝粥 豆椒肉丝 番茄炒菜花	馒头 绿豆粥 木须肉（鸡蛋、肉、木耳、黄花） 凉拌芹菜	姜黄花卷 红豆粥 熘鸡片黄瓜木耳 尖椒土豆丝	烙饼 小米粥 猪肝炒柿子椒 开洋白菜	馒头 二米粥 肉片鲜蘑 蒜蓉油麦菜 糖拌番茄
加餐	肉丝青菜面	牛奶 果酱面包	番茄鸡蛋面片汤	小馄饨	酸奶 烤面包片	青菜肉末疙瘩汤	酸奶 蛋糕

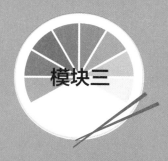

模块三　常见慢性疾病人群营养配餐与设计

■ 学习目标

知识目标 —— 掌握疾病的分类、常见慢性疾病知识（定义、分类、临床症状）；掌握常见慢性病人群的营养原则、食物选择范围、配餐方法与步骤；了解与常见慢性疾病相关的营养膳食因素；了解医院膳食的种类。

能力目标 —— 能针对不同的常见慢性疾病人群开展营养指导；能针对不同的常见慢性疾病人群合理选择烹饪原、辅、调料及烹调方法；能熟练地按照不同的常见慢性疾病人群的膳食营养原则，设计和制定相应的营养食谱；能在教师的引导下，深入探究营养食谱的设计与开发。

关键概念 —— 医院常规膳食的种类、高血压、高脂血症、冠心病、糖尿病、慢性胃炎、消化性溃疡、慢性肝炎、胆石症、痛风、体质指数、血糖生成指数（GI）。

营养是关乎身体健康之大事。现代人往往是高热量、高脂肪、低纤维素饮食，缺乏运动，不健康的生活习惯、生活方式，导致心血管健康、消化系统健康处于严重流失阶段。近些年来肥胖症、高脂血症、高血压、心脑血管疾病、糖尿病、痛风、癌症、胃肠溃疡、胆石症、肝肾疾病的发病率升高〔国家卫计委发布《中国居民营养与慢性病状况报告（2015年）》，光华博思特大数据分析《中国国民健康与营养大数据报告（2018年）》数据显示我国慢性病患病率上升，死亡率下降〕，而且越来越呈现年轻化趋势，这些慢性疾病已成为威胁人类健康的头号杀手。这些慢性疾病与"吃得太好、动得太少"有关，要想防治慢性疾病需要"管好嘴、迈开腿"，从膳食结构、生活习惯着手，减少常见慢性疾病对人体的危害。

单元一　知识储备

一、疾病的分类

疾病的分类，是把数千种病历按一定标准（如疾病发生原因；病历部位；疾病过程临床表现等）分成若干大类（母类），大类下面再分成小类（子类）。所有病历都各自分在一个类中，有类可归。分类的疾病名称，可以准确反映疾病发生规律和个体病例特征。

在营养学中，我们把疾病简单地分成两大类，即感染类的疾病和生活方式类疾病，像感冒、肝炎、肺炎，这些所谓带"炎"的，基本上都被称为感染类疾病；另一类，像糖尿病、高脂血症、肿瘤、脑卒中等，这些病的成因，大多与错误的生活方式有关，被称为生活方式类疾病。本模块讨论的常见慢性疾病人群营养主要针对的就是生活方式疾病。

1. 呼吸系统疾病

呼吸系统疾病在我国占内科疾病的1/4，并且呈上升趋势。空气、食物、水源、住房等的污染，吸烟人群的增加是呼吸系统疾病高发的重要原因，许多呼吸系统疾病呈慢性进程，阻塞性肺病、职业性肺病严重地损害着肺功能，致残率和死亡率均高，常见的还有急性呼吸窘迫综合征及乳糜胸。

呼吸系统的生理功能为通气和换气，成人静息状态下，每天约有10 000L气体出入于呼吸道。人体生命活动消耗的能量来自细胞的新陈代谢，细胞在新陈代谢过程中不断消耗O_2，并产生CO_2。呼吸的重要意义就是排除过多的CO_2，不断补充O_2，使生命活动正常进行。通气和换气主要在气管、支气管及肺完成，同时必须有呼吸肌、呼吸中枢、心血管、神经系统、内分泌系统的共同参与。

2. 心脑血管疾病

所谓心脑血管疾病就是心脏血管和脑血管的疾病统称。循环系统包括心脏、血管和调节血液循环的神经体液装置。主要功能是为全身组织器官运输血液，将氧、营养物质和激素等供给组织，并将组织代谢废物运走，保证人体新陈代谢正常进行。目前我国每年约有300万人死于心血管病，在城市和农村均列首位。近年来，有学者提出"心血管事件链"的概念，是心血管病防治中的重要的观念更新。所谓"事件链"是指心血管病多有动脉粥样硬化、左心室肥厚、冠心病、脑卒中的过程，然后导致心力衰竭和死亡。

3. 泌尿系统疾病

泌尿系统包括肾脏、输尿管、膀胱和尿道，其功能是维持人体内环境的稳定。感染、药物、化学毒物、外伤和肿瘤等因素都可损伤泌尿系统的功能，特别是肾脏的功能，严重时可威胁生命。泌尿感染疾病严峻的形势，引起了医学界广泛的关注。一是发病率提高，二是发病年龄趋于低龄化，三是复合性感染比率增大。

与人类关系比较密切的是肾脏疾病。肾脏疾病常引起一组临床症状、体征、实验室检查表现相似的综合征如肾病综合征、肾炎综合征、急性肾衰竭和急进性肾衰竭综合征、慢性肾衰竭综合征、无症状性尿异常［单纯性血尿、无症状性蛋白尿和不能解释原因的脓（白细胞）尿］等。

4. 消化系统疾病

由于消化系统开口于体外，接受外来的食物，被污染的食物首先必然会损害消化系的各部分的结构和功能。所以，消化系疾病是多发病和高发病。如：反流性食道炎、急慢性胃炎、消化性溃疡、肠结核、肠伤寒、溃疡性结肠炎、痢疾、便秘、肿瘤等。其病理生理改变有其共同特点：黏膜病变，充血、水肿、溃疡、出血、穿孔、坏死等；胃肠蠕动功能的改变，呕吐、腹泻、便秘。

5. 肝、胆、胰疾病

肝脏为人体最大的腺体，胰腺也是具有多种功能的腺体。肝、胆、胰系统发生病变，常有急性病毒性肝炎、慢性肝炎、肝性脑病、胆石症、急性胆囊炎、急性胰腺炎等。

6. 内分泌代谢性疾病

内分泌代谢性疾病是指由于体内内分泌紊乱、蛋白质、脂肪、碳水化合物代谢异常的一系列疾病。典型代表疾病为糖尿病和痛风。

7. 常见外科疾病

外科疾病如：大部切除术后、短肠综合征、肠瘘、肝脏手术、胰腺手术后的营养治疗、胆囊切除手术后、烧伤病人等。

二、医院膳食的种类

由于住院病人众多，病因各异，病情轻重不同，对膳食的要求也各不相同，即使相同疾病的患者对食物的消化能力和耐受能力也有不同。医院膳食在质地、制作方法和食物的选择、调配等方面要适应病人的不同需要，所以需要设立一套医院常规膳食。

根据人体的基本营养需要和各种疾病的医疗需要而制定的医院病人膳食一般分为基本膳食、治疗膳食、特殊治疗膳食、儿科膳食、诊断膳食和代谢膳食等。

1. 基本膳食

由于绝大多数治疗膳食是根据医院常规膳食加以调整而产生的，因此，医院常规膳食也称医院基本膳食。医院中大多住院病人采用此膳食。一般医院基本膳食包括四种形式：普通饭、软食、半流质膳食和流质膳食。

（1）普通饭　普通饮食也称正常饭、普食，是平衡膳食，与正常人的平时膳食接近，是医院膳食的基础，医院里食用普食的人数最多，是应用范围最广的医院膳食。每日供应早、午、晚三餐，每餐之间间隔4~6h。适用于体温正常或接近正常，咀嚼能力、消化功能无障碍，在治疗上无特殊膳食要求，又不需要对任何膳食营养素加以限制的病人。应用范围广，占所有住院患者的50%以上。

膳食配制应以均衡营养和接近正常膳食为原则。每日供给的食物种类要全，每日的蔬菜不应少于300g，少用烟熏、油炸等食品。食物烹调应科学合理，尽量减少营养素的流失，应清淡，多样化，注意色、香、味。

注意照顾民族风俗、地域习惯的特殊性，了解患者的食物过敏史（如海产品中的鱼、虾、螃蟹，干菜中的黄花菜等），应选择常用食物和注意成本核算。

（2）软食　软食是一种质地软、少渣、易咀嚼、与普通饮食相比更容易消化的膳食，是半流质饮食向普食过渡的一种中间膳食，每日供应3~5餐。适用于咀嚼不便（如拔牙）、口腔疾患，低热、食欲下降、消化不良、胃肠功能减弱者，小儿、老年人，手术后患者。

食物要细、软、烂，不选含粗纤维多的蔬菜，清淡、少盐。宜采用拌、蒸、炖、滑溜、急火快炒等烹调方式。主食以粥、发酵类面食为主。长期采用软饭的病人因蔬菜切碎、煮软过程中水溶性维生素和矿物质损失较多，应注意适当补充。

（3）半流质膳食　半流质膳食是比较稀软的、易咀嚼吞咽、易消化的膳食，介于软食与流质饮食之间，外观呈半流体状态，宜采用限量的、多餐次的进餐形式，每日供给5~6餐，其中两餐之间为加餐。适用于口腔疾病使咀嚼和吞咽有困难者、耳鼻咽喉手术后病人，发热较高者，有消化道疾患、身体虚弱、缺乏食欲者，也用于某些外科手术后暂时的过渡饮食。

各种食物皆应细，软碎，易咀嚼，易吞咽，少粗纤维，无刺激性的半固体食物。烹调中注意干稀搭配、甜咸间隔。

（4）流质膳食　流质膳食是极易消化的、含渣很少、呈流体状态，或在口腔内能融化为液体的一种饮食。能量低，必需营养素不足，是一种不平衡膳食，每日供应6~7餐，只能短期（1~2d）食用。适用于极度衰弱、无力咀嚼食物者，高热、急性炎性胃肠疾病、急性腹泻、恶心、呕吐者，急性传染病患者，病情危重者，大手术后第一次进食。

所用食物皆需制成液体或进口即能溶化成液体，避免过咸或过甜，甜咸要间隔。根据病情不同，调整流质内容，如腹部手术后免用胀气的食物，口腔手术用厚流质，咽喉部手术用冷流质，胰腺炎患者用无油清流质。

2. 治疗膳食

治疗膳食是为了适应病情的需要，在基本膳食的基础上，增加或减少某些营养素，或用烹调方法改变食物性质，以达到身体康复目的的膳食。

（1）高热量膳食　高热量膳食适用于体重过低、贫血、结核病、伤寒、产妇、恢复期病人或需要增加体重的病人，常与高蛋白饮食同时使用。每日总热量为3000kcal左右。可于三餐之间加餐两次，增加的食物可为牛奶、豆浆、鸡蛋、藕粉等。

在均衡膳食的原则下，鼓励患者增加食物量。尽可能配制容易引起患者食欲的菜肴。正常膳食餐外的加餐，可另行配制能量高的食物。对胃纳欠佳者，可用部分配方营养剂来增加总的能量和相关营养素的摄入量。

（2）高蛋白膳食　高蛋白膳食适用于营养不良、贫血、低蛋白血症、肝炎、肺结核、肿瘤等慢性消耗性疾病的病人，以及重度感染性疾病、大手术前后。原则上一日三餐，每日除正餐外，添加两份蛋白质丰富的食品，如瘦肉、鸡蛋、鱼类、乳类、豆制品等，用以提高每日膳食中蛋白质的含量。

食物选择要多样化，制作要清淡，注意色香味。对食欲良好的患者可在正餐中增加蛋、肉、奶等优质蛋白质丰富的食物。对食欲差的患者可采用含40%～90%蛋白质的高蛋白配方制剂、如酪蛋白、乳清蛋白、大豆分离蛋白等制品，以增加其蛋白质的摄入量。

制订饮食计划前要全面了解病史、饮食习惯、民族风俗。对于老年人、胃肠功能差和营养不良病程较长的病人，增加蛋白质要多次少量，循序渐进，并注意观察肾功能。久禁食，食道疾病，神经性厌食、儿科疾病等病人，因长期处于饥饿或半饥饿状态，不宜立即供给高蛋白饮食，应从低蛋白流食开始，逐步增加。

（3）低蛋白膳食　低蛋白膳食主要控制膳食中的蛋白质含量，以减少含氮的代谢产物，减轻肝、肾负担，在控制蛋白质摄入量的前提下，提供充足的能量、优质蛋白质和其他营养素，以改善患者的营养状况。适用于肝肾功能不全者，如急性肾炎、急性肾功能衰竭、慢性肾功能衰竭、肾病综合征、尿毒症、肝性脑病、肝昏迷。每日供给的蛋白质为20～40g。

每日膳食中的能量应供给充足，肾功能不良者在蛋白质定量范围内选用优质蛋白质，如鸡蛋、牛奶、瘦肉、鱼虾。肝功能衰竭患者应选用高支链氨基酸，低芳香族氨基酸以豆类蛋白为主的食物，要避免肉类蛋白质。

（4）低盐膳食　低盐膳食是通过调整膳食中的钠盐摄入量来纠正水、钠潴留以维持机体水、电解质的平衡。适用于高血压、心力衰竭、急性肾炎、慢性肾炎、肾功能衰竭、肝硬化腹水、妊娠毒血症以及各种原因所致的水钠潴留。每日用盐不超过2～3g（包括酱油）。禁用咸菜、咸肉、咸蛋及酱豆腐等。

（5）无盐膳食　无盐饮食即在食物选择和烹调加工过程中避免含盐，酱油和其他钠盐调味品，全日膳食总含钠量在1000mg以下。适用对象同低盐膳食，但病情较重者。烹调时不加食盐和酱油，不食用有盐的食品，如馒头、挂面、油等。可用人造盐或糖醋、番茄类作调味品。一般只能短期使用，必要时可用钾盐、酱油代替食盐。

（6）低脂膳食　低脂肪膳食是控制膳食中脂肪的摄入量以改善脂肪代谢和吸收不良而引起的各种疾患，根据患者病情不同，脂肪摄入的控制量也有所不同。一般可以分为：一般限制、中等限制和严格限制。适用于肝胆疾病及高脂血症、肥胖症、高血压、冠心病、腹泻等病人。食物配制以清淡为原则，每日脂肪总量约40g。避免食用肥肉、油炸食品，烹调时少用油，尽量用蒸、煮、烩等方法。

（7）低胆固醇膳食　低胆固醇饮食在低脂膳食的前提下，控制每日膳食中的胆固醇含量在300mg以下。适用于冠心病、高血压、动脉硬化者及胆结石等病。每日食品中含胆固醇总量应在300mg以下。少用动物脂肪及富含胆固醇的食品，如蛋黄、动物内脏、对虾、奶油等。在低脂肪膳食的基础上，减少饱和脂肪酸和胆固醇的摄入，多选用茶油等含单不饱和脂肪酸含量高的油脂，有助于调整血脂。多食用香菇、木耳、海带、豆制品、橄榄菜等有助于调节血脂的食物，适当增加膳食纤维的含量，有利于降低血胆固醇。

（8）少渣膳食（低纤维膳食）　少渣膳食需要限制膳食中的粗纤维，包括植物纤维、肌肉和结缔组织，其目的是减少对消化道的刺激，减少粪便的数量。适用于咽喉部疾病、食道狭窄、食道炎、食道静脉曲张及消化道手术；结肠过敏、腹泻、肠炎恢复期、伤寒、肠道肿瘤、消化道出血等疾病。

食物制作要细软烂，蔬菜去粗纤维后制成泥状，主食宜用白米，白面等细粮。少量多餐、根据病情可采用少渣半流或少渣软饭。

（9）高纤维膳食　膳食中增加膳食纤维，一日膳食中的膳食纤维总量应不低于30g，目的以增加粪便体积及含水量、刺激肠道蠕动、降低肠腔内的压力，增加粪便当中胆汁酸和肠道有害物质的排出。适用于便秘、肛门手术后恢复期、心血管疾病、糖尿病、肥胖病、胆囊炎、胆结石等疾病。

在普通膳食基础上，增加含粗纤维的食物；多饮水，每日饮水2000mL以上，空腹可饮用淡盐水或温开水，以刺激肠道蠕动。多食粗粮、玉米、糙米、全麦面包、豆芽、韭菜、萝卜、白菜及带皮的水果等。

3．特殊治疗膳食

（1）糖尿病膳食　糖尿病膳食是适合各种类型的糖尿病的饮食。饮食治疗是糖尿病最基本的治疗措施，是临床治疗的基础治疗。通过饮食控制和调节，可以起到减轻胰岛负担，利于受损的胰岛细胞修复；控制血糖、血脂使之达到正常或接近正常；预防和延缓并发症的发生；提高患者生活质量。

糖尿病膳食应多供给含膳食纤维丰富的食物，特别是可溶性膳食纤维，有助于调节血糖。供给充足的维生素和无机盐。合理安排餐次。每日至少三餐，定时、定量。餐后血糖过高的可以在总量不变的前提下分成4餐或者5餐。

（2）低嘌呤饮食　低嘌呤饮食适用急性痛风、慢性痛风、高尿酸血症、尿酸性结石患者，限制膳食中嘌呤的摄入量在150～250mg/d，减少外源性嘌呤的来源，降低血清尿酸的水平。增加水分的摄入量，促进尿酸排出体外，防治急性痛风的发作。患者在低嘌呤饮食同时，如无肾功能不全症状，宜多喝水。

（3）麦淀粉膳食　麦淀粉膳食是以麦淀粉为主食，部分或者全部替代谷类食物，减少植物蛋白质，目的是减少体内含氮废物的积累，减轻肝肾负荷，根据肝肾功能限定摄入的优质蛋白质量，改善患者的营养状况，使之接近或达到正氮平衡，纠正电解质紊乱，维持病人的营养需要，增加机体抵抗力。适用于肝功能衰竭、肝昏迷前期、急性肾功能衰竭、慢性肾功能衰竭等病。

（4）低铜膳食　低铜膳食主要适用于肝豆状核变性患者，主要表现为铜代谢缺陷。所以限制每天膳食铜的摄入量。限制摄入含铜量高的食物，一般认为应不超过1～2mg/d。

（5）免乳糖膳食　免乳糖膳食主要适用于半乳糖及乳糖不耐受者，乳糖不耐受是因先天性小肠乳糖酶缺乏，或病后肠黏膜受损引起乳糖酶分泌不同程度障碍。故应避免含乳糖的食物。

（6）急性肾功能衰竭膳食　急性肾功能衰竭以急性循环衰竭为主，急剧发生肾小球滤过率减低和肾小管功能降低为主。少尿及无尿期应严格限制蛋白质的摄入量。当少量排尿，病情有好转时，每日可摄入16～20g高生物价蛋白质。少尿及无尿期水肿明显，或高血压严重每日钠摄入量控制在500mg。多尿期按每排出1000mL尿，补充氯化钠2g。少尿及无尿期应严格限制水分，每日500mL。如有发热、呕吐及腹泻时，可酌情增加饮水量。

（7）肾透析膳食　血透或腹透均为清除体内代谢毒性产物的方法，同时也增加了组织蛋白及各种营养素的丢失。膳食营养补充应结合透析方法、次数、透析时间、消耗程度及病情而定。

凡进行定期血液透析的病人每日至少摄入50g蛋白质。若每周进行30小时血液透析时，膳食中蛋白质可不予限量，其中优质蛋白质应占50%以上。根据病情变化补钾、钠、钙和磷。除膳食中摄入外，还应口服维生素制剂。

（8）肝功能衰竭膳食　肝功能衰竭时病人血浆中支链氨基酸明显下降，但芳香族氨基酸则明显升高。通过供给高支链及低芳香族氨基酸的低蛋白膳食，有助于血浆氨基酸谱恢复正常。有轻度或中度血氨增高而无神经系统症状时，可用低蛋白膳食，每日蛋白质0.5g/kg，待病情好转，每日蛋白质可增加至0.8g/kg；血氨明显增高同时存在神经系统症状，给予完全无动物蛋白质的膳食，每日蛋白质小于20g。病情好转时，可选用少量乳类蛋白，以后视病情适量增加，每次增加量低于10g。每日总量不得超过0.8g/kg；病情反复时，更应严格地限制蛋白质。

4. 儿科膳食

儿科病人是处在生长发育期的人群，其膳食设计除了考虑病情外还应根据患儿不同年龄、体重和生长发育的需要综合平衡后进行科学安排。由于患儿的消化功能尚处在待完善阶段，应少量多餐，每日至少4餐，儿科膳食应采用细软、易咀嚼、易消化、易吸收的食物。

儿科病人由于年龄跨度较大（从0～12岁），因此其膳食应按年龄阶段来划分，可分成婴儿膳食、儿科基本膳食和儿科治疗膳食。

（1）婴儿膳食

① 母乳喂养：母乳为婴儿最佳食物，患病婴儿只要无特殊禁忌情况，仍应以母乳作为首选食物。

② 婴儿基本奶：选用市售婴儿配方奶粉、全脂奶、稀释奶等。

③ 婴儿治疗奶：有脱脂奶、酸奶、厚奶、蛋白奶、免乳糖奶、焦米汤、米汤、胡萝卜水等。

④ 婴儿辅助食品：根据不同月龄婴儿生长发育需要而设计合理的营养辅助食品以补充能量、蛋白质、维生素、矿物质的需要。随月龄增加，可依次选用鱼肝油、维生素AD滴剂、蛋黄、米糊、面糊、菜泥、果泥、婴儿粥、全蛋、肝泥、肉泥、豆腐、饼干、土豆泥、肉末菜粥、馄饨、小水饺、烂饭等作为辅助食品。

（2）儿科基本膳食

① 普通膳食：适用于6岁以上，无发烧、无咀嚼障碍、消化机能正常的患儿。

② 幼儿普通膳食（软）：适用于2～5岁幼儿；有咀嚼困难的较大儿童；有消化机能障碍

的患儿。少量多餐，每日供应4～5餐。

③ 半流质：适用于2岁以下儿童以及发热、消化道疾患、手术后的患儿。少量多餐，每日供给5～6餐，本膳食能量较低，较大儿童只能短期食用。

④ 流质：本膳食所供食物呈液体状或入口即溶化成液体者。日进餐6～8次，每次200mL。在基本流质基础上，根据病情需要可设计特殊食谱。

⑤ 幼儿膳食：膳食为碎细、易咀嚼的主副食混合餐，每日进食5～6餐。适用于断奶后至2岁内幼儿。

（3）儿科治疗膳食　儿科治疗膳食，其营养素的供给应参照各不同年龄儿童的需要量的基础和疾病的需要进行调整。食物的配制参照儿科膳食的原则。由于儿童尚处在发育阶段，应考虑其肝、肾等器官的代谢负荷能力。如低盐膳食每天的食盐摄入量以1g为限。

① 小儿贫血的膳食：六个月以上的幼儿是缺铁性贫血的多发人群，因为生长发育对营养素的需求增加，再加上某些疾病因素的影响，如果膳食补充不足，极易发生小儿贫血。贫血患儿的饮食应在供给患儿充足能量的基础上，增加蛋白质、铁、铜和维生素的摄入量。以满足患儿生长发育和疾病消耗的需要。

② 婴儿腹泻的膳食：根据患儿腹泻的症状和引起腹泻的原因，调整饮食配方和喂养方法以缓解病情促使康复。

5．诊断和代谢膳食

诊断膳食是通过调整膳食成分的方法协助临床诊断，即在短期的试验期间，在病人膳食中限制或增添某种营养素，并结合临床检验和检查的结果，以达到明确诊断的目的。

代谢膳食是临床上用于诊断疾病，观察疗效或研究机体代谢反应等情况的一种方法。是一种严格的称重膳食。配制代谢膳食的方法有两种：一种是按食物成分表计算出有关成分，此方法不够准确，但较简便。另一种是食物分析法即同时制备两份相同的膳食，一份供患者食用，一份留作成分分析，此方法较复杂，但精确度高，多用于严格的代谢研究。

常见的诊断和代谢膳食有潜血试验膳食、胆囊造影检查膳食、内生肌酐试验膳食、碘试验膳食、糖耐量试验膳食、纤维肠镜检查膳食、结肠造影膳食、脂肪吸收试验膳食、氮平衡试验膳食、钙磷代谢试验膳食、钾钠代谢膳食。

单元二　心脑血管疾病人群营养

心脑血管疾病是心血管疾病和脑血管疾病的统称，泛指由于高脂血症、血液黏稠、动脉粥样硬化、高血压等所导致的心脏、大脑及全身组织发生缺血性或出血性疾病的通称。

心脑血管疾病具有"发病率高、致残率高、死亡率高、复发率高、并发症多"——四高一多的特点，目前由心脑血管疾病引起死亡的，在全国的危害排名第一。

工作任务4：使用计算机软件设计高血压人群营养食谱

任务书：

（1）对客户自然状况、生活方式及家族健康状况的调研

（2）对客户自然状况、生活方式及家族健康状况的分析

① 体重评价　② 标准体重　③ 劳动强度　④ 生活习惯分析　⑤ 饮食习惯分析 ⑥ 家族性疾病分析

（3）每日能量及营养素摄入量建议

（4）饮食及健康指导建议

（5）营养食谱设计（餐次、菜点名称、原料名称、用量、营养成分含量、三餐及三大营养素供能比、菜品图片、食物交换建议、饮食禁忌）

（6）提交任务形式　　PPT附调查表文档

（7）设备器材　① 电脑（学生电脑、教师电脑）　② 正版营养配餐软件　③ 配餐台　④ 电子秤　⑤ 体重秤

一、知识储备——高血压疾病常识

高血压是最常见的心血管病。不仅患病率高、致残率高、死亡率高，而且可引起心、脑、肾并发症，被公认为是脑血管病与冠心病的主要危险因素。

1. 定义

高血压是指体循环动脉收缩期和（或）舒张期血压持续增高，当收缩压≥140mmHg和（或）舒张压≥90mmHg（1mmHg=0.133kPa），即可诊断为高血压。

2. 分类

临床上高血压见于两类：第一类是原发性高血压，是以血压升高为主要症状而病因未明确的独立疾病，占所有高血压病人的90%以上；第二类是继发性高血压，常为疾病和代谢紊乱引起，如肾脏疾病，内分泌功能障碍。

18岁以上成年人的血压按不同水平分类如表3-2-1所示。

表3-2-1　血压水平的定义和分类

类别	收缩压/mmHg	舒张压/mmHg
理想血压	<120	<80
正常血压	<130	<85
正常高值	130～139	85～89
1级高血压（"轻度"）	140～159	90～99
亚组：临界高血压	140～149	90～94
2级高血压（"中度"）	160～179	100～109
3级高血压（"重度"）	≥180	≥110

续表

类别	收缩压/mmHg	舒张压/mmHg
单纯收缩期高血压	≥140	<90
亚组：临界收缩期高血压	140~149	<90

3. 临床表现

高血压患者起病隐匿，病情发展缓慢，受精神情绪、生活变化影响明显，血压持续高水平可有头痛、头晕、头颈疼痛，长期高血压可引起肾、心和眼睛的病变，日常生活中，高血压患者失眠、耳鸣、日常生活能力下降、生活懒散、易疲劳、厌倦外出和体育活动、易怒、神经质。根据病情发展情况，可将高血压分为三期：一期，只有血压升高，无任何并发症；二期，除血压升高外，兼有左心室轻度扩大；三期，除血压升高外，合并心、脑、肾功能不全。

流行病学调查表明，世界大部分地区人群高血压患病率及平均血压水平随年龄增长而增高，一般在35岁以后增长幅度较大，在60岁以前，一般男性患病率高于女性，但60岁以后则女性高于男性。年幼时血压偏高者其血压随年龄增高的趋势更为明显。高血压患病率存在着明显的地区差异。在我国呈现自南向北逐渐升高的趋势，北方患病率高，南方为低。城市高于农村。经济发达地区高于未发达地区。

二、与高血压有关的营养膳食因素

1. 钠

随膳食盐的增加血压会不断增加，家族性高血压和老年性高血压对盐敏感性较正常人高。适当减钠可降低高血压和心血管疾病的发生率，尤其超重者。

2. 肥胖

成年人体重增加是导致高血压的一个重要危险因素。随着体重的增加，出现高血压的趋势也增加，尤以20~40岁开始增加体重者危险性最大。一般来说，超重使发生高血压的危险性增加2~6倍。当患高血压者体重下降后，其血压也常随之下降。对患有中度高血压的人来说，降低体重常是降低血压的一种有效的治疗方式。

3. 酒精

过量饮酒与血压升高和较高的高血压流行程度相关联，每天饮酒3~5杯以上的男子和每天饮酒2~3杯的女子尤其处于较高的危险之中，而低于上述杯数者则不会增加危险性，中度和中度以上饮酒是高血压的致病因素之一，限制饮酒每天2杯或更少，可以改善对血压的控制。

4. 钾

钾降低血压的作用在不同类型的研究中所取得的证据始终是一致的，钾通过直接的扩血管作用，提高钠尿排出作用而降低血压。

5. 钙

像钾一样，人群中钙的膳食摄入量与血压呈负相关。钙摄入量低可以增强高盐膳食对血压的作用。

6. 镁

膳食镁与血压呈负相关。素食者通常摄入的镁和膳食纤维含量高，其血压比非素食者倾向为低，镁对血压作用的生理解释有：镁降低血管弹性和收缩力，这可能是由于降低了细胞钙的摄入量，从而降低了胞液钙。

7. 脂类

饱和脂肪酸和血压呈正相关，膳食胆固醇与血压呈显著的正相关，多食会引起血压增高；n-3和n-6系列的多不饱和脂肪酸有调节血压的作用，亚油酸（n-6长链多不饱和脂肪酸）和鱼油（富含EPA和DHA，两者都是n-3脂肪酸），能减少血管紧张肽原酶依赖性高血压的发生；单不饱和脂肪酸（MUFA）高的膳食可降低血压。

8. 蛋白质

膳食蛋白质可以影响血压的根本机制尚不清楚。有人提出特殊氨基酸，如精氨酸、酪氨酸、色氨酸、甲硫氨酸和谷氨酸可能是影响神经介质或影响血压的激素因子。因此有人推测大豆蛋白能降低血压是因大豆富含精氨酸，它是一种潜在的血管抑制剂。但是其他营养素，包括钙、镁和钾的摄入量在大豆蛋白质组也有所增加，降低可能并非大豆蛋白的单一作用。

9. 碳水化合物

有关碳水化合物对血压影响的研究极少。在有的研究中发现，病人服用果糖，血压明显降低，而服用葡萄糖则无作用。

10. 膳食纤维

膳食纤维能减少脂肪吸收，减轻体重，间接辅助降压。据研究平均补充14g膳食纤维，收缩压和舒张压降低约1.6/2.0mmHg。在一些研究中，以可溶性和不溶性膳食纤维混合物作为来源，仅可溶性膳食纤维影响胃肠道功能并间接地影响胰岛素代谢，这可能是膳食纤维降低血压的机制。

三、高血压人群营养原则及配餐原则

（一）高血压人群营养原则

1. 控制体重

适当控制能量摄入，维持理想体重，肥胖者应节食减肥。在限制能量的范围内，合理安排蛋白质、脂肪、糖类的比例，蛋白质占总能量15%左右，脂肪占20%~25%，糖类占60%~65%。不同劳动强度成人能量的摄入量参见表2-1-2。体重超重者，应采取循序渐进的方式减少能量供给，以每周减重1.0~1.5kg为宜。

2. 低脂肪、低胆固醇膳食

烹调用油以植物油为主，每日20g为限。如豆油、菜籽油、花生油、芝麻油、玉米油等。胆固醇摄入量应控制在每日300mg以下。不吃或少吃动物内脏、脑髓、蛋黄、贝类、乌鲅鱼、肥肉和动物脂肪等含胆固醇高的食物，鱼油除外。伴有高脂血症及冠心病者，更应加以遵守。

3. 适量的蛋白质

应限制动物蛋白，植物蛋白应占蛋白总量的50%~60%，动物蛋白可选用牛奶、蛋白、鱼、鸡、牛肉、猪瘦肉等。提倡少吃猪肉，首选鱼类，特别是海产鱼还含多不饱和脂肪酸，有降低血脂和防止血栓的作用，植物蛋白中，大豆蛋白对血浆胆固醇水平有显著的降低作用，应多加选择。

4. 低盐饮食

钠的摄取与血压呈正相关。建议高血压患者应限盐在不超5g/d为宜，减少烹调用调料的使用，包括食盐、酱油、味精、鸡精等，避免食用盐腌食物，如酱瓜、咸菜、皮蛋、咸蛋、咸肉、酱鸭等各种腌制品，特别注意隐藏在加工食品中的食盐，如罐头、快餐食品、方便食品和各种熟食品。

限钠的膳食可分为每日进500mg、1000mg、1500mg、2000mg四种。每1g氯化钠（食盐）约含400mg钠。每克食盐相当于5mL酱油。具体转换见表3-2-2。

表3-2-2　钠与食盐的交换方法

钠/mg	钠/mEg	氯化钠（食盐）/g
250	11	0.65
500	22	1.30
1000	44	2.50
1500	65	3.75
2000	87	5.00
2400~4500	105~197	6.10~11.44

5. 增加钾和钙的摄入

钾通过扩张血管作用，提高对尿钠排出作用而降低血压。钙补充可以通过纠正钙缺乏和与之相关的甲状旁腺机能亢进，从而降低了血压。所以高血压患者宜多吃含钾、钙丰富而含钠低的食物，尤其服用降压药、利尿药的患者，可使大量钾离子从尿中排出，更应供给含钾丰富的食物或钾制剂。每天摄入钾2500mg，钙1000mg。

含钾丰富的食物有莴笋、芹菜、丝瓜、茄子、龙须菜、豌豆苗等新鲜蔬菜及豆制品、低脂奶。含钙丰富食物有黄豆及其制品，牛奶、花生、鱼、虾、红枣、韭菜、柿子、芹菜、蒜薹、葵花籽、核桃等。

6. 高维生素饮食

维生素可促进脂肪代谢，改善血管通透性，是血管保持应有的弹性和韧性。因此高血压人群应多吃新鲜蔬菜和水果。

7. 限制饮酒

过量饮酒会增加患高血压的危险，而且饮酒可增加降压药物的抗药性，故提倡高血压患者应戒酒。

8．适当增加体力活动、减轻精神压力，保持心理平衡对降低高血压有一定效果。

（二）高血压人群配餐原则

（1）遵循高血压人群营养原则。

（2）合理安排一日三餐能量及营养素分配。可以按照3：4：3分配。有条件可少量多餐。

（3）食物选择多样化，主副食搭配，粗细搭配、荤素搭配、干稀搭配。

（4）科学选择烹调方法。常用的烹调方法以炒、炖、焖、煨、煮、汆、熬、酱、蒸、炝、拌、卤等少油的烹制方法为主，尽量避免煎、炸、熏、红烧的方法。

（5）配餐要符合病人的饮食习惯、经济条件、市场供应情况及季节变化。

四、高血压人群的食物选择

（1）蛋白类食品选择牛肉、猪瘦肉、白肉、鱼、蛋、牛奶、乳制品、大豆制品等脂肪含量低的含优质蛋白的食品。

（2）烹调用油宜选用植物油为宜；但应避免选择隐含在某些糕点中的动物性脂肪，如丹麦面包、牛角包、蝴蝶酥、曲奇等酥制品。

（3）谷类食物尽量选择杂粮、粗粮与大米、小麦粉搭配食用。如燕麦、荞麦面、玉米面、高粱米、黑米、薏米、绿豆、红小豆等。

（4）多选择新鲜的果蔬，如菠菜、白菜、胡萝卜、南瓜、茄子、黄瓜、豆芽、红枣、鲜雪里蕻、油麦菜、油菜、青椒、蒜薹、紫菜、苹果、橘子、梨、葡萄、西瓜等。

（5）多选择含钾、钙丰富而含钠低的食物，如新鲜水果、蔬菜、麸皮、赤豆、杏干、蚕豆、扁豆、冬菇、竹笋、紫菜等。

（6）多选择含钙丰富的食物，如奶和奶制品、鱼类、虾皮、芝麻酱、绿叶蔬菜等。

（7）避免刺激性食物，少食或不食辣椒、咖喱、咖啡等。

（8）经常用中药泡茶也能起到很好的辅助治疗作用，如菊花茶、山楂茶、荷叶茶、槐花茶、葛根茶、决明子茶等。

五、中医学推荐宜降压食物

食物主要有：玉米、绿豆、白薯、花生、芹菜、茼蒿、茭白、洋葱、莴苣、莼菜、茄子、菊花、番茄、胡萝卜、荠菜、马兰头、刺菜、香蕉、柿子、桃、西瓜、桑葚、木耳、银耳、海带、紫菜、海蜇、海参、淡菜、牡蛎。

1．玉米

玉米又称苞谷、苞米、棒子、玉蜀黍，是乔本科植物玉蜀黍的种子，有和中、利尿的功效。玉米的营养非常丰富，每100g玉米含蛋白质8.67g、脂肪3.76g、淀粉73.12g，还含有较高的维生素B$_1$、维生素B$_2$、维生素B$_{12}$、胡萝卜素、纤维素以及磷、镁、硒、钙、铁等。玉米所含的脂肪主要是不饱和脂肪酸，其中50%为亚油酸。亚油酸可抑制胆固醇的吸收。长期食用玉米油，可降低血中胆固醇，防止动脉血管硬化。玉米须中含木聚糖、谷固醇、维生素K、有机酸等，有利尿、降压、利胆、抗凝血等作用，对高血压病、糖尿病、胆囊炎、胆石症有辅助治疗作用。用玉米油烹调菜可防治冠心病、高脂血症、脂肪肝等多种疾病。

2. 绿豆

绿豆又名青小豆，是豆科植物绿豆的种子，具有清热解毒、止渴祛暑、利水消肿、降压明目的功效。每100g绿豆含蛋白质22g，糖类61g，脂肪0.8g，钙80mg，磷336mg，铁6.4mg，胡萝卜素0.13mg。现代科学研究表明，绿豆是高钾低钠食品，能降低血压和维持血压的稳定。绿豆与小米一起煮粥，因所含氨基酸互补，可以提高其蛋白质营养价值。高脂血症患者每日食用绿豆50g，血清胆固醇可有明显下降。绿豆芽适合肥胖患者食用，吃绿豆芽既可填饱肚子，又不用担心会发胖。高血压、冠心病、高脂血症的患者也应多食用绿豆芽。

3. 白薯

白薯又称红薯、甘薯、地瓜、甜薯、番薯，是薯科植物甘薯的块茎，有健脾补肾的功效。每100g白薯含糖类25g，蛋白质1.5g，钙24mg，膳食纤维1.1g，维生素A、维生素B$_1$、维生素B$_2$的含量比大米和面粉还高。日本科学家发现，白薯中有一种具有特殊功能的黏蛋白。这种黏蛋白是多糖蛋白质的混合物，属胶原和黏多糖类物质，能保护黏膜，提高机体免疫力，还可促进胆固醇的排泄，保持血管壁的弹性，降低血压，防止动脉硬化。白薯含钾、钙、钠、铁等较高。白薯还有抗癌、止血、延缓智力衰退的作用，是世界公认的健康长寿食品。

4. 花生

花生又名落花生、番花生、长生果，是豆科植物花生的种子，具有补肺润燥、健脾和胃、能降低毛细血管的通透性、降低血压的功效。花生具有较高的营养价值和药用价值，美味可口，老少皆宜，因此深得人们的喜爱。每100g花生含蛋白质25g，脂肪44g，糖类22g，钙39mg，磷323mg。此外，还含有较高的铁、胡萝卜素、B族维生素、维生素E、胆碱等。花生中含有丰富的脂肪，达40%以上。这些脂肪中脂肪酸的种类很多，其中不饱和脂肪酸含量在80%以上，而且近一半是亚油酸，具有降低胆固醇，防止动脉粥样硬化，降低血压的功效。有人发现，用醋浸泡花生米1周后，每晚服7~10粒，可使高血压病患者的血压下降，有的甚至能接近正常水平。花生中维生素E是一种长寿因子，它不但能防止动脉粥样硬化，还有延缓人体细胞衰老的作用。花生中的胆碱能增强记忆力，防止大脑功能的衰退，人们由此把花生称为"长生果"。花生属于高脂肪、高能量食品，高脂血症和肥胖病患者不宜大量进食花生。花生所含的油脂成分具有缓泻的作用，平素脾虚便溏的人不宜过多食用，患急性肠炎和痢疾的患者也不宜食用花生，以免腹泻加重。花生所含的油脂需要大量的胆汁来消化，因此胆囊切除的患者不宜食用，否则会因胆汁的缺乏导致消化不良。

5. 芹菜

芹菜又称药芹、香芹，是伞形科植物旱芹的全草，有平肝清热、祛风利湿、提神醒脑的功效。芹菜营养丰富，蛋白质和钙、磷、铁及维生素的含量高于一般蔬菜。其挥发油中含特殊气味的丁基苯酞类化合物，能增进食欲。现代药理学研究证明，芹菜中含有丰富的维生素P，能降低毛细血管的通透性，具有降低血压的功效。芹菜的叶和根营养也很丰富，如芹菜叶中的蛋白质、脂肪、糖类及维生素C的含量均超过了茎部。芹菜用做食疗时，最好不要将叶和根丢掉。营养专家研究证实，每日食用50g芹菜，有稳定的降压作用。

6. 茼蒿

茼蒿又称蓬蒿、蒿子秆，是菊科植物茼蒿的茎叶，有和脾胃、消痰饮、利二便的功效。茼蒿的营养成分非常丰富，除了含有丰富的氨基酸、胡萝卜素及钙、磷、铁外，还含有一种挥发性的精油及胆碱等物质，具有开胃健脾、降压补脑的功效。

7. 茭白

茭白是乔本科植物菰的花茎，经茭白黑粉菌刺激后形成的肥大的肉质茎，有清热除烦、通利二便的功效。茭白含有蛋白质、脂肪、糖类、维生素B_1、维生素B_2、维生素C及烟酸、钙、磷、铁等成分。茭白的有机化合物是以氨基酸的形式存在的，所以它具有很高的营养价值，味道也很鲜美。茭白的吃法很多，煮、炒、蒸、凉拌、做馅均可。常吃茭白对高血压病、糖尿病、便秘等很有好处。应注意的是：茭白性寒，食用时应加葱、姜等辛温作料，否则，脾胃虚弱的人食后会发生大便溏泻。此外，茭白中含有草酸，易与食物中的钙形成草酸钙，患有尿路结石者不宜多食，以免加重病情。

8. 洋葱

洋葱又称葱头、玉葱、球葱，是百合科植物洋葱的鳞茎，有和胃下气、清热化痰等功效。科学家发现，洋葱中含有前列腺素样物质，它是一种较强的血管扩张剂，能减少外周血管和心脏冠状动脉的阻力，降低血液黏稠度，从而使血压下降。洋葱几乎不含脂肪，而它所含的挥发油有降低胆固醇的作用。另外，洋葱还含有降糖成分。因此，食用洋葱对高血压病、高脂血症、糖尿病患者颇有益处。

9. 莴苣

莴苣又称莴笋，是菊科植物莴苣的茎和叶，具有清热、利水、通乳的功效。莴苣含较高的钾，含钠非常低，有利于维持人体的水盐平衡，改善心脏功能，促进排尿，降低血压。莴苣的能量很低，水分含量高，所以还是一种减肥食品。另外，莴苣含糖低，含烟酸高，烟酸是胰岛素的激活剂，因此很适合糖尿病患者食用。莴苣的食性比较寒凉，脾胃虚弱者不宜多吃。

10. 莼菜

莼菜又名水葵、浮菜，是睡莲科植物莼菜的茎叶，具有清热解毒、利水消肿的功效。莼菜生长在江南水乡，是一种名菜。现代研究发现，莼菜的叶背分泌一种类似琼脂的黏液，含有大量的多糖，初春的新叶含量更高。经动物药理实验证实，其黏液质有抗癌和降血压的作用。莼菜性寒与性温的鱼类一起烹制，不仅可以解其寒凉之性，而且味道也更加鲜美。

11. 茄子

茄子是茄科植物茄的果实，具有清热、消肿、止血的功效。茄子中含有丰富的蛋白质、脂肪、钙、磷、铁和多种维生素。紫茄子中维生素P的含量远远高于一般蔬菜和水果。维生素P又称芦丁，具有降低血压，增强血管弹性，降低毛细血管的脆性和通透性，防止血管破裂出血，提高血管修复能力的作用。茄子还能增强体内抗氧化物质的活性，有减弱和清除自由基的作用，是抗衰老的食品之一。高血压病、心脑血管病患者宜常食茄子。茄子含有一种带涩味的生物碱，所以不宜生吃。

12. 番茄

番茄又名西红柿，是茄科植物番茄的果实，具有生津止渴、凉血平肝、清热解毒的功效。番茄含有丰富的营养素，是果、蔬、药兼备的食物。它所含的葡萄糖、果糖、有机酸易于被人体直接吸收。番茄不仅富含维生素C，而且由于有机酸的保护，它所含的维生素C不易因加热而遭到破坏。维生素C不仅能防治坏血病，预防感冒，促进伤口愈合，还有抗氧化作用，对降低胆固醇，防治动脉粥样硬化有重要作用。番茄中的B族维生素含量丰富，其中包括有保护心脏和血管，防治高血压病的重要维生素——芦丁。番茄属高钾低钠食品，有利于高血压病的防治。番茄中的苹果酸和柠檬酸能帮助消化，促进胃液对脂肪的消化。番茄特有的番茄素有助消化、利尿和保护心脏的作用。因此，番茄是高血压病、高脂血症、肥胖病患者的食疗佳品。

13. 菊花

菊花是菊科植物菊的头状花序，具有疏风清热、平肝明目、解毒的功效。菊花的品种很多，一般入药和用做食疗的是白菊花、黄菊花和野菊花。菊花含有维生素A、B族维生素、菊苷、挥发油、胆碱、腺嘌呤等物质。菊花有很好的降压、降脂作用。

14. 胡萝卜

胡萝卜是伞形科植物胡萝卜的根，具有健脾消食、下气止咳、清热解毒和养肝明目的功效。胡萝卜有"赛人参"之美称。胡萝卜含有蛋白质、脂肪、糖类、钙、磷、铁、铜、镁及维生素C和多种挥发油。胡萝卜的成分中最大特点是富含胡萝卜素，又称维生素A原，它具有维生素A的活性，能在体内转化为维生素A，对保护视力，治疗夜盲症等眼疾，维持人体上皮细胞功能具有重要作用。胡萝卜中所含β-胡萝卜素有抗氧化作用，能消除自由基，对恶性肿瘤、心血管病、老年病均有预防和治疗作用。现代科学研究发现，胡萝卜有降血压、降血糖、强心等作用。胡萝卜中的琥珀酸钾盐是降压的有效成分。美国科学家还发现，胡萝卜有降低胆固醇的功能。胡萝卜素是脂溶性物质，炒食或与肉类一同烹调，利于吸收。另外，胡萝卜不宜生吃，因为生吃时不易消化，大部分维生素会随粪便排泄掉。过多食用胡萝卜会出现皮肤发黄、恶心、厌食、乏力等，常被误认为得了肝炎，但停食胡萝卜后症状会很快消失。

15. 荠菜

荠菜又名地菜、地菜花，是十字花科一年生草本植物，具有明目、降压、和脾、利水的功效。荠菜有极强的耐寒力，严冬刚刚过去便在田埂、溪边出现，所以人们称它为"报春菜"。每100g荠菜含蛋白质2.9g、碳水化合物4.7g、脂肪0.4g、钙294mg、维生素C 43mg，还含有胡萝卜素、铁、钾、镁等。现代药理研究证实，荠菜含有丰富的胆碱、乙酰胆碱、荠菜酸钾等成分，有降低血压的功能。荠菜所含的黄酮素、芸香苷等能扩张冠状动脉，所含的香叶木苷有维生素P样作用，其降低毛细血管通透性和脆性的作用比芦丁强。

16. 马兰头

马兰头又称田边菊、路边菊、马兰菊，是菊科植物马兰的嫩茎叶，具有清热解毒、凉血止血、消肿利湿的功效。马兰头除了糖类、蛋白质、脂肪等一般营养成分外，所含的维生素、无机盐均很高。每100g马兰头含钙145mg、磷69mg、钾533mg，都超过了一般蔬菜。高血压患者食用马兰头很有益处。

17. 刺菜

刺菜又名刺儿菜、小蓟草，是菊科植物小蓟的全草，具有凉血止血、清热解毒的功效。刺菜属野菜，我国各地均有生长。大蓟也是刺菜类，味甘，性凉，与小蓟同科不同属，性能相近，都做药用。大蓟和小蓟都含有生物碱、皂苷等，其水浸出液、乙醇浸出液有明显而持久的降压作用，小蓟的降压作用更显著。高血压患者可用小蓟20g或大、小蓟各10g，水煎代茶饮用，连用1周以上可见效。

18. 香蕉

香蕉是芭蕉科植物甘蕉的果实，具有清热、润肠、解毒等功效。香蕉含钠量极低，钾的含量却非常高，每100g香蕉含钾400mg。香蕉还含有血管紧张素转化酶抑制物质，能抑制血压的升高，适合高血压、冠心病患者食用。

19. 柿子

柿子是柿科植物柿的果实，具有清热、润肺、止渴的功效。柿子含有丰富的蛋白质、维生素、碘、铁、钙及果胶等。柿子和柿饼均属高钾低钠食品，能降低血压和保护血管。柿子汁中所含单宁成分及柿叶中提取出的黄酮苷能降低血压，并能增加冠状动脉的血流量，有利于维持心肌细胞正常的功能活动。柿霜中含甘露醇特别丰富，是糖尿病患者的理想甜味剂。所以，常吃有益于高血压病、冠心病、脑卒中的防治。未成熟的柿子可在胃酸的作用下形成不溶性硬块，称为胃柿石。如果是胃溃疡患者，可引起胃出血，甚至胃穿孔，所以吃柿子时要注意，不要空腹吃，不要吃得过多，不熟的柿子不要吃。

20. 桃子

桃子是蔷薇科植物桃或山桃的成熟果实，具有生津润肠、活血消积的功效。桃子中含有较多的有机酸，主要是苹果酸和柠檬酸，还含有较高的粗纤维，能促进消化液的分泌，增强胃肠蠕动。桃子含钾量超过钠20倍，对高血压伴有水肿的患者十分有益。有临床报道，鲜桃去皮、核，每天早、晚各吃1个，对高血压病有辅助治疗作用。

21. 西瓜

西瓜又名水瓜，是葫芦科植物西瓜的果实，具有清热解暑、止渴利尿的功效。西瓜的果肉、汁、皮均可入药。西瓜不含脂肪，所含的糖类有葡萄糖、果糖等，维生素有A、

B族维生素和维生素C等。此外，还含有多种无机盐、有机酸及挥发性物质。食用西瓜，能快速补充体内水分和能量的不足，是一种天然的补液剂。在炎热的夏季，吃几块西瓜，能迅速补充体液，有助于机体组织器官的新陈代谢，利于代谢废物的排出。西瓜有降压的功效，高血压病患者在西瓜应市期间，每天吃几块西瓜或饮西瓜汁，坚持食用，有良好效果。其他季节，可到中药店买西瓜翠衣和草决明，每日各10g，煎汤代茶，长期服用。

22. 桑葚

桑葚又名桑果、桑实、桑葚子、乌葚等，是桑科植物桑的果穗，具有补肝、益肾、熄风的功效。桑葚既是水果，又可入药。成熟的桑葚含有葡萄糖、白糖、有机酸、B族维生素、烟酸等。桑葚、桑皮、桑枝都具有利尿降压的功效。高血压病患者常吃桑葚，或桑枝30g，煎汤饮用，长期服用，有益于防治高血压病的并发症。

23. 木耳

木耳又称黑木耳，是木耳科植物木耳的子实体，具有凉血止血、润燥化痰、益气补血的功效。木耳味道鲜美，营养丰富，被誉为"素中之荤"。木耳属高钾低钠食品。木耳中胶质能吸附滞留在胃肠道中的有害物质，起到清胃涤肠的作用。现代医学研究证实，木耳是一种天然的抗凝剂，能抑制血小板的聚集，有防治冠心病和脑卒中的作用。木耳能抑制血脂的上升，阻止心肌、肝、主动脉组织中的脂质的沉积，可明显减轻或延缓动脉粥样硬化的形成。研究人员认为，木耳的降血脂和抗动脉硬化作用，与它所含的粗纤维和亚油酸有关。木耳中的腺嘌呤核苷具有抑制血小板凝聚的作用。因此，木耳是高血压、冠心病、高脂血症的保健食品。

24. 银耳

银耳是银耳科植物银耳的子实体，具有滋阴润肺、益胃生津的功效。银耳是一种食用菌，被誉为"菌中之冠""菌中明珠"。它即是一种名贵的营养滋补品，又是一味扶正固本的良药。银耳还含有丰富的蛋白质、糖类、维生素和无机盐。所含蛋白质中有16种氨基酸和丰富的脱氧核糖核酸。现代药理研究表明，银耳所含的银耳多糖等成分能增强机体免疫力，抑制肿瘤生长，提高肝脏的解毒能力，促进肝脏蛋白质与核酸的合成，改善肾脏功能。银耳多糖还能降低血清胆固醇、甘油三酯，对高血压、动脉粥样硬化、高脂血症等均有良好疗效。

25. 海带

海带是海带科植物海带的叶状体，或大叶藻科植物大叶藻的全草，具有软坚、利水、止血的功效。每100g海带含蛋白质1.78g，胡萝卜素0.24mg，还含有较高的B族维生素。海带最突出的特点是富含碘、钙、铁，每100g海带含碘高达300~700mg。我国民间早就有海带可以降压的说法。日本学者也发现，海带中有一种叫褐藻氨酸的物质，其含量虽少，但其降压效果明显。将海带浸泡在温水中，再将浓缩的水给高血压患者喝，患者的血压明显下降。海带中所含的甘露醇，有利尿、降压、降低血液黏稠度的功效。海带中的多糖类物质能降低血液中的胆固醇和甘油三酯的含量。还有抗凝作用，预防血栓的形成。患有高血压、冠心病、高脂血症、肥胖病人应多食海带。海带中的碘和甘露醇等物质易溶于水，所以食用海带时只需将其表面的泥土洗净即可，不宜在水中久泡，或者将泡过的水滤净后与海带一起食用。

26. 紫菜

紫菜是红毛菜科植物甘紫菜的叶状体，具有软坚化痰、清热利尿的功效。紫菜含碘非常高，可治疗甲状腺肿大。紫菜中含有降低血清胆固醇的物质，其作用机制可能与阻碍胆固醇在肠道的吸收有关。紫菜中的红藻素可防止血栓形成。紫菜中还含有藻朊酸钠和锗，可促进镉等有害物质的排出，有助于高血压病的防治。

27. 海蜇

海蜇又名海母，是海蜇科动物海蜇的口腕部，具有软坚化痰、平肝解毒、润肠通便的功能。海蜇中除一般营养物质外，还含有烟酸、胆碱等，有类似乙酰胆碱样的作用，能扩张血管，降低血压。海蜇中的甘露多糖等胶质，能防治动脉硬化。高血压患者长期服食，能使病情稳定。

28. 海参

海参是刺参科动物刺参或其他种海参的全体，具有补肾益精、养血润燥、止血消炎的功效。海参生活在海底，经常吃淤泥中的有机物，体内富含钒。钒是人体所需的微量元素之一，参与脂肪代谢，能降低血脂。海参还有降压作用，是防治心血管疾病的有益食品。

29. 淡菜

淡菜是贻贝科动物厚壳贻贝或其他贻贝类的贝肉，具有补肝肾、益精血、消瘿瘤的功效。淡菜除富含蛋白质外，磷、钙、铁及B族维生素等含量也很高。淡菜能降压，因为它不像其他海产品那样咸，所以很适合高血压患者食用。淡菜配上陈皮或松花蛋，是治疗高血压病的食疗方。

30. 牡蛎

牡蛎是牡蛎科动物近海牡蛎的肉，具有滋阴养血、软坚化痰的功效。牡蛎提取物具有明显的抑制血小板聚集的作用，能降低高脂血症患者的血脂水平。牡蛎含丰富而优质的氨基酸、牛磺酸、无机盐，特别是锌、硒含量很高。药理实验证明，常食牡蛎肉，可提高机体的锌与镉的比值，有利于防治高血压病及脑血管病。

六、案例：使用计算机软件设计高血压人群营养食谱

客户资料：自然情况、生活方式调查表（生活习惯、饮食习惯、健康状况）、家庭健康状况调查表。

工作任务：使用计算机软件设计一周营养食谱

1．自然情况

姓名	王某	性别	男	民族	汉	出生日期	1974年12月8日
身高	168cm	腰围	107cm	体重	85kg	联系电话	
您的职业	机关干部 □　技术人员 □　营销人员 □　工人 □ 电子商务师 □　教师　　□　其他（司机）						

2．调查问题（1类——生活习惯）

序号	问题	选择
1	你运动的时间	每周2~3次 □　　每周4次以上 □ 每周1次　　□　　从不或偶尔 √
2	你运动的方式	乒乓球 □　　羽毛球 □　　排球　　□　　网球　　□ 篮球　 □　　足球　 □　　保龄球 □　　台球　 □ 跑步　 □　　快走　 □　　散步　 √　　太极拳 □ 跳舞　 □　　瑜伽　 □
3	你每天睡眠时间	8小时以上 √　　6~8小时 □　　4~6小时 □ 4小时以下 □
4	你每天乘车花费的时间	不乘车　 □　　0.5~1小时 □　　1~2小时 □ 2小时以上 √
5	每天你在户外活动时间（乘车时间除外）	1~2小时 □　　0.5~1小时 □　　2~4小时 □ 0.5小时以下 √　　4~8小时 □　　8小时以上 □
6	你的每天经常的饮水时间	早晨 √　　两餐之间 √　　餐中　 √　　餐后 √ 睡前 √　　夜间醒来 √　　渴时喝 √
7	你每天经常的饮水量	600mL以下　　 □　　600~1200mL 　 √ 1200~1800mL □　　1800~2400mL □ 2400mL以上　 □
8	你吸烟吗	不吸 √　　偶尔 □　　每天10支以下 □ 每天10~20支 □　　每天20支以上 □
9	你饮酒吗	不饮 □　　偶尔 √　　每天2瓶以下啤酒 □ 经常4瓶以上啤酒/次 □　　每天100~150mL白酒 □ 经常250mL以上白酒/次 □
10	你的排便规律	1~2次/天　 √　　1次/2天 □　　1次/3天 □ 3天以上1次 □
11	你每天在电脑或电视前的时间	无 □　　1小时以下 √　　2~3小时 □ 4~8小时 □　　8小时以上 □
12	在你的长期住地附近（100m以内）有无污染	无 √　　临近车多的马路 □　　橡胶厂 □ 化工厂 □　　化肥厂 □　　水泥厂 □ 染料厂 □　　农药厂 □　　其他　 □
13	你会通宵不眠吗	没有 √　　偶尔 □　　有时 □　　经常 □
14	你周围有人吸烟吗	没有 □　　偶尔有 √　　经常有 □　　烟雾缭绕 □
15	你的工作时间	5小时以下 □　　5~8小时 □　　8~10小时 √ 10小时以上 □
16	每天坐位连续工作	1小时以下 √　　1~2小时 □　　2~3小时 □ 3小时以上 □
17	你每年参加健康体检	2次 □　　1次 □　　患病时去 □　　从不去 √
18	你每天上下班使用的交通工具	步行　 □　　自行车 □　　公共交通工具 √ 私家车 □　　其他　 □

续表

序号	问题	选择
19	你经常购买和食用工业食品吗（如：方便面、火腿肠、香肠、罐头、肉干、果脯、蜜饯）	不吃 √　　偶尔 □　　1次/周 □　　2次/周 □
20	每日服用复合营养剂吗	经常 □　　每天 □　　有时 □　　不用 √
21	你生活中有很难排解的重大变故吗	没有 √　　事业上有 □　　恋爱或婚姻上有 □学业上有 □
22	你通常睡觉的时间	晚8：00～10：00　　√　　晚10：00～12：00 □晚12：00～凌晨2：00 □

3. 调查问题（2类——饮食习惯）

序号	问题	选择
1	你是否吃早餐	天天吃 √　　经常吃 □　　有时吃 □　　从来不吃 □
2	你吃午餐的方式主要是	回家吃 □　　带饭 □　　单位食堂 √　　洋快餐 □只吃蔬菜、水果 □　　与同事餐馆点菜AA制 □不吃 □　　其他 □
3	你吃晚餐的方式是	回家吃 √　　单位食堂 □　　洋快餐 □　　餐馆 □只吃蔬菜、水果 □　　不吃 □
4	你吃夜宵吗	从来不吃 □　　有时吃 □　　经常吃 √　　天天吃 □
5	你的饮食口味倾向于	清淡 □　　偏酸 √　　偏辛辣 √　　偏咸 √偏香 √　　偏甜 √　　其他 □
6	你的零食偏爱	坚果类 □　　不吃 √　　膨化食品 □　　饼干 □点心类 □　　糖果类 □　　巧克力 □　　肉干 □鱼干 □　　其他 □
7	你是否认为自己有偏食的习惯	没有 √　　基本没有 □　　有 □
8	你偏食何种食物	素食 √　　猪肉 √　　牛肉 √　　羊肉 √鱼虾 √　　其他 □
9	你一般每天所吃食物大概有多少种	10～20种 □　　20～30种 □　　10种以内 √30种以上 □
10	你的主食一般是以	大米白面为主 √　　粗粮为主 □薯类（红薯、土豆、芋头等）为主 □　　三者基本等量 □
11	你平均每天主食能吃多少（以粮食计）	300～400g □　　200～300g □　　800g以上 √100～200g □　　50～100g □
12	你吃粗粮食品的次数	天天吃 □　　每周3次以上 □　　每周2次以下 □基本不吃 √
13	你经常吃的粗粮	玉米 □　　小米 □　　高粱 □　　燕麦 □荞麦 □　　其他 √（不吃）
14	你吃豆制品的情况	天天吃 □　　每周3次以上 □　　每周2次以下 √基本不吃 □
15	你常吃的豆制品	豆浆 □　　豆腐 √　　豆芽 □　　豆干 √素什锦 □　　其他 □
16	你喝牛奶的情况	天天喝 √　　每周3次以上 □　　每周2次以下 □基本不喝 □　　不舒服 □

续表

序号	问题	选择
17	你常选用的奶类及奶制品	鲜奶、纯奶 √　　酸奶 □　　奶粉 □　　乳酪 □ 含乳饮料 □　　其他 □
18	你经常吃蛋类吗	每周3~5个以上 □　　每天1个 □ 每周2个以下 √　　基本不吃 □
19	你常吃蛋类的哪部分	整蛋吃 √　　去蛋黄只吃蛋清 □ 去蛋清只吃蛋黄 □
20	你经常吃动物性食物吗	天天吃 □　　每周3次以上 √　　每周2次以下 □ 基本不吃 □　　配菜借味，但不吃 □
21	你吃动物内脏（肝、腰子、肚等）的情况	基本不吃 □　　每周1次 √ 每周2次以上 □　　天天吃 □
22	你吃肥肉或荤油的情况	不吃 □　　基本不吃 √　　每周2次以下 □ 每周3次以上 □　　天天吃 □
23	你吃鱼的情况	天天吃 □　　每周3次以上 □　　每周2次以下 √ 基本不吃 □　　过敏不吃 □
24	你吃海鲜（虾蟹贝）的情况	每周2次以下 □　　每周3次以上 □　　天天吃 □ 基本不吃 √　　过敏不吃 □
25	你平均每天新鲜蔬菜能吃多少	400~500g □　　300~400g □　　500g以上 □ 200g以下 √　　基本不吃 □
26	你烹制新鲜蔬菜通常有哪种情况	先洗后切 √　　切断或切得很碎 □ 下锅之前用水浸泡 □　　热水焯过才下锅炒 □ 先切后洗 □　　其他 □
27	你平均每天吃多少水果	100~200g □　　200~400g □　　400g以上 □ 100g以下 □　　基本不吃 √
28	你的长期饮用水是哪一种	矿泉水 □　　过滤的自来水 □　　普通的白开水 □ 纯净水 √　　其他 □
29	你有喝汤或粥的习惯吗	餐餐都喝 □　　每天1次 □　　每周3次以上 □ 每周2次以下 □　　基本不喝 √
30	你通常喝汤或粥的时间	饭前喝 □　　边吃饭边喝 √　　饭后喝 □
31	你家常用油的品种	大豆油 √　　花生油 □　　葵花籽油 □　　菜籽油 □ 玉米油 □　　山茶油 □　　橄榄油 □　　调和油 □ 没有固定的 □
32	你常吃煎炸食品吗	不吃 □　　偶尔 √　　1次/周 □　　2次/周 □
33	你喜欢的饮料	茶水 □　　纯果汁 □　　咖啡 □ 碳酸饮料 □　　无碳酸含糖饮料 □　　其他 √（白水）
34	你经常吃坚果吗	每天 □　　经常 □　　有时 □　　很少 √
35	你常吃洋快餐吗	不吃 √　　偶尔 □　　1次/周 □　　2次/周 □
36	你经常吃腌制食品吗	不吃 □　　偶尔 √　　经常 □　　每天 □
37	你经常吃冷冻甜品吗（冰淇淋、雪糕等）	不吃 √　　偶尔 □　　2次/周 □　　4次以上/周 □
38	你经常吃烧烤食品吗	不吃 □　　1次/月 □　　1次/周 √　　2次/周 □
39	你经常吃食用菌吗	每天 □　　经常 □　　有时 □　　很少 √
40	你经常吃葱蒜类蔬菜吗（包括洋葱）	每天 □　　经常 √　　有时 □　　很少 □

4．调查问题（3类——身心健康状况）

序号	问题	选择
1	你认为自己的健康状况	很好 □　　良好 □　　一般 √　　差 □　　不清楚 □
2	你的舒张压（低压）	正常60～90mmHg □　　　　偏高90～100mmHg □ 偏低55～60mmHg □　　　　较高100～110mmHg √ 很低55mmHg以下 □　　　　很高110mmHg以上 □
3	你的收缩压（高压）	正常90～140mmHg □　　　　偏高140～159mmHg □ 偏低80～90mmHg □　　　　　较高160～179mmHg以上 √ 低80mmHg以下 □　　　　　很高180mmHg以上 □
4	你存在睡眠困扰吗	不存在 √　　　觉轻多梦 □　　　不宜入睡 □ 经常早醒 □　　半夜醒来很难入睡 □
5	你有过阵阵眩晕的感觉吗	没有 □　　偶尔有过 √　　经常有 □
6	感觉有做不完的工作，心烦意乱	没有 √　　偶尔有 □　　有时有 □　　经常有 □ 每天有 □
7	你有多汗问题吗	体胖活动易出汗 √　　阵发性出汗 □ 情绪激动时多汗 □　　身体片面性多汗 □
8	你会有频繁的咽喉痛吗	没有 √　　有 □
9	你会总觉得疲劳吗	没有 □　　有 √
10	你经常有头痛/胃痛/背痛的毛病，难以治愈吗	没有 √　　有 □
11	你觉得英雄无用武之地吗	没有 √　　偶尔有过 □　　经常有 □
12	你有下列疾病困扰吗	无 □　　经常感冒 □　　便秘 □　　贫血 □ 骨质疏松 □　　高血压 √　　高脂血 √　　脂肪肝 □ 肥胖症 □　　糖尿病 □　　胆结石 □　　痛风 □ 冠心病 √　　其他 □

（一）确定客户每日饮食的总能量及营养素供能比

1．计算标准体重

标准体重（kg）＝实际身高（cm）–105

　　　　　　＝168–105

　　　　　　＝63（kg）

2．评价目前体重状况

目前体重状况（%）＝（实际体重–标准体重）÷标准体重×100%

　　　　　　　　　＝（85–63）÷63×100%

　　　　　　　　　＝35%

在±10%以内为正常体型，在10%～20%为超重，大于20%为肥胖。所以该客户体型肥胖。

还可以通过计算此人的体质指数（BMI）情况，判断目前体重状况

BMI（kg/m²）＝实际体重（kg）÷身高的平方（m²）

中国人的体质指数在18.5～23.9为正常；≥24为超重；≥28为肥胖。

3．计算每日饮食的总能量供给

查表2-2-2成人能量需要量估算表得：中等体力劳动、肥胖人群单位标准体重能量需要量为30kcal/kg；

全日能量供给量＝标准体重×单位标准体重能量需要量

全日总能量规定值＝63kg×30kcal/kg＝1890（kcal）

因体重超标较高，结合体重变化情况也可进一步降低能量供给量。按单位标准体重能量需要量为25kcal/kg，即63kg×25kcal/kg＝1575（kcal）

4．全日产能营养素的供能比

能量的主要来源为蛋白质、脂肪、碳水化合物，据高血压人群营养原则，设定三种产能营养素占总能量的比值分别为蛋白质15%，脂肪20%～25%，碳水化合物60%～65%。

（二）健康指导建议

1．生活习惯

你的生活习惯有待改进。最大的问题是主动运动极少。建议增加主动性运动。如：快走、打羽毛球、乒乓球、太极拳等。应根据自己具体情况，适当选择1～2项运动项目并长期坚持下去，以不疲劳为度。

2．饮食习惯

建议你的饮食习惯要在以下方面做出改进：

（1）在保证营养素供给的前提下，控制能量总摄入量。

（2）要增加蔬菜、水果的摄入量。每日进食400～500g蔬菜，200g～300g水果。有防止血液黏稠、预防心脑血管疾病的作用。

（3）适当增加粗粮的摄入。如：荞麦、燕麦片、玉米、小米等，夏秋季提倡食用鲜玉米。

（4）适当增加鱼类等水产品的摄入。

（5）适当增加食用菌、藻类的摄入。如黑木耳、银耳、蘑菇、香菇、海藻等。

（6）饮食宜清淡。

3．保持情绪良好，生活中要保持规律化

要保持轻松愉快的情绪，切忌发怒和忧郁。因良好而平衡的情绪有利于保持血压的稳定。

4．定期体格检查

注意血压、血脂、血液黏稠度等指标的异常变化，坚持治疗心脑血管病变。

（三）推荐营养食谱

高血压　2020年4月20日　配餐信息

2020年4月20日　星期一

餐次	种类	食物	用量/g
早餐	馒头	小麦粉（富强粉，特一粉）	50
		酵母（干）	1
	燕麦粥	燕麦片	50
	拌莴苣	莴笋［莴苣］	100
	煮鸡蛋	鸡蛋（红皮）	50

续表

餐次	种类	食物	用量/g
早餐	水果拼盘	柑橘	50
		红富士苹果	50
		京白梨	25
		草莓	25
	早餐烹调用油	大豆色拉油	2

早餐营养成分计算

	营养素名称	含量	营养素名称	含量
营养成分 蛋白质供能15% 脂肪供能19% 碳水化合物供能66%	能量/kcal	540	钾/mg	603
	蛋白质/g	21	磷/mg	375.6
	脂肪/g	12	胡萝卜素/μg	624.8
	碳水化合物/g	91	维生素A/μgRAE	200.7
	钙/mg	177	维生素C/mg	19.7
	铁/mg	8	维生素E/mgα-TE	6.5
	锌/mg	3	膳食纤维/g	5.8
	钠/mg	103	胆固醇/mg	292

餐次	种类	食物	用量/g
午餐	红豆饭	粳米（标一）	90
		赤小豆[小豆，红小豆]	10
	肉丝炒蒜薹	蒜薹	100
		猪肉（奶面）[硬五花]	25
	小白菜豆腐汤	豆腐（南）[南豆腐]	100
		小白菜（青菜）	100
		三料（葱末、姜末、蒜末按1∶1∶0.5）	5
	午餐烹调用油	大豆色拉油	10

午餐营养成分计算

	营养素名称	含量	营养素名称	含量
营养成分 蛋白质供能13% 脂肪供能27% 碳水化合物供能60%	能量/kcal	672	钾/mg	732
	蛋白质/g	22	磷/mg	365
	脂肪/g	21	胡萝卜素/μg	2595
	碳水化合物/g	104	维生素A/μgRAE	434
	钙/mg	282	维生素C/mg	66
	铁/mg	11	维生素E/mgα-TE	14
	锌/mg	4.5	膳食纤维/g	8.0
	钠/mg	157	胆固醇/mg	19

餐次	种类	食物	用量/g
晚餐	红枣发糕	小麦粉（富强粉，特一粉）	50
		玉米（黄，干）	25
		枣（干）	5
	二米粥	粳米（标一）	15
		小米	10
	蒜泥茄子	茄子（紫，长）	150
		大蒜（紫皮）	10
	红焖鲤鱼块	鲤鱼［鲤拐子］	75
		黄豆酱油	3
		三料（葱末、姜末、蒜末按1:1:0.5）	5
	水果拼盘	柑橘	50
		红富士苹果	50
		京白梨	25
		草莓	25
	全天盐、味精	盐	6
		味精	2
	晚餐烹调用油	大豆色拉油	8

晚餐营养成分计算

	营养素名称	含量	营养素名称	含量
营养成分 蛋白质供能16% 脂肪供能19% 碳水化合物供能65%	能量/kcal	633	钾/mg	890
	蛋白质/g	26	磷/mg	383
	脂肪/g	13	胡萝卜素/μg	805
	碳水化合物/g	107	维生素A/μgRAE	152
	钙/mg	177	维生素C/mg	28
	铁/mg	5	维生素E/mgα-TE	12
	锌/mg	3.5	膳食纤维/g	9
	钠/mg	1963	胆固醇/mg	62

2020年4月20日全天营养成分计算

总能量	蛋白质（占总能量）	脂肪（占总能量）	碳水化合物（占总能量）
1575kcal	70g（15%）	45g（22%）	269g（63%）
总能量三餐分配	早餐29%	午餐37%	晚餐34%

高血压　2020年4月21日　配餐信息

2020年4月21日　星期二

餐次	种类	食物	用量/g
早餐	豆包	小麦粉（富强粉，特一粉）	60
		赤小豆［小豆，红小豆］	30
		绵白糖	10
	发芽活性豆浆	黄豆芽	50

续表

餐次	种类	食物	用量/g
早餐	拌海木耳	海木耳	100
		黄豆酱油	2
		陈醋	5
		大蒜（紫皮）	10
	蔬菜沙拉	番茄［西红柿］	50
		黄瓜［胡瓜］	50
		生菜	50
		酸奶（均值）	100
	早餐烹调用油	色拉油	3

早餐营养成分计算

	营养素名称	含量	营养素名称	含量
营养成分 蛋白质供能17% 脂肪供能12% 碳水化合物供能71%	能量/kcal	506	钾/mg	1051
	蛋白质/g	22	磷/mg	361
	脂肪/g	7.6	胡萝卜素/μg	682
	碳水化合物/g	93	维生素A/μgRAE	140
	钙/mg	440	维生素C/mg	19
	铁/mg	9	维生素E/mgα-TE	7
	锌/mg	3	膳食纤维/g	5
	钠/mg	337	胆固醇/mg	15

餐次	种类	食物	用量/g
午餐	绿豆米饭	粳米（标一）	80
		绿豆	20
	拌芝麻菠菜	菠菜［赤根菜］	100
		芝麻	5
	炝茼蒿	茼蒿［蓬蒿菜，艾菜］	100
		大蒜（紫皮）	10
	香煎带鱼	带鱼（切段）	75
	午餐烹调用油	菜籽油［青油］	10

午餐营养成分计算

	营养素名称	含量	营养素名称	含量
营养成分 蛋白质供能19% 脂肪供能25% 碳水化合物供能56%	能量/kcal	594	钾/mg	1078
	蛋白质/g	29	磷/mg	471
	脂肪/g	16	胡萝卜素/μg	4521
	碳水化合物/g	86	维生素A/μgRAE	757
	钙/mg	537	维生素C/mg	50
	铁/mg	9	维生素E/mgα-TE	12
	锌/mg	4.5	膳食纤维/g	5
	钠/mg	435	胆固醇/mg	38

餐次	种类	食物	用量/g
晚餐	豆沙卷	小麦粉（富强粉，特一粉）	50
		红豆沙	25
	大馇子粥	玉米糁（黄）	20
		芸豆（虎皮）	5
	肉片炒鲜蘑瓜片	黄瓜［胡瓜］	50
		蘑菇（鲜蘑）	100
		猪肉（里脊）	25
		三料（葱末、姜末、蒜末按1∶1∶0.5）	5
	水果拼盘	鸭广梨	100
		西柚	100
		橙	100
	全天盐、味精	盐	6
		味精	2
	晚餐烹调用油	大豆色拉油	8

晚餐营养成分计算

营养成分	营养素名称	含量	营养素名称	含量
蛋白质供能13% 脂肪供能19% 碳水化合物供能68%	能量/kcal	525	钾/mg	687
	蛋白质/g	18	磷/mg	249
	脂肪/g	11	胡萝卜素/μg	67
	碳水化合物/g	96	维生素A/μgRAE	13
	钙/mg	123	维生素C/mg	10
	铁/mg	4	维生素E/mgα-TE	10
	锌/mg	2.5	膳食纤维/g	12
	钠/mg	1763	胆固醇/mg	13

2020年4月21日全天营养成分计算

总能量	蛋白质（占总能量）	脂肪（占总能量）	碳水化合物（占总能量）
1699kcal	70g（16%）	35g（19%）	276g（65%）
总能量三餐分配	早餐31%	午餐37%	晚餐32%

高血压　2020年4月22日　配餐信息

2020年4月22日　星期三

餐次	种类	食物	用量/g
早餐	小白菜包子	小麦粉（富强粉，特一粉）	50
		韭菜	25
		小白菜（青菜）	50
		猪肉（后臀尖）	25
	玉米面粥	玉米面（黄）	25

续表

餐次	种类	食物	用量/g
早餐	拌瓜条	黄瓜［胡瓜］	100
		辣椒（青，尖）	5
	醋花生米	花生仁（生）	10
		白醋	2
	早餐烹调用油	大豆色拉油	2

早餐营养成分计算

	营养素名称	含量	营养素名称	含量
营养成分 蛋白质供能13% 脂肪供能27% 碳水化合物供能60%	能量/kcal	418	钾/mg	465
	蛋白质/g	14	磷/mg	211
	脂肪/g	12	胡萝卜素/μg	1400
	碳水化合物/g	65	维生素A/μgRAE	236
	钙/mg	118	维生素C/mg	50
	铁/mg	4	维生素E/mgα-TE	6
	锌/mg	1.7	膳食纤维/g	4
	钠/mg	89	胆固醇/mg	13

餐次	种类	食物	用量/g
午餐	金银饭	粳米（标一）	120
		玉米糁（黄）	30
	小葱拌豆腐	豆腐（南）［南豆腐］	100
		细香葱［香葱，四季葱］	10
	炒新三鲜	甘蓝［圆白菜，卷心菜］	75
		番茄［西红柿］	50
		辣椒（青，尖）	25
		三料（葱末、姜末、蒜末按1∶1∶0.5）	5
	酱牛肉	酱牛肉	25
	午餐烹调用油	大豆色拉油	10

午餐营养成分计算

	营养素名称	含量	营养素名称	含量
营养成分 蛋白质供能14% 脂肪供能20% 碳水化合物供能66%	能量/kcal	760	钾/mg	600
	蛋白质/g	27	磷/mg	370
	脂肪/g	17	胡萝卜素/μg	470
	碳水化合物/g	126	维生素A/μgRAE	81
	钙/mg	202	维生素C/mg	56
	铁/mg	6	维生素E/mgα-TE	12
	锌/mg	4.8	膳食纤维/g	4.5
	钠/mg	362	胆固醇/mg	19

餐次	种类	食物	用量/g
晚餐	杂粮粥	粳米（标一）	10
		糯米［江米］（均值）	5
		薏米［薏仁米，苡米］	5
		芸豆（红）	5
	馒头	小麦粉（富强粉，特一粉）	50
		酵母（干）	1
	麻酱拌油麦菜	油麦菜	100
		芝麻酱	5
	炒茄子青椒	茄子	100
		辣椒（青，尖）	15
		胡萝卜	10
	香酥鲫鱼	鲫鱼（喜头鱼、海附鱼）	50
		甘蓝［圆白菜，卷心菜］	12.5
		白萝卜［莱菔］	12.5
		白醋	5
		三料（葱末、姜末、蒜末按1∶1∶0.5）	5
	水果拼盘	柑橘	100
		红富士苹果	50
		京白梨	100
	全天盐、味精	盐	6
		味精	2
	晚餐烹调用油	大豆色拉油	8

晚餐营养成分计算

营养成分 蛋白质供能15% 脂肪供能20% 碳水化合物供能65%	营养素名称	含量	营养素名称	含量
	能量/kcal	577	钾/mg	945
	蛋白质/g	23	磷/mg	318
	脂肪/g	13	胡萝卜素/μg	1614
	碳水化合物/g	100	维生素A/μgRAE	272
	钙/mg	257	维生素C/mg	41
	铁/mg	7	维生素E/mgα-TE	16
	锌/mg	2	膳食纤维/g	11
	钠/mg	1835	胆固醇/mg	10

2020年4月22日全天营养成分计算

总能量	蛋白质（占总能量）	脂肪（占总能量）	碳水化合物（占总能量）
1815kcal	65g（14%）	43g（21%）	292g（65%）
总能量三餐分配	早餐24%	午餐43%	晚餐33%

高血压　2020年4月23日　配餐信息

2020年4月23日　星期四

餐次	种类	食物	用量/g
早餐	豆沙卷	小麦粉（富强粉，特一粉）	40
		红豆沙	10
	红薯玉米面粥	玉米（黄，干）	20
		甘薯（红心）[山芋，红薯]	30
	炝菠菜绿豆芽	绿豆芽	100
		菠菜[赤根菜]	100
	五香豆腐卷	千张[百页]	25
	早餐烹调用油	大豆色拉油	5

早餐营养成分计算

	营养素名称	含量	营养素名称	含量
营养成分 蛋白质供能15% 脂肪供能19% 碳水化合物供能66%	能量/kcal	386.01	钾/mg	555.36
	蛋白质/g	17.28	磷/mg	268.58
	脂肪/g	7.74	胡萝卜素/μg	3260.26
	碳水化合物/g	66.62	维生素A/μgRAE	532.06
	钙/mg	176.08	维生素C/mg	45.71
	铁/mg	6.97	维生素E/mgα-TE	11.2
	锌/mg	2.71	膳食纤维/g	5.03
	钠/mg	107.72	胆固醇/mg	0

餐次	种类	食物	用量/g
午餐	大米饭	粳米（标一）	90
	肉丝豆角	油豆角[多花菜豆]	150
		猪肉（奶面）[硬五花]	25
	香菇油菜	香菇[香蕈，冬菇]	50
		油菜	100
		胡萝卜	5
		三料（葱末、姜末、蒜末按1:1:0.5）	3
	虾滑冬瓜汤	大虾肉	25
		冬瓜	150
	水果拼盘	红富士苹果	50
		京白梨	25
		柑橘（均值）	50
		草莓	25
	午餐烹调用油	大豆色拉油	10

午餐营养成分计算

	营养素名称	含量	营养素名称	含量
营养成分 蛋白质供能14% 脂肪供能23% 碳水化合物供能63%	能量/kcal	693.47	钾/mg	1068.06
	蛋白质/g	23.21	磷/mg	387.78
	脂肪/g	20.41	胡萝卜素/μg	1670.48
	碳水化合物/g	112.27	维生素A/μgRAE	280.82
	钙/mg	318.81	维生素C/mg	96.89
	铁/mg	7.66	维生素E/mgα-TE	13.59
	锌/mg	3.9	膳食纤维/g	9.97
	钠/mg	163.78	胆固醇/mg	48.51

餐次	种类	食物	用量/g
晚餐	馒头	小麦粉（富强粉，特一粉）	100
		酵母（干）	2
	牛丸萝卜丝汤	牛肉（肥瘦）（均值）	25
		白萝卜[莱菔]	100
	炝腐竹芹菜花生米	花生仁（生）	5
		胡萝卜（红）[金笋，丁香萝卜]	25
		腐竹	5
		芹菜（茎）	100
	水果拼盘	柑橘	50
		红富士苹果	50
		京白梨	25
		草莓	25
	全天盐、味精	盐	6
		味精	2
	晚餐烹调用油	大豆色拉油	10

晚餐营养成分计算

	营养素名称	含量	营养素名称	含量
营养成分 蛋白质供能16% 脂肪供能19% 碳水化合物供能65%	能量/kcal	630.74	钾/mg	756.53
	蛋白质/g	23.5	磷/mg	286.45
	脂肪/g	15.06	胡萝卜素/μg	1568.09
	碳水化合物/g	105.79	维生素A/μgRAE	260.91
	钙/mg	129.68	维生素C/mg	41.42
	铁/mg	6.9	维生素E/mgα-TE	13.89
	锌/mg	3.85	膳食纤维/g	6.2
	钠/mg	2007	胆固醇/mg	21.08

2020年4月23日全天营养成分计算

总能量	蛋白质（占总能量）	脂肪（占总能量）	碳水化合物（占总能量）
1828kcal	64g（14%）	48g（24%）	285g（62%）
总能量三餐分配	早餐24%	午餐39%	晚餐37%

高血压　2020年4月24日　配餐信息

2020年4月24日　星期五

餐次	种类	食物	用量/g
早餐	法包	法式配餐面包	100
	牛奶	鲜牛奶	200
	炝西蓝花	西蓝花［绿菜花］	100
		大蒜［蒜头］	5
		五香豆豉	5
	早餐烹调用油	大豆色拉油	2

早餐营养成分计算

	营养素名称	含量	营养素名称	含量
营养成分 蛋白质供能18% 脂肪供能20% 碳水化合物供能62%	能量/kcal	458.03	钾/mg	398.5
	蛋白质/g	21.53	磷/mg	327.65
	脂肪/g	10.25	胡萝卜素/μg	7211.45
	碳水化合物/g	73.36	维生素A/μgRAE	1250.24
	钙/mg	405.35	维生素C/mg	53.33
	铁/mg	3.74	维生素E/mgα−TE	6.96
	锌/mg	2.48	膳食纤维/g	2.95
	钠/mg	585.7	胆固醇/mg	30

餐次	种类	食物	用量/g
午餐	金银饭	粳米（标一）	80
		玉米糁（黄）	20
	炒肉洋葱	洋葱［葱头］	100
		猪肉（里脊）	25
		胡萝卜	10
	海米炒豆芽韭菜	虾米［海米］	50
		绿豆芽	100
		韭菜	25
		白醋	1
		三料（葱末、姜末、蒜末按1∶1∶0.5）	1.5
	水果拼盘	西柚	50
		橙	50
		鸭广梨	50
	午餐烹调用油	菜籽油［青油］	10

午餐营养成分计算

	营养素名称	含量	营养素名称	含量
营养成分 蛋白质供能12% 脂肪供能21% 碳水化合物供能67%	能量/kcal	609.05	钾/mg	566.84
	蛋白质/g	18.07	磷/mg	301.68
	脂肪/g	14.25	胡萝卜素/μg	799.63
	碳水化合物/g	109.07	维生素A/μgRAE	137.71
	钙/mg	131.56	维生素C/mg	22.96
	铁/mg	4.84	维生素E/mgα-TE	14.13
	锌/mg	2.96	膳食纤维/g	8.31
	钠/mg	284.78	胆固醇/mg	39.98

餐次	种类	食物	用量/g
晚餐	红枣发糕	小麦粉（富强粉，特一粉）	80
		玉米面（黄）	20
		大枣	5
		酵母（干）	2
	苏波汤	牛肉（肥瘦）（均值）	25
		马铃薯［土豆，洋芋］	50
		番茄［西红柿］	50
		甘蓝［圆白菜，卷心菜］	50
	蒜苗炒八爪鱼丝	章鱼（八爪鱼）［八角鱼］	25
		蒜苗	100
	水果拼盘	柑橘	50
		红富士苹果	50
		京白梨	25
		草莓	25
	全天盐、味精	盐	6
		味精	2
	晚餐烹调用油	大豆色拉油	10

晚餐营养成分计算

	营养素名称	含量	营养素名称	含量
营养成分 蛋白质供能16% 脂肪供能19% 碳水化合物供能65%	能量/kcal	630.74	钾/mg	756.53
	蛋白质/g	23.5	磷/mg	286.45
	脂肪/g	15.06	胡萝卜素/μg	1568.09
	碳水化合物/g	105.79	维生素A/μgRAE	260.91
	钙/mg	129.68	维生素C/mg	41.42
	铁/mg	6.9	维生素E/mgα-TE	13.89
	锌/mg	3.85	膳食纤维/g	6.2
	钠/mg	2007	胆固醇/mg	21.08

2020年4月24日全天营养成分计算

总能量	蛋白质（占总能量）	脂肪（占总能量）	碳水化合物（占总能量）
1772kcal	64g（14.5%）	40g（20%）	289g（65.5%）
总能量三餐分配	早餐25%	午餐40%	晚餐35%

高血压　2020年4月25日　配餐信息

2020年4月25日　星期六

餐次	种类	食物	用量/g
早餐	馒头	小麦粉（富强粉，特一粉）	75
		酵母（干）	1.5
	发芽活性豆浆	黄豆芽	100
	拌芝麻菠菜	菠菜［赤根菜］	100
		大蒜［蒜头］	5
		芝麻	5
	早餐烹调用油	大豆色拉油	4

早餐营养成分计算

	营养素名称	含量	营养素名称	含量
营养成分 蛋白质供能16% 脂肪供能19% 碳水化合物供能65%	能量/kcal	406.2	钾/mg	587.49
	蛋白质/g	16.43	磷/mg	240.26
	脂肪/g	9.12	胡萝卜素/μg	3014.73
	碳水化合物/g	68.44	维生素A/μgRAE	491.63
	钙/mg	157.9	维生素C/mg	40.22
	铁/mg	6.15	维生素E/mgα-TE	7.21
	锌/mg	2.21	膳食纤维/g	4.5
	钠/mg	95.48	胆固醇/mg	0

餐次	种类	食物	用量/g
午餐	红豆饭	粳米（标一）	90
		赤小豆［小豆，红小豆］	10
	家炖黄姑鱼	黄姑鱼［黄婆鸡（鱼）］	75
		白醋	0.5
		三料（葱末、姜末、蒜末按1∶1∶0.5）	5
	河塘小炒	藕［莲藕］	50
		西芹	100
		甘蓝菜	25
		白醋	1
		三料（葱末、姜末、蒜末按1∶1∶0.5）	4
	水果拼盘	西柚	50
		橙	50
		鸭广梨	50
	午餐烹调用油	菜籽油［青油］	10

午餐营养成分计算

	营养素名称	含量	营养素名称	含量
营养成分 蛋白质供能15% 脂肪供能21% 碳水化合物供能64%	能量/kcal	681.43	钾/mg	676.84
	蛋白质/g	26.48	磷/mg	349.52
	脂肪/g	16.52	胡萝卜素/μg	63.09
	碳水化合物/g	113.12	维生素A/μgRAE	10.26
	钙/mg	236.29	维生素C/mg	43.14
	铁/mg	4.35	维生素E/mgα-TE	10.25
	锌/mg	2.37	膳食纤维/g	10.69
	钠/mg	154.35	胆固醇/mg	124.54

餐次	种类	食物	用量/g
晚餐	鸡丝荞麦面	荞麦面	75
		鸡胸脯肉	37.5
	巧拌生菜	黑木耳（干）	5
		银耳（干）[白木耳]	5
		生菜	50
		红番茄	200
		陈醋	2
	水果拼盘	柑橘	50
		红富士苹果	50
		京白梨	25
		草莓	25
	全天盐、味精	盐	6
		味精	2
	晚餐烹调用油	大豆色拉油	10

晚餐营养成分计算

	营养素名称	含量	营养素名称	含量
营养成分 蛋白质供能15% 脂肪供能22% 碳水化合物供能63%	能量/kcal	514.05	钾/mg	713.35
	蛋白质/g	20.45	磷/mg	325.76
	脂肪/g	13.5	胡萝卜素/μg	510.37
	碳水化合物/g	88.66	维生素A/μgRAE	90.7
	钙/mg	112.68	维生素C/mg	16.08
	铁/mg	11.49	维生素E/mgα-TE	14.21
	锌/mg	2.44	膳食纤维/g	12.1
	钠/mg	65.45	胆固醇/mg	30.77

2020年4月25日全天营养成分计算

总能量	蛋白质（占总能量）	脂肪（占总能量）	碳水化合物（占总能量）
1687kcal	63g（15%）	39g（21%）	271g（64%）
总能量三餐分配	早餐25%	午餐43%	晚餐32%

高血压　2020年4月26日　配餐信息

2020年4月26日　星期日

餐次	种类	食物	用量/g
早餐	豆沙卷	小麦粉（富强粉，特一粉）	40
		红豆沙	10
	玉米面粥	玉米面（黄）	25
	酱牛肉	酱牛肉	25
	拌海带丝	海带（浸）[江白菜，昆布]	100
		大蒜 [蒜头]	10
		黄豆酱油	2
		陈醋	5
	水果拼盘	红富士苹果	50
		京白梨	25
		柑橘（均值）	50
		草莓	25
	早餐烹调用油	大豆色拉油	4

早餐营养成分计算

	营养素名称	含量	营养素名称	含量
营养成分 蛋白质供能16% 脂肪供能19% 碳水化合物供能65%	能量/kcal	449.44	钾/mg	621.57
	蛋白质/g	17.33	磷/mg	209.55
	脂肪/g	8.87	胡萝卜素/μg	796.68
	碳水化合物/g	79.09	维生素A/μgRAE	135.8
	钙/mg	296.11	维生素C/mg	16.4
	铁/mg	7.78	维生素E/mgα-TE	7.35
	锌/mg	3.73	膳食纤维/g	4.99
	钠/mg	486.99	胆固醇/mg	19

餐次	种类	食物	用量/g
午餐	绿豆米饭	粳米（标一）	120
		绿豆	30
	酱排骨	猪小排	75
		三料（葱末、姜末、蒜末按1：1：0.5）	3
	南瓜炖土豆	南瓜 [倭瓜，番瓜]	100
		马铃薯 [土豆，洋芋]	50
		三料（葱末、姜末、蒜末按1：1：0.5）	3
	午餐烹调用油	菜籽油 [青油]	10

午餐营养成分计算

	营养素名称	含量	营养素名称	含量
营养成分 蛋白质供能15% 脂肪供能21% 碳水化合物供能64%	能量/kcal	813.28	钾/mg	852.15
	蛋白质/g	29.84	磷/mg	393.71
	脂肪/g	22.5	胡萝卜素/μg	968.29
	碳水化合物/g	125.64	维生素A/μgRAE	164.88
	钙/mg	70.4	维生素C/mg	22.17
	铁/mg	5.21	维生素E/mgα-TE	9.25
	锌/mg	5.36	膳食纤维/g	5.63
	钠/mg	53.57	胆固醇/mg	109.2

餐次	种类	食物	用量/g
晚餐	发糕	小麦粉（富强粉，特一粉）	30
		玉米面（黄）	15
		绵白糖	5
	杂粮粥	粳米（标一）	10
		糯米［江米］（均值）	5
		薏米［薏仁米，苡米］	5
		芸豆（红）	5
	肉炒木耳白菜	大白菜（均值）	100
		胡萝卜	10
		黑木耳（干）	5
		猪肉（瘦）	15
		三料（葱末、姜末、蒜末按1∶1∶0.5）	1
	麻酱拌油麦菜	芝麻酱	5
		油麦菜	100
	水果拼盘	西柚	50
		橙	25
		鸭广梨	50
	全天盐、味精	盐	6
		味精	2
	晚餐烹调用油	大豆色拉油	10

晚餐营养成分计算

	营养素名称	含量	营养素名称	含量
营养成分 蛋白质供能15% 脂肪供能22% 碳水化合物供能63%	能量/kcal	483.1	钾/mg	560.47
	蛋白质/g	15.66	磷/mg	252.14
	脂肪/g	13.53	胡萝卜素/μg	1456.36
	碳水化合物/g	82.88	维生素A/μgRAE	252.95
	钙/mg	224.77	维生素C/mg	41.11
	铁/mg	11.49	维生素E/mgα-TE	14.9
	锌/mg	2.7	膳食纤维/g	8.96
	钠/mg	1852.99	胆固醇/mg	12.15

2020年4月26日全天营养成分计算

总能量	蛋白质（占总能量）	脂肪（占总能量）	碳水化合物（占总能量）
1764kcal	63g（14%）	40g（22%）	288g（64%）
总能量三餐分配	早餐26%	午餐46%	晚餐28%

🔗 知识链接

1. 高血压发病因素

　①约60%的高血压病人有家族史。

　②肥胖超重。

　③盐的摄入过量。

　④环境和精神因素：噪声、天气变化、精神紧张、心理创伤。

　⑤饮酒。

2. 高血压的药膳试用方

　①芹菜60g或芹菜50g、苦瓜50g煎服，每日1～2次。

　②黑木耳3g泡12h，蒸1～2h，加冰糖煎服。

　③花生米适量加醋泡7d，每早晚各服10粒。

　④绿豆100g、海带50g煮烂加冰糖适量服。

　⑤山楂10g，拍碎加适量冰糖煎服。

📋 工作任务5：使用计算机软件设计高脂血症人群营养食谱

任务书：

（1）对客户自然状况、生活方式及家族健康状况的调研

（2）对客户自然状况、生活方式及家族健康状况的分析

　①体重评价　②标准体重　③劳动强度　④生活习惯分析　⑤饮食习惯分析 ⑥家族性疾病分析

（3）每日能量及营养素摄入量建议

（4）饮食及健康指导建议

（5）营养食谱设计（餐次、菜点名称、原料名称、用量、营养成分含量、三餐及三大营养素供能比、菜品图片、食物交换建议、饮食禁忌）

（6）提交任务形式　PPT附调查表文档

（7）设备器材　①电脑（学生电脑、教师电脑）　②正版营养配餐软件　③配餐台　④电子秤　⑤体重秤

一、知识储备——高脂血症疾病常识

高脂血症是指血液中一种或多种脂类成分的异常增加，超出了正常范围称为高脂血症。是脂质代谢失常的表现。高脂血症被认为是一种"都市现代病"，常见病因是饮食不科学，进食过多含脂肪和胆固醇的肉、蛋类等或偏食，使能量摄入大于消耗；生活不规律、体力活动少、暴饮暴食；患有某些代谢性疾病如肥胖症、糖尿病、遗传疾病等。临床上可简单地分为三类：高甘油三酯血症、高胆固醇血症、混合型高脂血症。它与多种疾病有关，是发生动脉粥样硬化、高血压、冠心病及脑血管病的重要原因之一。

血液中的脂质（主要甘油三酯、胆固醇、磷脂等）必须与特殊的蛋白质结合成脂蛋白，才能在血液中被运输，并进入组织细胞。脂蛋白可分为乳糜微粒（CM）、极低密度脂蛋白（VLDL）、中密度脂蛋白（IDL）、低密度脂蛋白（LDL）、高密度脂蛋白（HDL）。其中低密度脂蛋白是所有血浆脂蛋白中首要的致动脉粥样硬化性脂蛋白，高密度脂蛋白是一种抗动脉粥样硬化的血浆脂蛋白，是冠心病的保护因子。如表3-2-3所示。

表3-2-3　血浆脂蛋白组成来源和特性

种类	CM	VLDL	IDL	LDL	HDL
密度（g/mL）	<0.95	0.95~1.006	1.006~1.019	1.019~1.063	1.063~1.210
合成部位	小肠	肝脏、小肠	血液循环、肝脏	肝脏	肝脏、小肠
功能	转运外源性甘油三酯及胆固醇	转运内源性甘油三酯及胆固醇	LDL-前体	转运内源性胆固醇	逆向转运胆固醇
致动脉硬化作用	0	+	+++	++++	

临床上高脂血症诊断标准一般为：成年人空腹血清中总胆固醇（TC）超过5.72mmol/L，甘油三酯（TG）超过1.70mmol/L，可诊断为高脂血症，而总胆固醇在5.2~5.7mmol/L者称为边缘性升高。

（1）高胆固醇血症　血清总胆固醇含量增高，超过5.72mmol/L，而甘油三酯含量正常，即甘油三酯<1.70mmol/L。

（2）高甘油三酯血症　血清中甘油三酯含量增高，超过1.70mmol/L，而总胆固醇含量正常，即总胆固醇<5.72mmol/L。

（3）混合型高脂血症　血清中总胆固醇和甘油三酯含量均增高，即总胆固醇超过5.27mmol/L，甘油三酯超过1.70mmol/L。

二、与高脂血症有关的营养膳食因素

1. 膳食脂肪和脂肪酸

我国调查资料表明，当动物性食品和油脂消费量增加，脂肪提供的能量增加5%，人群平均血胆固醇水平升高10%。虽然含饱和脂肪酸高的食物可导致血清总胆固醇（TC）升高。但是饱和脂肪酸碳链的长度不一样，对血脂的影响也不同。

饱和脂肪酸（SFA）可以显著升高血浆TC和低密度脂蛋白胆固醇（LDL-C）的水平，但是不同长度碳链的SFA对血脂的作用不同。碳原子少于12、大于或等于18的饱和脂肪酸对血清TC无影响，而含12~16个碳原子的饱和脂肪酸，可明显升高男性和女性的血清TC、LDL-C水平，含18个碳的硬脂酸（C18：0）不升高血清TC、LDL-C。

单不饱和脂肪酸（MUFA）有降低血清TC和高密度脂蛋白胆固醇（LDL-C）水平的作用，同时可升高血清HDL-C。膳食中单不饱和脂肪酸主要是油酸（C18：1），橄榄油中油酸含量达84%，地中海地区人群血清TC水平低，心血管疾病发病率较低，可能与其膳食中橄榄油摄入量高有关。花生油、玉米油、芝麻油中油酸的含量也很丰富。

多不饱和脂肪酸（PUFA）可使血清中TC、LDL-C水平显著降低，并且不会升高甘油三酯（TG）。反式脂肪酸（TFA）是在氢化油脂中产生的，如人造黄油。增加反式脂肪酸的摄入量，可使LDL-C水平升高，HDL-C降低，使TC/HDL-C比值增高，LDL-C/HDL-C比值增加，以及脂蛋白（a）升高，明显增加心血管疾病危险性，反式脂肪酸致动脉粥样硬化的作用比SFA更强。膳食中反式脂肪酸大多数来自氢化的植物油。目前认为反式脂肪酸应小于总能量的1%。

2. 碳水化合物及其构成

进食大量糖类，使糖代谢加强，细胞内ATP增加，使脂肪合成增加。过多摄入碳水化合物，特别是能量密度高、缺乏纤维素的双糖或单糖类，可使血清VLDL-C、TG、TC、LDL-C水平升高。

膳食纤维有调节血脂的作用，可降低血清TC、LDL-C水平。可溶性膳食纤维比不溶性膳食纤维的作用更强，前者主要存在于大麦、燕麦、豆类、水果中。

3. 微量元素

镁对心血管系统有保护作用，具有降低胆固醇、降低冠状动脉张力、增加冠状动脉血流量等作用。动物实验发现，缺钙可引起血TC和TG升高，补钙后，可使血脂恢复正常。缺锌可引起血脂代谢异常，血清锌含量与TC、LDL-C呈负相关，而与HDL-C呈正相关。

铬是葡萄糖耐量因子的组成成分，是葡萄糖和脂质代谢的必需微量元素。缺铬可使血清TC增高，并使HDL-C下降。补充铬后，使血清HDL-C升高，TC和TG水平降低，血清铬与HDL-C水平呈明显正相关。

4. 维生素

维生素C促进胆固醇降解、转变为胆汁酸，从而降低血清TC水平；增加脂蛋白脂酶活性，加速血清VLDL-C、TG降解。维生素C在体内参加胶原的合成，使血管韧性增加，脆性降低，可防止血管出血。同时维生素C还具有抗氧化作用，防止脂质的过氧化反应。

维生素E是脂溶性抗氧化剂，能影响参与胆固醇分解代谢的酶的活性，有利于胆固醇的转运和排泄，对血脂水平起调节作用。

三、高脂血症人群营养原则及配餐原则

（一）高脂血症人群营养原则

合理的营养和改善生活方式是治疗高脂血症的合乎生理和行之有效的方法之一。在进行任何药物治疗之前，一般先采取营养治疗，只有当营养治疗无效或病人不能耐受时，才采用药物治疗，即使如此，也不应放弃合理的饮食调配，因为合理营养可增强药物的疗效。整体要求饮食清淡、低盐，日常饮用淡茶水。不同类型，区别对待。

Ⅰ型：为单纯性甘油三酯增高，患者常伴有超重或肥胖。

营养原则：

① 限制总能量，使超标的体重减轻，甘油三酯可随体重减轻而下降。

② 碳水化合物占总能量的55%～60%，以谷类为主，不宜吃白糖、果糖、蜂蜜及含糖点心、罐头等。如：牛奶、豆浆不加糖。

③ 适当增加蛋白质，15%～20%为宜，注意摄入一定的大豆蛋白。

④ 脂肪供给量可占总能量的20%～25%；胆固醇每日300～500mg。宜选用富含不饱和脂肪酸多的植物油。

⑤ 维生素和无机盐应供给充足，多选用新鲜蔬菜、食用菌、海藻类，既可增加食物纤维及饱腹感，又可提供足够的无机盐和维生素。

Ⅱ型：为胆固醇增高。

营养原则：

① 严格限制胆固醇摄入量，轻度增高者胆固醇每日小于300mg，中度和重度增高每日小于200mg。脂肪占总能量的20%～25%，选择植物油，限制动物油，因其可促进胆固醇吸收。

② 总能量不需严格限制。合并超重和肥胖者除外。

③ 碳水化合物占总能量的60%～65%。

④ 蛋白质占总能量的15%～20%。

⑤ 增加食物纤维摄入量，以利胆固醇的排出，如粗杂粮、新鲜蔬菜、食用菌、海藻类及水果。

⑥ 多选择利于降血脂的食物，例如：洋葱、大蒜、食用菌、苜蓿、大豆及其制品等。

Ⅲ型：甘油三酯和胆固醇均增高。

营养原则：

① 控制总能量，使体重降低并维持在标准体重范围内。

② 限制胆固醇每日小于200mg，禁食高胆固醇食物。脂肪占总能量30%以内，选用含多不饱和脂肪酸丰富的植物油。限食含饱和脂肪酸多的食物。

③ 控制碳水化合物摄入，占总能量的50%～55%，以谷类为主，限食白糖、果糖、甜点心、蜂蜜等含单、双糖多的食物。

④ 蛋白质占总能量的20%。

⑤增加食物纤维摄入量，如粗杂粮、新鲜蔬菜、食用菌、海藻类及水果。

（二）高脂血症人群配餐原则

（1）遵循高脂血症人群营养原则。

（2）合理安排一日三餐能量及营养素分配。可以按照30%、40%、30%分配。

（3）食物选择多样化，主副食搭配，粗细搭配、荤素搭配、干稀搭配。

（4）科学选择烹调方法。常用的烹调方法以汆、煮、拌、炝、炖、焖、煨、蒸、熬、炒、卤等少油的烹制方法为主，尽量避免煎、炸、熏、烧的方法。

（5）配餐要符合病人的饮食习惯、经济条件、市场供应情况及季节变化。

四、高脂血症人群的食物选择

1. 宜用食物

谷类如大米、面粉、玉米、荞麦、燕麦米、燕麦片、大麦米、小麦米、高粱米、薏米等；杂豆类如绿豆、赤小豆、饭豆、黑豆等；大豆及其制品；脱脂牛奶；新鲜蔬菜如芹菜、油菜、菠菜、生菜、洋葱、大蒜等；食用菌如木耳、香菇等；海藻类如海带、紫菜、裙带菜、发菜、山楂等，具有降血脂作用。

2. 可食用蛋白类食物

可食用瘦肉、鱼类、去皮禽肉、乳制品、大豆及制品等优质蛋白。

3. 限用食物

煎炸食物、蔗糖和含单糖、双糖高的食品，如甜点心、各种糖果、冰淇淋、巧克力及蜂蜜等。

4. 忌用食物

高胆固醇食物，如猪皮、猪爪、动物油脂、肥肉、肉皮、内脏、动物脑髓、鱼子、虾脑、蟹黄、奶油、腊肠及鸡蛋黄等。

五、中医学推荐宜降血脂食物

食物主要有：黄豆、绿豆、山楂、香菇、苹果、大蒜、马齿苋、菊花、胡萝卜、木耳、银耳、海带、紫菜、海参、牡蛎。

1. 黄豆

黄豆又称大豆，是豆科植物大豆的黄色种子，具有健脾益气的功效。黄豆的蛋白质含量高达40%，而且氨基酸的种类较全，所含人体必需氨基酸的比例与人体的需要相接近。因其蛋白质的质量不亚于动物蛋白，所以有"植物肉"的美誉。黄豆与谷物同食，可以弥补谷物中赖氨酸的不足。黄豆所含的脂肪优于动物脂肪，它富含油酸和亚油酸，这类不饱和脂肪酸有降低胆固醇、预防动脉硬化的作用。黄豆所含的纤维素富含皂苷，它通过吸收胆酸而促进胆固醇的代谢，有助于减少胆固醇在血管内的沉积。以大豆为原料制成的豆豉含有大量的B族维生素和尿激酶，可防止脑血栓的形成。经常食用豆制品，对高脂血症、高血压病、动脉硬化、冠心病、脂肪肝患者很有益处。

2. 山楂

山楂又名红果、山里红、胭脂果，是蔷薇科植物山楂的果实，具有消食积、散淤血、驱虫、止泻的功效。临床药理研究表明，山楂中所含的三萜类和黄酮类成分，有扩张血管、降低血压、降低血清胆固醇、加强和调节心肌功能的作用。山楂中含有大量的维生素C，在水果中的维生素C含量仅次于鲜枣和猕猴桃。而且，山楂中的维生素C能被其本身的酸性物质所保护，加热后也不被破坏，更是其他水果比不了的。维生素C在防治动脉硬化、减肥、降脂、抗老防衰方面具有重要作用。可以说，山楂是一味防治心脑血管疾病的良药。山楂的多种制剂都具有明显的降脂作用，对血清胆固醇和甘油三酯的增高都有良好疗效，是降脂复方中最常用的药物之一。

3. 香菇

香菇又名香蕈，是侧耳科植物香蕈的子实体，具有益胃气、补虚损、抗痘疹、止血的功效。近年来的研究发现，香菇有降压、降脂、抗病毒、抗癌等多种作用。香菇清香味美，富有营养而易于消化，被誉为"菇中之王""蔬菜之冠"。香菇中蛋白质、钙、磷、铁、维生素B$_2$、维生素B$_1$、维生素C的含量都较高。香菇中含有的香菇嘌呤等核酸物质，能促进胆固醇的分解和排泄，连续服用能降低总胆固醇及甘油三酯。香菇中所含的纤维素能促进胃肠蠕动，防止便秘，减少肠道对胆固醇的吸收。

4. 苹果

苹果是蔷薇科植物苹果的果实，具有生津润肺、开胃醒酒的功效。苹果中含有大量苹果酸和果胶，能分解体内的脂肪，降低胆固醇。苹果酸和果胶在肠道中能与胆酸结合，阻止胆酸被重新吸收进入血液，使血液中的胆酸含量减少，胆固醇向胆酸的转化增加，从而降低胆固醇含量。类黄酮是一种天然抗氧化剂，通过抑制低密度脂蛋白氧化，发挥抗动脉粥样硬化的作用。此外，类黄酮还有抑制血小板聚集作用，能降低血液黏稠度，减少血栓形成。苹果含有较高的钾，而含钠量较低，是高血压、高脂血病患者的理想食品。

5. 大蒜

大蒜又称胡蒜，是百合科植物大蒜的鳞茎。有解毒杀虫、止咳祛痰、健脾开胃的功效。大蒜中含有多种生理活性成分。大蒜素等物质能抑制和杀灭多种细菌，因而被称为"天然广谱抗生素"。近年来的科学研究表明，大蒜可以降低血清胆固醇和甘油三酯，能防治动脉硬化。大蒜中的蒜氨酸和环蒜氨酸是降血脂的有效成分。此外，从大蒜中提取的甲基烯三硫和二烯丙基二硫，具有很强的抗血小板聚集的作用，能降低血液黏稠度，预防脑卒中的发生。大蒜所含的苷类能使高血压患者的血压明显降低。大蒜中的有效成分遇热会失去作用，用于食疗以生食为佳。但是，大蒜的刺激性较强，过多食用会引起眼睑炎和结膜炎，还可以损伤胃黏膜，引起胃炎、胃溃疡，甚至胃出血。所以，吃大蒜应适度，最好不要在早晨空腹时食用。

6. 马齿苋

马齿苋又称马齿菜、长寿菜，是一年生草本植物马齿苋的嫩茎叶，具有清热解毒、凉血止血、利湿消肿的作用。马齿苋的用途广泛，它的抗菌力很强，对多种细菌有抑制作用，特别是对痢疾杆菌。因此，痢疾、胃肠炎、泌尿系统感染、痔疮、疖、痈等都可用马齿苋治疗。近年来美国科学家发现，马齿苋含有α-亚麻酸。它是一种不饱和脂肪酸，一般存在于海产品中，在植物中少见，而马齿苋中的含量却很丰富。它具有抑制人体血清胆固醇和甘油三酯生成的生理功能，能防治冠心病和高脂血症。α-亚麻酸可以改变血小板膜流动性，降低血液黏稠度，能有效防止血栓的形成。马齿苋富含钾盐，从马齿苋中摄入的钾作用于血管壁上，可以扩张血管壁，阻止血管壁的增厚，因而能降低血压，减少脑卒中的发生率。

六、高脂血症人群营养食谱设计

客户资料：自然情况、生活方式调查表（生活习惯、饮食习惯、健康状况）、家庭健康状况调查表。

工作任务：使用计算机软件设计一周营养食谱

1. 自然情况

姓名	李萍	性别	女	民族	汉	出生日期	1970年2月6日
身高	164cm	腰围	74cm	体重	64kg	联系电话	
你的职业	机关干部 □　技术人员 □　营销人员 □　工人 □ 电子商务师 □　教师 √　其他 □						

2. 调查问题（1类——生活习惯）

序号	问题	选择
1	你运动的时间	每周2~3次 □　　每周4次以上 □ 每周1次 √　　从不或偶尔 □
2	你运动的方式	打球（乒乓球 □　　羽毛球 √　　排球 √ 网球 □　篮球 □　足球 □　保龄球 □ 台球 □）跑步 □　快走 √　散步 □ 太极拳 □　跳舞 □　瑜伽 □
3	你每天睡眠时间	8小时以上 □　　6~8小时 √ 4~6小时 □　　4小时以下 □
4	你每天乘车花费的时间	不乘车 □　　0.5~1小时 √　　1~2小时 □ 2小时以上 □
5	每天你在户外活动时间（乘车时间除外）	1~2小时 √　　0.5~1小时 □　　2~4小时 □ 0.5小时以下 □　　4~8小时 □ 8小时以上 □
6	你的每天经常的饮水时间	早晨 √　　两餐之间 √　　餐中 □　　餐后 □ 睡前 □　　夜间醒来 □　　渴时喝 □
7	你每天经常的饮水量	600mL以下 □　　600~1200mL √ 1200~1800mL □　　1800~2400mL □ 2400mL以上 □

续表

序号	问题	选择
8	你吸烟吗	不吸 √　　偶尔 □　　每天10支以下 □ 每天10~20支 □　　每天20支以上 □
9	你饮酒吗	不饮 √　　偶尔 □　　每天2瓶以下啤酒 □ 经常4瓶以上啤酒/次 □　　每天100~150mL白酒 □ 经常500mL以上白酒/次 □
10	你的排便规律	1~2次/天 √　　1次/2天 □　　1次/3天 □ 3天以上1次 □
11	你每天在电脑或电视前的时间	无 □　　1小时以下 □　　2~3小时 □ 4~8小时 √　　8小时以上 □
12	在你的长期住地附近（100m以内）有无污染	无 √　　临近车多的马路 □　　橡胶厂 □ 化工厂 □　　化肥厂 □　　水泥厂 □　　染料厂 □ 农药厂 □　　其他 □
13	你会通宵不眠吗	没有 √　　偶尔 □　　有时 □　　经常 □
14	你周围有人吸烟吗	没有 √　　偶尔有 □　　经常有 □　　烟雾缭绕 □
15	你的工作时间	5小时以下 □　　5~8小时 □　　8~10小时 √ 10小时以上 □
16	每天坐位连续工作	1小时以下 □　　1~2小时 □　　2~3小时 □ 3小时以上 √
17	你每年参加健康体检	2次 □　　1次 □　　患病时去 √　　从不去 □
18	你每天上下班使用的交通工具	步行 □　　自行车 □　　公共交通工具 √ 私家车 □　　其他 □
19	你经常购买和食用工业食品吗（如：方便面、火腿肠、香肠、罐头、肉松、肉干、话梅、果脯、蜜饯）	不吃 √　　偶尔 □　　1次/周 □　　2次/周 □
20	每日服用复合营养剂吗	经常 □　　每天 □　　有时 □　　不用 √
21	你生活中有很难排解的重大变故吗	没有 √　　事业上有 □　　恋爱或婚姻上有 □ 学业上有 □
22	你通常睡觉的时间	晚8：00~10：00　　□　　晚10：00~12：00　√ 晚12：00~凌晨2：00　　□

3．调查问题（2类——饮食习惯）

序号	问题	选择
1	你是否吃早餐	天天吃 √　　经常吃 □　　有时吃 □　　从来不吃 □
2	你吃午餐的方式主要是	回家吃 □　　带饭 □　　单位食堂 □　　洋快餐 □ 只吃蔬菜、水果 □　　与同事餐馆点菜AA制 √ 不吃 □　　其他 □
3	你吃晚餐的方式是	回家吃 √　　单位食堂 □　　洋快餐 □　　餐馆 □ 只吃蔬菜、水果 □　　不吃 □
4	你吃夜宵吗	从来不吃 √　　有时吃 □　　经常吃 □　　天天吃 □
5	你的饮食口味倾向于	清淡 √　　偏酸 □　　偏辛辣 □　　偏咸 □ 偏香 □　　偏甜 □　　其他 □
6	你的零食偏爱	坚果类 √　　不吃 □　　膨化食品 □　　饼干 □ 点心类 □　　糖果类 □　　巧克力 √　　肉干 □ 鱼干 □　　其他 □

续表

序号	问题	选择
7	你是否认为自己有偏食的习惯	没有 √　　基本没有 □　　有 □
8	你偏食何种食物	素食 □　　猪肉 □　　牛肉 □　　羊肉 □ 鱼虾 √　　其他 □
9	你一般每天所吃食物大概有多少种	10~20种 √　　20~30种 □　　10种以内 □ 30种以上 □
10	你的主食一般是以	大米白面为主 √　　粗粮为主 □ 薯类（红薯、土豆、芋头等）为主 □　　三者基本等量 □
11	你平均每天主食能吃多少（以粮食计）	300~400g □　　200~300g √　　400g以上 □ 100~200g □　　50~100g □
12	你吃粗粮食品的次数	天天吃 √　　每周3次以上 □　　每周2次以下 □ 基本不吃 □
13	你经常吃的粗粮	玉米 √　　小米 √　　高粱 □　　燕麦 □ 荞麦 □　　其他 □
14	你吃豆制品的情况	天天吃 □　　每周3次以上 □ 每周2次以下 √　　基本不吃 □
15	你常吃的豆制品	豆浆 √　　豆腐 √　　豆芽 □　　豆干 □ 素什锦 □　　其他 □
16	你喝牛奶的情况	天天喝 □　　每周3次以上 √　　每周2次以下 □ 基本不喝 □　　不舒服 □
17	你常选用的奶类及奶制品	鲜奶、纯奶 √　　酸奶 √　　奶粉 □　　乳酪 □ 含乳饮料 □　　其他 □
18	你经常吃蛋类吗	每周3~5个以上 √　　每天1个 □ 每周2个以下 □　　基本不吃 □
19	你常吃蛋类的哪部分	整蛋吃 √　　去蛋黄只吃蛋清 □ 去蛋清、只吃蛋黄 □
20	你经常吃动物性食物吗	天天吃 √　　每周3次以上 □ 每周2次以下 □　　基本不吃 □ 配菜借味，但不吃 □
21	你吃动物内脏（肝、肾、胃）的情况	基本不吃 □　　每周1次以下 √ 每周2次以上 □　　天天吃 □
22	你吃肥肉或荤油的情况	不吃 √　　基本不吃 □　　每周2次以下 □ 每周3次以上 □　　天天吃 □
23	你吃鱼的情况	天天吃 □　　每周3次以上 √ 每周2次以下 □　　基本不吃 □ 过敏不吃 □
24	你吃海鲜（虾蟹贝）的情况	每周2次以下 √　　每周3次以上 □ 天天吃 □　　基本不吃 □ 过敏不吃 □
25	你平均每天新鲜蔬菜能吃多少	400~500g □　　300~400g √　　500g以上 □ 200g以下 □　　基本不吃 □
26	你烹制新鲜蔬菜通常有哪种情况	先洗后切 √　　切断或切得很碎 □ 下锅之前用水浸泡 □　　热水焯过才下锅炒 □ 先切后洗 □　　其他 □

续表

序号	问题	选择
27	你平均每天吃多少水果	100~200g ☐ 200~400g ✓ 400g以上 ☐ 100g以下 ☐ 基本不吃 ☐
28	你的长期饮用水是哪一种	矿泉水 ✓ 过滤的自来水 ☐ 普通的白开水 ☐ 纯净水 ☐ 其他 ☐
29	你有喝汤或粥的习惯吗	餐餐都喝 ☐ 每天1次 ✓ 每周3次以上 ☐ 每周2次以下 ☐ 基本不喝 ☐
30	你通常喝汤或粥的时间	饭前喝 ☐ 边吃饭边喝 ✓ 饭后喝 ☐
31	你家常用油的品种	大豆油 ✓ 花生油 ☐ 葵花籽油 ☐ 菜籽油 ☐ 玉米油 ☐ 山茶油 ☐ 橄榄油 ☐ 调和油 ☐ 没有固定的 ☐
32	你常吃煎炸食品吗	不吃 ☐ 偶尔 ✓ 1次/周 ☐ 2次/周 ☐
33	你喜欢的饮料	茶水 ☐ 纯果汁 ☐ 咖啡 ☐ 碳酸饮料 ☐ 无碳酸含糖饮料 ☐ 其他 ✓
34	经常吃坚果吗	每天 ☐ 经常 ✓ 有时 ☐ 很少 ☐
35	你常吃洋快餐吗	不吃 ✓ 偶尔 ☐ 1次/周 ☐ 2次/周 ☐
36	你经常吃腌制食品吗	不吃 ☐ 偶尔 ✓ 经常 ☐ 每天 ☐
37	你经常吃冷冻甜品吗（冰淇淋、雪糕等）	不吃 ☐ 偶尔 ✓ 2次/周 ☐ 4次以上/周 ☐
38	你经常吃烧烤食品吗	不吃 ☐ 1次/月 ✓ 1次/周 ☐ 2次/周 ☐
39	你经常吃食用菌吗	每天 ☐ 经常 ✓ 有时 ☐ 很少 ☐
40	你经常吃葱蒜类蔬菜吗（包括洋葱）	每天 ☐ 经常 ☐ 有时 ✓ 很少 ☐

4．调查问题（3类——身心健康状况）

序号	问题	选择
1	你认为自己的健康状况	很好 ☐ 良好 ✓ 一般 ☐ 差 ☐ 不清楚 ☐
2	你的舒张压（低压）	正常60~90mmHg ✓ 偏高90~100mmHg ☐ 偏低55~60mmHg ☐ 较高100~110mmHg ☐ 很低55mmHg以下 ☐ 很高110mmHg以上 ☐
3	你的收缩压（高压）	正常90~140mmHg ✓ 偏高140~159mmHg ☐ 偏低80~90mmHg ☐ 高160~179mmHg以上 ☐ 低80mmHg以下 ☐ 很高180mmHg以上 ☐
4	你存在睡眠困扰吗	不存在 ☐ 觉轻多梦 ✓ 不宜入睡 ✓ 经常早醒 ✓ 半夜醒来很难入睡 ☐
5	你有过阵阵眩晕的感觉吗	没有 ✓ 偶尔有过 ☐ 经常有 ☐
6	你感觉有做不完的工作，心烦意乱	没有 ☐ 偶尔有 ✓ 有时有 ☐ 经常有 ☐ 每天有 ☐
7	你有多汗问题吗	体胖活动易出汗 ☐ 阵发性出汗 ☐ 情绪激动时多汗 ☐ 身体片面性多汗 ☐ 无 ✓
8	你会有频繁的咽喉痛吗	没有 ✓ 有 ☐
9	你会总觉得疲劳吗	没有 ✓ 有 ☐
10	你经常有头痛/胃痛/背痛的毛病，难以治愈吗	没有 ✓ 有 ☐
11	你觉得英雄无用武之地吗	没有 ✓ 偶尔有过 ☐ 经常有 ☐

续表

序号	问题	选择
12	你有下列疾病困扰吗	无 ☐　经常感冒 ☐　便秘 ☐　贫血 ☐ 骨质疏松 ☐　高血压 ☐　高血脂（胆固醇高）✓ 脂肪肝 ☐　肥胖症 ☐　糖尿病 ☐　胆结石 ☐ 痛风 ☐　心脑血管疾病 ☐　其他 ☐

家族健康状况调查表　姓名：李萍　2020年5月10日

1. 家族成员总人数统计表

与本人关系	祖父	祖母	外祖父	外祖母	父亲	母亲	伯	叔	姑	舅	姨	表兄	表姐	堂兄弟	堂姐妹	女儿
人数	1	1	1	1	1	1	2	1	3	3	0	3	2	6	3	1

2. 直系血亲（四代）家族成员患病及故去人数统计表

代	系	与本人关系	家族患病成员			家族故去成员		
			年龄	患病年龄	病名	去世年龄	患病年龄	故去原因（病名）
祖代	父系	祖父				45	不详	不详
		祖母				73	73	心肌梗死
	母系	外祖父				39	不详	惊吓
		外祖母				64	60	不详
父代	父系	父亲	90	51	高血压、冠心病、睡眠障碍			
		叔				71	65	高血压、冠心病
		伯				78	75	不详
		伯				76	74	不详
		姑				79	76	不详
		姑				74	74	不详
		姑				75	72	不详
	母系	母亲			肥胖、胆囊炎、睡眠障碍	73	73	脑出血
		舅				79	78	肺癌
		舅				71	71	不详
		舅				70	69	不祥
		舅姨						
		舅姨						
		舅姨						

续表

代	系	与本人关系	家族患病成员			家族故去成员		
			年龄	患病年龄	病名	去世年龄	患病年龄	故去原因（病名）
本代	父系	堂兄				51	51	心肌梗死
		堂兄	48		健康			
		堂兄	56		健康			
		堂兄	64		不详			
	母系	表妹	36		健康			
		表兄	54		健康			
		表兄	58		健康			
		哥	64		健康			
		哥	61		胃切除2/3			
		哥	56		高血压			

（一）确定客户每日饮食的总能量及营养素供能比

1. 计算标准体重

标准体重（kg）＝实际身高（cm）－105

$$＝164－105$$

$$＝59（kg）$$

2. 评价目前体重状况

目前体重状况（%）＝（实际体重－标准体重）/标准体重×100%

$$＝（64－59）/59×100%$$

$$＝8.5%$$

在±10%以内为正常体型，在10%～20%为超重，大于20%为肥胖。所以该客户体型为正常体型。

还可以通过计算此人的体质指数（BMI）情况，判断目前体重状况

BMI（kg/m^2）＝实际体重（kg）÷身高的平方（m^2）

中国人的体质指数在18.5～23.9为正常；≥24为超重；≥28为肥胖。

3. 计算每日饮食的总能量供给

查表2-2-2成人能量需要量估算表得：轻体力劳动、正常体型人群单位标准体重能量需要量为30kcal/kg；

全日能量供给量＝标准体重×单位标准体重能量需要量

全日总能量规定值＝59kg×30kcal/kg＝1770（kcal）

4. 全日产能营养素的供能比

能量的主要来源为蛋白质、脂肪、碳水化合物，查调查表胆固醇偏高，据高脂血（Ⅱ型）人群营养原则，设定三种产能营养素占总能量的比值分别为蛋白质15%～20%，脂肪

20%～25%，碳水化合物60%～65%，胆固醇300mg以下。

（二）健康指导建议

1. 生活习惯

你的生活习惯有待改进。主要有：

（1）主动运动相对较少，连续坐位工作时间稍长，尤其每天在电脑前的时间过长。应增加运动，如步行、慢跑、游泳、骑车、登楼、登山、球类、健身操等，应根据自己具体情况，选择1～2项运动项目并长期坚持下去。

（2）注意调整睡眠时间和睡眠质量。白天尽量不睡觉，晚间尽量将上床就寝时间固定在10：00～11：00。

2. 饮食习惯

你的饮食习惯较好，但应控制巧克力的摄入量，尽量少食用煎炸食品。在餐馆点菜要注意控制油脂的摄入量；控制动物性食物的摄入；注意食品安全。

给你的营养建议：

（1）每日200g低脂牛奶或酸奶调剂。牛奶富含优质蛋白质，并有轻度降血胆固醇和补钙作用。

（2）每日主食300g（粮食），有粗有细。如：荞麦、燕麦片、玉米、小米等，夏秋季节提倡食用鲜玉米。

（3）每日3～4份高蛋白食品，每份高蛋白食品相当于以下任意一种：50g瘦肉、150g豆腐（南）或50g干豆腐、100g鱼虾。充足的优质蛋白可提高机体的抗病能力。

（4）注意摄入黄色蔬菜如胡萝卜、红薯、南瓜、玉米、番茄；注意食用黑木耳、香菇等食用菌；洋葱、大蒜、山楂等降脂食品，注意适当饮用绿茶。

（5）每日进食400～500g蔬菜、200～400g水果。有防止血液黏稠、预防心脑血管疾病的作用。

（6）不吃煎炸食品、控制动物内脏、脑、脊髓、内脏；蟹黄、鱼子；鱿鱼、软体类（海参除外）及贝壳类动物等的摄入量。

（7）严格控制巧克力摄入。

（8）饮食清淡，七八分饱。

3. 保持情绪良好，生活中要保持规律化

要保持轻松愉快的情绪，切忌发怒和忧郁。因良好而平衡的情绪有利于保持血压的稳定。

4. 定期体格检查

注意血压、血脂、血液黏稠度等指标的异常变化，及时发现和治疗血管病变，防止动脉硬化。

（三）推荐营养食谱

高脂血症人群　2020年5月18日　配餐信息

2020年5月18日　星期一

餐次	种类	食物	用量/g
早餐	发糕	小麦粉（富强粉，特一粉）	30
		玉米面（黄）	20
		酵母（干）	1
	二米粥	小米（黄）	20
		粳米（标一）	30
	拌海木耳菜	裙带菜（干）（海芥菜、海木耳）	15
		大蒜［蒜头］	10
		黄豆酱油	3
		陈醋	5
	酥鲫鱼	鲫鱼（喜头鱼、海附鱼）	40
		白醋	2.5
		白砂糖	5
	早餐烹调用油	大豆色拉油	8
	盐、味精	盐、味精	各1g

早餐营养成分计算

能量	蛋白质	脂肪	碳水化合物
523.41kcal	20.28g	11.1g	85.56g
供能比	15.5%	19.11%	65.39%

餐次	种类	食物	用量/g
午餐	黑米饭	粳米（标一）	80
		黑米	20
	香菇豆腐	豆腐（南）［南豆腐］	100
		香菇［香蕈，冬菇］	25
		蒜薹	20
		胡萝卜	5
		三料（葱末、姜末、蒜末按2：2：1）	6
	肉炒油豆角	油豆角［多花菜豆］	100
		猪肉（奶面）［硬五花］	25
		三料（葱末、姜末、蒜末按2：2：1）	6
	松仁茼蒿	茼蒿［蓬蒿菜，艾菜］	100
		松子仁	5
	水果	黄桃	100
	午餐烹调用油	大豆色拉油	8
	盐、味精	盐、味精	2g、1g

午餐营养成分计算

能量	蛋白质	脂肪	碳水化合物
728.75kcal	24.57g	23.34g	105.11g
供能比	13.5%	28.82%	57.69%

餐次	种类	食物	用量/g
晚餐	红枣地瓜粥	粳米（标一）	25
		甘薯（红心）[山芋，红薯]	75
		枣（干，大）	5
	二合面馒头	小麦粉（富强粉，特一粉）	40
		黑米面	10
		酵母（干）	1
	秋耳山药炒青笋	黑木耳（干秋耳）	2
		山药	30
		莴笋	20
		胡萝卜	10
		三料（葱末、姜末、蒜末按2:2:1）	5
	麻酱拌油麦菜	油麦菜	100
		芝麻酱	5
	酱牛肉	熟酱牛肉	25
	水果	柚子	150
	盐、味精	盐	2
		味精	1
	晚餐烹调用油	大豆色拉油	8

晚餐营养成分计算

能量	蛋白质	脂肪	碳水化合物
728.75kcal	18.34g	14.95g	67.6g
供能比	15.34%	28.13%	56.53%

2020年5月18日全天营养成分计算

营养素名称	含量	营养素名称	含量
总能量kcal	1730	钾/mg	1998.74
蛋白质/g（占总能量比）	63.2（14.61%）	磷/mg	1000.21
脂肪/g（占总能量比）	49.4（25.69%）	胡萝卜素/μg	1233.65
碳水化合物/g（占总能量比）	258（59.7%）	维生素A/μgRAE	607.26
钙/mg	967.17	维生素C/mg	83
铁/mg	23.35	维生素E/mgα-TE	39.87
锌/mg	11.78	膳食纤维/g	6.23
钠/mg	2435.16	胆固醇/mg	小于300

总能量三餐分配	早餐31.25%	午餐42.12%	晚餐27.64%

高脂血症人群　2020年5月19日　配餐信息

2020年5月19日　星期二

餐次	种类	食物	用量/g
早餐	枣馒头	小麦粉（富强粉，特一粉）	40
		枣（干）	10
		酵母	1
	活性豆浆	发芽豆	25
	炝腐竹芹菜	腐竹	10
		芹菜	100
	煮地瓜	甘薯（红心）[山芋，红薯]	150
	早餐调料	烹调用油（大豆色拉油）	8
		盐	1
		味精	1

早餐营养成分计算

能量	蛋白质	脂肪	碳水化合物
501.11kcal	15.95g	11.46g	83.49g
供能比	12.74%	20.59%	66.67%

餐次	种类	食物	用量/g
午餐	红豆饭	粳米（标一）	80
		红小豆	20
	炝双耳瓜片	黄瓜[胡瓜]	50
		大蒜（紫皮）	5
		黑木耳（干）	3
		银耳（干）[白木耳]	3
		胡萝卜	5
	豆豉草鱼	草鱼[白鲩，草包鱼]	80
		五香豆豉	5
		三料（葱末、姜末、蒜末按2:2:1）	10
	炒西蓝花	西蓝花	50
		红灯笼椒	25
		黄灯笼椒	25
		三料（葱末、姜末、蒜末按2:2:1）	5
	水果	西瓜	150
	午餐调料	烹调用油（大豆色拉油）	8
		盐	2
		味精	1

午餐营养成分计算

能量	蛋白质	脂肪	碳水化合物
728.54kcal	31.73g	15.25g	116.06g
供能比	17.42%	18.84%	63.73%

餐次	种类	食物	用量/g
晚餐	豆包	小麦粉（富强粉，特一粉）	75
		红小豆	25
		酵母（干）	1
	拌菠菜 绿豆芽	大蒜（紫皮）	10
		菠菜	50
		绿豆芽	50
	酸奶	脱脂酸奶	125
	菌汤	黄皮牛肝菌	25
		杏鲍菇	25
		蚝菇	25
		牛肉清汤	100
	水果	芒果	100
	晚餐调料	盐	2
		味精	1
		烹调用油（大豆色拉油）	6

晚餐营养成分计算

能量	蛋白质	脂肪	碳水化合物
561.12kcal	23.78g	15.61g	81.36g
供能比	16.95%	25.04%	58.01%

2020年5月19日全天营养成分计算

营养素名称	含量	营养素名称	含量
总能量/kcal	1790	钾/mg	2371.74
蛋白质/g（占总能量比）	71.46（15.97%）	磷/mg	1021.21
脂肪/g（占总能量比）	42.32（21.27%）	胡萝卜素/μg	1153.65
碳水化合物/g（占总能量比）	280.91（62.76%）	维生素A/μgRAE	1327.26
钙/mg	896.17	维生素C/mg	142
铁/mg	25.74	维生素E/mgα-TE	41.27
锌/mg	10.45	膳食纤维/g	35.23
钠/mg	2673.16	胆固醇/mg	小于300

总能量三餐分配	早餐27.97%	午餐40.69%	晚餐31.34%

高脂血症人群 2020年5月20日 配餐信息

2020年5月20日 星期三

餐次	种类	食物	用量/g
早餐	三合面馒头	小麦粉（富强粉，特一粉）	50
		玉米面（黄）	5
		荞麦面	5
		酵母	1
	红枣地瓜粥	红枣	5
		粳米（标一）	25
		地瓜	50
	拌素肚丝	黄瓜［胡瓜］	20
		大蒜（紫皮）	5
		豆腐丝	50
		洋葱	20
		胡萝卜	5
	炝苦瓜	苦瓜	50
	早餐烹调用油	辣椒油	6

早餐营养成分计算

能量	蛋白质	脂肪	碳水化合物
58.13kcal	20.79g	13.37g	88.65g
供能比	14.9%	21.56%	63.54%

餐次	种类	食物	用量/g
午餐	红豆饭	粳米（标一）	100
		红小豆	20
	炒肉菜花	胡萝卜	10
		菜花	100
		硬五花肉	25
		三料（葱末、姜末、蒜末按2∶2∶1）	5
	香菇油菜	油菜	80
		香菇	20
		三料（葱末、姜末、蒜末按2∶2∶1）	5
	煎刀鱼	刀鱼	40
	水果	樱桃	100
	午餐调料	烹调用油（大豆色拉油）	8
		盐	2
		味精	1

午餐营养成分计算

能量	蛋白质	脂肪	碳水化合物
734.72kcal	27.67g	19.27g	112.63g
供能比	15.07%	23.61%	61.33%

餐次	种类	食物	用量/g
晚餐	小米粥	小米（黄）	40
	馒头	小麦粉（富强粉，特一粉）	50
		酵母（干）	1
	蒜蓉娃娃菜	娃娃菜	100
		黄豆酱油	2
		三料（葱末、姜末、蒜末按2:2:1）	5
		大蒜 [蒜头]	10
	炒肉青椒	猪肉（奶面）[硬五花]	25
		青灯笼椒	50
		红灯笼椒	50
		三料（葱末、姜末、蒜末按2:2:1）	5
	西葫芦炒花蛤	花蛤蜊	50
		西葫芦	100
		三料（葱末、姜末、蒜末按2:2:1）	5
	水果	白兰瓜	100
	晚餐调料	盐	2
		味精	1
		烹调用油（大豆色拉油）	6

晚餐营养成分计算

能量	蛋白质	脂肪	碳水化合物
499.25kcal	18.79g	15.08g	72.08g
供能比	15.06%	27.19%	57.76%

2020年5月20日全天营养成分计算

营养素名称	含量	营养素名称	含量
总能量/kcal	1792	钾/mg	2371.74
蛋白质/g（占总能量比）	67.25（15.01%）	磷/mg	1021.21
脂肪/g（占总能量比）	47.72（23.97%）	胡萝卜素/μg	1153.65
碳水化合物/g（占总能量比）	273.36（61.02%）	维生素A/μgRAE	1327.26
钙/mg	896.17	维生素C/mg	142
铁/mg	25.74	维生素E/mgα-TE	41.27
锌/mg	10.45	膳食纤维/g	35.23
钠/mg	2673.16	胆固醇/mg	小于300

总能量三餐分配	早餐31.14%	午餐41%	晚餐27.86%

知识链接

1. 高脂血症发病因素

　　① 原发性的血脂过高，遗传，脂代谢不良，不明原因。

　　② 继发性的血脂过高：肥胖，糖尿病，酒精中毒，饮食不合理（糖、脂肪摄入过量），吸烟。

2. 高脂血症药膳试用方

　　① 山楂适量，每日水煎服。疗程一个月。

　　② 白菊花适量开水浸泡常饮。

　　③ 大蒜每日吃50g。

工作任务6：使用计算机软件设计冠心病人群营养食谱

　　任务书：

　　（1）对客户自然状况、生活方式及家族健康状况的调研。

　　（2）对客户自然状况、生活方式及家族健康状况的分析。

　　① 体重评价　② 标准体重　③ 劳动强度　④ 生活习惯分析　⑤ 饮食习惯分析 ⑥ 家族性疾病分析。

　　（3）每日能量及营养素摄入量建议。

　　（4）饮食及健康指导建议。

　　（5）营养食谱设计（餐次、菜点名称、原料名称、用量、营养成分含量、三餐及三大营养素供能比、菜品图片、食物交换建议、饮食禁忌）。

　　（6）提交任务形式：PPT附调查表文档。

　　（7）设备器材：① 电脑（学生电脑、教师电脑）　② 正版营养配餐软件　③ 配餐台　④ 电子秤　⑤ 体重秤。

一、知识储备——冠心病疾病常识

　　冠心病（CHD）全称冠状动脉粥样硬化性心脏病，有时又被称为冠状动脉病或缺血性心脏病，是指由于冠状动脉粥样硬化使管腔狭窄或阻塞导致心肌缺血、缺氧而引起的心脏病。在发达的国家中冠心病占多种疾病死亡率的首位。相应的临床症状为心绞痛、心肌梗死、冠状动脉猝死等。患者可发生胸闷、胸痛及放射性心胸痛等。

　　冠心病主要的病理基础是冠状动脉粥样硬化，病变早期是动脉内膜组织增生逐渐隆起增厚，造成了动脉管腔的狭窄，使冠状动脉血流减慢、狭窄或阻塞导致心肌缺血缺氧而引起的心脏病（见图3-2-1，图3-2-2）。

　　冠心病的发生发展是一个缓慢渐进的过程，患者从青少年起即开始有血管壁的脂肪条纹

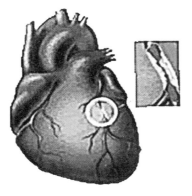

图3-2-1　心脏冠状动脉粥样硬化

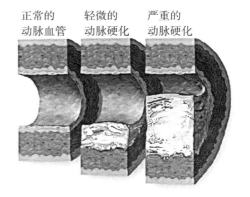

图3-2-2　动脉内膜增生

形成，至40岁左右病变的血管逐渐明显变窄，冠状动脉供血减少，并可能发生出血、溃疡、血栓等改变，导致相应的临床症状：如心绞痛、心肌梗死、冠状动脉猝死等。

冠心病的临床上可分为隐匿型冠心病：病人无症状，但心电图反映有心肌缺血。心绞痛型冠心病：在发作时胸骨后疼痛，为一过性心肌供血不足。心肌梗死型冠心病：由冠状动脉闭塞致心肌急性缺血性坏死所致，症状严重。心力衰竭和心律失常型冠心病：表现为心脏增大，心律失常，是因为长期心肌缺血所致。猝死型冠心病：心脏骤停而猝然死亡。

二、与冠心病有关的营养膳食因素

1. 膳食脂类

目前尚未发现总脂肪摄入量与心血管疾病的关系，膳食中脂肪的种类比总脂肪摄入量的影响更大。饱和脂肪酸（SFA）可以显著升高血浆TC和LDL-C的水平，降低膳食中SFA早已形成共识，我国营养学会推荐SFA<10%总能量。增加反式脂肪酸的摄入量，明显增加心血管疾病危险性，反式脂肪酸致动脉粥样硬化的作用比SFA更强，反式脂肪酸应<1%总能量。摄入高胆固醇膳食是引起血清TC升高的主要决定因素，并使心脑血管疾病发病的危险性增加。

综上所述，降低膳食中饱和脂肪酸、胆固醇和反式脂肪酸，增加单不饱和脂肪酸（MUFA）和多不饱和脂肪酸（PUFA），控制总脂肪和总能量，有利于降低冠心病的危险性。

2. 膳食碳水化合物

进食大量碳水化合物，特别是能量密度高、缺乏纤维素的双糖或单糖类，使糖代谢加强，细胞内ATP增加，脂肪合成增加。

膳食纤维摄入量与心血管疾病的危险性呈负相关。膳食纤维有调节血脂的作用，可降低血清TC、LDL-C水平。可溶性膳食纤维比不溶性膳食纤维的作用更强，前者主要存在于大麦、燕麦、豆类、水果中。

3. 膳食蛋白质

资料表明，来自动物和植物的膳食蛋白质，尤其是大豆蛋白，对许多心血管疾病的危险因素有预防作用。每天摄入25g以上含有异黄酮的大豆蛋白，可降低心血管疾病的危险性，尤其是对高胆固醇血症者。

4．抗氧化膳食成分

维生素E、维生素C有预防动脉粥样硬化或延缓其病理进展的作用。

三、冠心病人群营养原则及配餐原则（非急性发作期）

（一）冠心病人群营养原则

（1）控制总能量的摄入，保持理想体重。

（2）控制脂肪摄入量　脂肪提供能量占总能量25%以下，限制胆固醇的摄入，在300mg/d以下。

（3）充足的蛋白质　适当多吃植物性蛋白质，尤其是大豆及其豆制品，因大豆卵磷脂对胆固醇转运有帮助。动物蛋白与植物蛋白比宜为1∶1。

（4）适量的摄入碳水化合物　碳水化合物提供能量占总能量60%～65%，并以粮谷类提供的多糖为主，限制单糖、双糖的摄入。

（5）保证充足的膳食纤维　可溶性的膳食纤维在肠内可使食物糜通过消化道时速度加快，并能吸附胆固醇，使胆固醇在肠道中吸收困难，加快了从机体排出，起到了降低血胆固醇水平的作用。血清胆固醇每下降1%可减少心血管病的发生危险率2%，多选用含纤维素的食物，如：粗粮、新鲜蔬菜和水果。

（6）补充维生素和矿物质　多吃蔬菜、水果，适当多吃粗粮。十字花科的蔬菜、绿叶蔬菜、柠檬类水果、维生素C丰富的水果蔬菜，对降低心血管疾病危险性的作用最明显。

（7）饮食应清淡少盐，限制饮酒　每日食盐量控制在6g以下。

（8）其他膳食因素　茶、咖啡可根据个人的喜好，适量饮用，但不宜喝浓茶；烈性酒（酒精体积分数50%～60%）应禁用，否则会加重冠心病，还会增加高血压、脑卒中、心肌梗死的危险。若饮酒可少量饮用低度酒，如：红葡萄酒100～200mL/d，或啤酒300mL/d。

（二）冠心病人群配餐原则

（1）遵循冠心病人群营养原则。

（2）合理安排一日三餐能量及营养素分配。可以按照30%、40%、30%分配。有条件可采取少食多餐，将全天食物总量分配为4～5餐。

（3）食物选择多样化，主副食搭配，粗细搭配、荤素搭配、干稀搭配。

（4）科学选择烹调方法。常用的烹调方法以炒、炖、焖、煨、煮、汆、熬、酱、蒸、炝、拌、卤等少油的烹制方法为主，尽量避免煎、炸、熏、红烧的方法。

（5）少用强烈刺激的调味品或香料。

（6）配餐要符合病人的饮食习惯、经济条件、市场供应情况及季节变化。

四、冠心病人群的食物选择

1. 宜选择食物

（1）豆类　大豆及其制品、赤小豆、绿豆、豌豆、毛豆等富含优质植物蛋白。

（2）粗粮和薯类　玉米、小米、高粱、大麦、燕麦、荞麦、全麦等；还可用土豆、山药、芋头、红薯等代替部分主食。这些富含可溶性膳食纤维，利于减少胆固醇的吸收，增加胆酸排泄，降低血浆胆固醇水平，预防和治疗动脉硬化及冠心病。

（3）新鲜蔬菜和水果　含有的维生素C能降低血浆胆固醇水平，维护血管壁的完整性，增加血管弹性。其中鲜蘑菇、香菇、大蒜、大葱、韭菜、芹菜、茄子、海带、紫菜、发菜、海木耳、海藻类植物、木耳、芝麻、绿茶等还有降脂作用。

（4）蛋白类食物　酸牛奶、脱脂牛奶、鸡蛋清、鱼类、去皮禽肉、小牛肉及瘦猪肉。

2. 限用食物

去除可见脂肪的牛羊肉、火腿，除小虾外的贝类以及蛋黄等食物。

3. 忌用食物

含动物脂肪高的食物，如肥猪肉、肥羊肉、肥鹅、肥鸭；含高胆固醇的食物，如猪皮、猪爪、动物脑髓、肝脏、肾脏、鱼子、蟹黄、奶油、腊肠；含高能量高碳水化合物的食物，如油酥甜点心、水果糖、白糖、冰淇淋、巧克力等；刺激性食物，如辣椒、芥末、胡椒、咖喱、烈性酒、浓咖啡等。

五、案例：使用计算机软件设计冠心病人群营养食谱

客户资料：自然情况、生活方式调查表（生活习惯、饮食习惯、健康状况）、家庭健康状况调查表。

工作任务：使用计算机软件设计一周营养食谱

1. 一般情况

姓名	张三	性别	男	民族	汉	出生日期	1965年11月6日
身高	170cm	腰围	84cm	体重	68kg	联系电话	
你的职业	机关干部 □　技术人员 □　营销人员 □　工人 □ 电子商务师 □　教师 □　其他（退休）						

2. 调查问题（1类——生活习惯）

序号	问题	选择
1	你运动的时间	每周2~3次 □　每周4次以上 □ 每周1次 □　从不或偶尔 √
2	你运动的方式	打球（乒乓球 □　羽毛球 □　排球 □ 网球 □　篮球 □　足球 □　保龄球 □ 台球 □）跑步 □　快走 □　散步 √ 太极拳 □　跳舞 □　瑜伽 □

续表

序号	问题	选择
3	你每天睡眠时间	8小时以上 √　　6~8小时 □　　4~6小时 □　　4小时以下 □
4	你每天乘车花费的时间	不乘车　　√　　0.5~1小时 □　　1~2小时 □ 2小时以上 □
5	每天你在户外活动时间（乘车时间除外）	1~2小时 □　　0.5~1小时 √　　2~4小时 □ 0.5小时以下 □　　4~8小时 □ 8小时以上 □
6	你每天经常的饮水时间	早晨 □　　两餐之间 √　　餐中 □　　餐后 √ 睡前 □　　夜间醒来 □　　渴时喝 √
7	你每天经常的饮水量	600mL以下 □　　600~1200mL √ 1200~1800mL □　　1800~2400mL □ 2400mL以上 □
8	你吸烟吗	不吸 √　　偶尔 □　　每天10支以下 □ 每天10~20支 □　　每天20支以上 □
9	你饮酒吗	不饮 □　　偶尔 √　　每天2瓶以下啤酒 □ 经常4瓶以上啤酒/次 □　　每天100~150mL白酒 □ 经常250mL以上白酒/次 □
10	你的排便规律	1~2次/天 √　　1次/2天 □　　1次/3天 □ 3天以上1次 □
11	你每天在电脑或电视前的时间	无 □　　1小时以下 □　　2~3小时 □ 4~8小时 √　　8小时以上 □
12	在你的长期住地附近（100m以内）有无污染	无 □　　临近车多的马路 √　　橡胶厂 □ 化工厂 □　　化肥厂 □　　水泥厂 □　　染料厂 □ 农药厂 □　　其他 □
13	你会通宵不眠吗	没有 □　　偶尔 √　　有时 □　　经常 □
14	你周围有人吸烟吗	没有 □　　偶尔有 √　　经常有 □　　烟雾缭绕 □
15	你的工作时间	5小时以下 √　　5~8小时 □　　8~10小时 □ 10小时以上 □
16	每天坐位连续工作	1小时以下 □　　1~2小时 √　　2~3小时 □ 3小时以上 □
17	你每年参加健康体检	2次 □　　1次 □　　患病时去 √　　从不去 □
18	你每天上下班使用的交通工具	步行 □　　自行车 □　　公共交通工具 □ 私家车 □　　其他 √
19	你经常购买和食用工业食品吗（例如：方便面、火腿肠、香肠、罐头、肉松、肉干、话梅、果脯、蜜饯）	不吃 √　　偶尔 □　　1次/周 □　　2次/周 □
20	每日服用复合营养剂吗	经常 □　　每天 □　　有时 □　　不用 √
21	你生活中有很难排解的重大变故吗	没有 √　　事业上有 □　　恋爱或婚姻上有 □ 学业上有 □
22	你通常睡觉的时间	晚8：00~10：00 √　　晚10：00~12：00 □ 晚12：00~凌晨2：00 □

3．调查问题（2类——饮食习惯）

序号	问题	选择
1	你是否吃早餐	天天吃 √　　经常吃 □　　有时吃 □　　从来不吃 □
2	你吃午餐的方式主要是	回家吃 √　　带饭 □　　单位食堂 □　　洋快餐 □ 只吃蔬菜、水果 □　　与同事餐馆点菜AA制 □ 不吃 □　　其他 □
3	你吃晚餐的方式是	回家吃 √　　单位食堂 □　　洋快餐 □　　餐馆 □ 只吃蔬菜、水果 □　　不吃 □
4	你吃夜宵吗	从来不吃 □　　有时吃 √　　经常吃 □ 天天吃 □
5	你的饮食口味倾向于	清淡 □　　偏酸 □　　偏辛辣 □　　偏咸 √ 偏香 √　　偏甜 √　　其他 □
6	你的零食偏爱	坚果类 □　　不吃 √　　膨化食品 □　　饼干 □ 点心类 □　　糖果类 □　　巧克力 □　　肉干 □ 鱼干 □　　其他 □
7	你是否认为自己有偏食的习惯	没有 √　　基本没有 □　　有 □
8	你偏食何种食物	素食 √　　猪肉 √　　牛肉 √　　羊肉 √ 鱼虾 √　　其他 □
9	你一般每天所吃食物大概有多少种	10～20种 □　　20～30种 □　　10种以内 √ 30种以上 □
10	你的主食一般是以	大米白面为主 √　　粗粮为主 □ 薯类（红薯、土豆、芋头等）为主 □　　三者基本等量 □
11	你平均每天主食能吃多少（以粮食计）	300～400g √　　200～300g □　　400g以上 □ 100～200g □　　50～100g □
12	你吃粗粮食品的次数	天天吃 □　　每周3次以上 □　　每周2次以下 □ 基本不吃 √
13	你经常吃的粗粮	玉米 □　　小米 □　　高粱 □　　燕麦 □ 荞麦 □　　其他 √（不吃）
14	你吃豆制品的情况	天天吃 □　　每周3次以上 □ 每周2次以下 √　　基本不吃 □
15	你常吃的豆制品	豆浆 □　　豆腐 √　　豆芽 □　　豆干 √ 素什锦 □　　其他 □
16	你喝牛奶的情况	天天喝 □　　每周3次以上 □　　每周2次以下 √ 基本不喝 □　　不舒服 □
17	你常选用的奶类及奶制品	鲜奶、纯奶 √　　酸奶 □　　奶粉 □　　乳酪 □ 含乳饮料 □　　其他 □
18	你经常吃蛋类吗	每周3～5个以上 □　　每天1个 □ 每周2个以下 √　　基本不吃 □
19	你常吃蛋类的哪部分	整蛋吃 √　　去蛋黄只吃蛋清 □ 去蛋清只吃蛋黄 □
20	你经常吃动物性食物吗	天天吃 □　　每周3次以上 √ 每周2次以下 □　　基本不吃 □　　配菜借味，但不吃 □
21	你吃动物内脏（肝、肾、胃）的情况	基本不吃 □　　每周1次以下 √ 每周2次以上 □　　天天吃 □
22	你吃肥肉或荤油的情况	不吃 □　　基本不吃 □　　每周2次以下 □ 每周3次以上 √　　天天吃 □

续表

序号	问题	选择		
23	你吃鱼的情况	天天吃 □　　每周3次以上 □　　每周2次以下 √ 基本不吃 □　　过敏不吃 □		
24	你吃海鲜（虾蟹贝）的情况	每周2次以下 □　　每周3次以上 □　　天天吃 □ 基本不吃 √　　过敏不吃 □		
25	你平均每天新鲜蔬菜能吃多少	400~500g □　　300~400g √　　500g以上 □ 200g以下 □　　基本不吃 □		
26	你烹制新鲜蔬菜通常有哪种情况	先洗后切 √　　切断或切得很碎 □ 下锅之前用水浸泡 □　　热水焯过才下锅炒 □ 先切后洗 □　　其他		
27	你平均每天吃多少水果	100~200g □　　200~400g □　　400g以上 □ 100g以下 □　　基本不吃 √		
28	你的长期饮用水是哪一种	矿泉水 □　　过滤的自来水 □　　普通的白开水 □ 纯净水 √　　其他 □		
29	你有喝汤或粥的习惯吗	餐餐都喝 □　　每天1次 □　　每周3次以上 □ 每周2次以下 √　　基本不喝 □		
30	你通常喝汤或粥的时间	饭前喝 □　　边吃饭边喝 √　　饭后喝 □		
31	你家常用油是	大豆油 √　　花生油 □　　葵花籽油 □　　菜籽油 □ 玉米油 □　　山茶油 □　　橄榄油 □　　调和油 □ 没有固定的 □		
32	你常吃煎炸食品吗	不吃 □　　偶尔 √　　1次/周 □　　2次/周 □		
33	你喜欢的饮料	茶水 □　　纯果汁 □　　咖啡 □ 碳酸饮料 □　　无碳酸含糖饮料 □　　其他 √（白水）		
34	经常吃坚果吗	每天 □　　经常 □　　有时 □　　很少 √		
35	你常吃洋快餐吗	不吃 √　　偶尔 □　　1次/周 □　　2次/周 □		
36	你经常吃腌制食品吗	不吃 □　　偶尔 √　　经常 □　　每天 □		
37	你经常吃冷冻甜品吗（冰淇淋、雪糕等）	不吃 □　　偶尔 √　　2次/周 □　　4次以上/周 □		
38	你经常吃烧烤食品吗	不吃 □　　1次/月 □　　1次/周 √　　2次/周 □		
39	你经常吃食用菌吗	每天 □　　经常 □　　有时 √　　很少 □		
40	你经常吃葱蒜类蔬菜吗（包括洋葱）	每天 □　　经常 √　　有时 □　　很少 □		

4. 调查问题（3类——身心健康状况）

序号	问题	选择				
1	你认为自己的健康状况	很好 □　　良好 □　　一般 √　　差 □　　不清楚 □				
2	你的舒张压（低压）	正常60~90mmHg □　　偏高90~100mmHg □ 偏低55~60mmHg □　　较高100~110mmHg √ 很低55mmHg以下 □　　很高110mmHg以上 □				
3	你的收缩压（高压）	正常90~140mmHg □　　偏高140~159mmHg □ 偏低80~90mmHg □　　高160~179mmHg以上 √ 低80mmHg以下 □　　很高180mmHg以上 □				
4	你存在睡眠困扰吗	不存在 □　　觉轻多梦 √　　不宜入睡 □ 经常早醒 □　　半夜醒来很难入睡 □				

续表

序号	问题	选择
5	你有过阵阵眩晕的感觉吗	没有 □　偶尔有过 √　经常有 □
6	你感觉有做不完的工作，心烦意乱	没有 √　偶尔有 □　有时有 □　经常有 □　每天有 □
7	你有多汗问题吗	体胖活动易出汗 □　阵发性出汗 □　无 √ 情绪激动时多汗 □　身体片面性多汗 □
8	你会有频繁的咽喉痛吗	没有 √　有 □
9	你会总觉得疲劳吗	没有 √　有 □
10	你经常有头痛/胃痛/背痛的毛病，难以治愈吗	没有 √　有 □
11	觉得英雄无用武之地吗	没有 √　偶尔有过 □　经常有 □
12	你有下列疾病困扰吗	无 □　经常感冒 □　便秘 □　贫血 □ 骨质疏松 □　高血压 √　高血脂 √ 脂肪肝 □　肥胖症 □　糖尿病 □　胆结石 □ 痛风 □　冠心病 √　其他 □

家族健康状况调查表

家族成员总人数统计表

与本人关系	父亲	母亲	伯叔	姑姨	舅	哥	姐	弟	妹	表兄弟	表姐妹	堂兄弟	堂姐妹	子女
人数	1	1	4	6	3	2	0	0	1	3	2	4	3	1

直系血亲（四代）家族成员患病及故去人数统计表

代	系	与本人关系	家族成员			家族故去成员		
			年龄	患病年龄	病名	去世年龄	患病年龄	故去原因
祖代	父系	祖父	不详	不详	传染病	32	32	传染病
		祖母	不详	不详	冠心病	77	64	冠心病
	母系	外祖父	不详	不详	惊吓	34	32	惊吓
		外祖母	不详	不详	冠心病	75	75	冠心病
父代	父系	父亲	94	73	高血压、冠心病			
		伯	97	75		75	75	冠心病
		姑	99	不详	不详	68	68	不详
	母系	母亲	91	62	肥胖、胆囊炎	73	73	脑出血
		舅	93	不详	不详	55	55	不详
		舅	87	78	肺癌	79	78	肺癌
本代	父系	堂兄	62	57	冠心病	57	57	心肌梗死
		堂姐	70	54	冠心病			
	母系	表弟	53		健康			
		哥	64		健康			
		哥	62	60	冠心病			
		妹	50		健康			

续表

代	系	与本人关系	家族成员			家族故去成员		
			年龄	患病年龄	病名	去世年龄	患病年龄	故去原因
子代		儿	32		健康			
		侄儿	36		健康			
		侄女	37		健康			

（一）确定客户每日饮食的总能量及营养素供能比

1. 计算标准体重

$$标准体重（kg）= 实际身高（cm）-105$$
$$= 170-105$$
$$=65（kg）$$

2. 评价目前体重状况

$$目前体质指数（BMI）=实际体重（kg）\div 身高的平方（m^2）$$
$$=68/1.70^2$$
$$=23.5$$

中国人的体质指数在18.5～23.9为正常。18.5～23.9为正常体型；≥24为超重；≥28为肥胖。所以该客户体型为正常。

3. 计算每日饮食的总能量供给

查表2-2-2成人能量需要量估算表得：轻体力劳动、体型正常人群单位标准体重能量需要量为30kcal/kg；

全日能量供给量＝标准体重×单位标准体重能量需要量

全日总能量规定值＝65kg×30kcal/kg＝1950（kcal）

因年龄为55岁，全日能量供给量＝1950-1950×5%

$$=1852.5（kcal）$$

4. 全日产能营养素的供能比

能量的主要来源为蛋白质、脂肪、碳水化合物，据冠心病人群营养原则，设定三种产能营养素占总能量的比值分别为，蛋白质15%，脂肪20%～25%，碳水化合物60%～65%。

（二）健康指导建议

1. 生活习惯

您的生活习惯有待改进。最大的问题是主动运动较少。建议增加主动性运动。如：快走、散步、太极拳等。应根据自己具体情况，适当选择1～2项运动项目并长期坚持下去，以不疲劳为度。

2. 营养建议

（1）在保证营养素供给的前提下，控制能量总摄入量、继续保持理想体重。

（2）要增加蔬菜、水果的摄入量。每日进食400～500g蔬菜、200～300g水果。因含有的维生素 C 能降低血浆胆固醇水平，维护血管壁的完整性，增加血管弹性。有预防心脑血管疾病的作用。

（3）适当增加粗杂粮的摄入。如：荞麦、燕麦片、玉米、小米、绿豆、红小豆等，夏秋季提倡食用鲜玉米。

（4）适当增加大豆及制品的摄入，植物蛋白与动物蛋白最好1∶1。

（5）适当增加鱼类等水产品的摄入。

（6）适当增加食用菌、藻类的摄入。如黑木耳、银耳、蘑菇、香菇、海藻等。

（7）晚上睡前喝一杯温开水，可降低血液黏稠度。

（8）避免饱食，少量多餐，每餐七八分饱；避免进食过热或过冷的食物和饮料，以免诱发心绞痛；避免高胆固醇食物、油炸食物、含糖高的糕点、过咸食物及浓茶等。

3. 保持情绪良好，生活中要保持规律化

要保持轻松愉快的情绪，切忌发怒和忧郁。

4. 定期体格检查

注意血压、血脂等指标的异常变化，坚持治疗心脑血管病变。

（三）推荐营养食谱

冠心病人群　2020年6月15日　配餐信息

2020年6月15日　星期一

餐次	种类	食物	用量/g
早餐	豆包	小麦粉（富强粉，特一粉）	50
		红豆馅	25
	玉米面粥	玉米面（干、黄）	25
	拌海木耳	大蒜［蒜头］	10
		海木耳	100
		黄豆酱油	4
	酥鲫鱼	鲫鱼（喜头鱼、海附鱼）	75
	水果	旱久保桃	100
	早餐烹调用油	大豆色拉油	4

早餐营养成分计算

	营养素名称	含量	营养素名称	含量
营养成分 蛋白质供能19% 脂肪供能13% 碳水化合物供能68%	能量/kcal	529.06	钾/mg	859.21
	蛋白质/g	26.1	磷/mg	319.1
	脂肪/g	8.09	胡萝卜素/μg	347.12
	碳水化合物/g	92.06	维生素A/μgRAE	57.54
	钙/mg	343.59	维生素C/mg	10.66
	铁/mg	7.78	维生素E/mgα-TE	8.78
	锌/mg	2.76	膳食纤维/g	5.67
	钠/mg	426.68	胆固醇/mg	15.75

餐次	种类	食物	用量/g
午餐	大米豆饭	粳米（标一）	80
		花豆（紫）	20
	炒肉洋葱	猪肉（里脊）	25
		洋葱	100
	南瓜炖土豆	马铃薯［土豆，洋芋］	25
		南瓜（栗面）	50
		三料（葱末、姜末、蒜末按1∶1∶0.5）	4
	小白菜豆腐汤	豆腐（南）［南豆腐］	100
		小白菜（青菜）	100
		三料（葱末、姜末、蒜末按1∶1∶0.5）	2.5
	鲜玉米	玉米（鲜）	50
	午餐烹调用油	大豆色拉油	8

午餐营养成分计算

营养成分 蛋白质供能15% 脂肪供能17% 碳水化合物供能68%	营养素名称	含量	营养素名称	含量
	能量/kcal	747.95	钾/mg	1037.45
	蛋白质/g	29.79	磷/mg	424.1
	脂肪/g	14.94	胡萝卜素/μg	3102.11
	碳水化合物/g	133.92	维生素A/μgRAE	522.64
	钙/mg	378.64	维生素C/mg	83.03
	铁/mg	6.71	维生素E/mgα-TE	16.6
	锌/mg	4.26	膳食纤维/g	13.63
	钠/mg	428.86	胆固醇/mg	35.15

餐次	种类	食物	用量/g
晚餐	红枣地瓜粥	粳米（标一）	25
		甘薯（红心）［山芋，红薯］	75
		枣（干，大）	5
	发糕	小麦粉（富强粉，特一粉）	30
		玉米面（黄）	20
	肉炒油豆角	油豆角［多花菜豆］	150
		猪肉（后臀尖）	25
		三料（葱末、姜末、蒜末按1∶1∶0.5）	3
	白灼西生菜	生菜（叶用莴苣）	75
		鲜味汁	2
	全天盐、味精	盐	4
		味精	2
	晚餐烹调用油	大豆色拉油	6

晚餐营养成分计算

营养成分 蛋白质供能12% 脂肪供能25% 碳水化合物供能63%	营养素名称	含量	营养素名称	含量
	能量/kcal	540.56	钾/mg	761.54
	蛋白质/g	17.15	磷/mg	274.11
	脂肪/g	15.83	胡萝卜素/μg	2176.93
	碳水化合物/g	87.8	维生素A/μgRAE	366.5
	钙/mg	171.22	维生素C/mg	46.47
	铁/mg	5.56	维生素E/mgα-TE	12.07
	锌/mg	2.04	膳食纤维/g	7.77
	钠/mg	1827.35	胆固醇/mg	21.75

2020年6月15日全天营养成分计算

总能量	蛋白质（占总能量）	脂肪（占总能量）	碳水化合物（占总能量）
1817kcal	73g（15%）	39g（18%）	313g（66%）
总能量三餐分配	早餐29%	午餐41%	晚餐30%

冠心病人群　2020年6月16日　配餐信息

2020年6月16日　星期二

餐次	种类	食物	用量/g
早餐	面包	法式配餐面包	100
	脱脂牛奶	脱脂牛奶（不含添加维生素A）	200
	拌海带	大蒜［蒜头］	5
		海带［江白菜］	100
		黄豆酱油	5
	拌芝麻菠菜	菠菜［赤根菜］	100
		芝麻籽（黑）	5
	水果	西瓜	150
	早餐烹调用油	大豆色拉油	4

早餐营养成分计算

营养成分 蛋白质供能17% 脂肪供能15% 碳水化合物供能68%	营养素名称	含量	营养素名称	含量
	能量/kcal	505.03	钾/mg	702.24
	蛋白质/g	22.73	磷/mg	202.37
	脂肪/g	8.83	胡萝卜素/μg	2985.45
	碳水化合物/g	88.25	维生素A/μgRAE	486.84
	钙/mg	536.82	维生素C/mg	32.33
	铁/mg	6.92	维生素E/mgα-TE	11.76
	锌/mg	2.14	膳食纤维/g	4.81
	钠/mg	680.53	胆固醇/mg	4

餐次	种类	食物	用量/g
午餐	金银饭	粳米（标一）	80
		玉米糁（黄）	20
	炒茄子青椒	茄子（均值）	100
		辣椒（青，尖）	25
		胡萝卜	10
		三料（葱末、姜末、蒜末按1∶1∶0.5）	3
	花蛤炒西葫芦	西葫芦	150
		花蛤蜊	50
		三料（葱末、姜末、蒜末按1∶1∶0.5）	3
	蒜薹香干	蒜薹	100
		豆腐干（香干）	50
	水果	香蕉	100
	午餐烹调用油	大豆色拉油	8

午餐营养成分计算

	营养素名称	含量	营养素名称	含量
营养成分 蛋白质供能13% 脂肪供能17% 碳水化合物供能70%	能量/kcal	726.4	钾/mg	796.43
	蛋白质/g	25.56	磷/mg	412.48
	脂肪/g	14.52	胡萝卜素/μg	1105.96
	碳水化合物/g	133.02	维生素A/μgRAE	198.33
	钙/mg	278.41	维生素C/mg	32.46
	铁/mg	12.74	维生素E/mgα-TE	20.29
	锌/mg	4.67	膳食纤维/g	11.62
	钠/mg	305.54	胆固醇/mg	31.05

餐次	种类	食物	用量/g
晚餐	牛丸萝卜丝汤	牛肉（肥瘦）（均值）	20
		白萝卜[莱菔]	100
	发糕	小麦粉（富强粉，特一粉）	60
		玉米面（黄）	40
	炝西蓝花	西蓝花[绿菜花]	100
		五香豆豉	5
		大蒜（紫皮）	5
	南瓜炖土豆	马铃薯[土豆，洋芋]	50
		南瓜（栗面）	100
		三料（葱末、姜末、蒜末按1∶1∶0.5）	3
	水果	草莓	100
	全天盐、味精	盐	4
		味精	2
	晚餐烹调用油	大豆色拉油	10

晚餐营养成分计算

	营养素名称	含量	营养素名称	含量
营养成分 蛋白质供能15% 脂肪供能21% 碳水化合物供能64%	能量/kcal	618.31	钾/mg	1091.28
	蛋白质/g	24.95	磷/mg	363.47
	脂肪/g	14.96	胡萝卜素/μg	8793.82
	碳水化合物/g	105.38	维生素A/μgRAE	1467.96
	钙/mg	160.76	维生素C/mg	89.98
	铁/mg	5.58	维生素E/mgα-TE	18.26
	锌/mg	4.08	膳食纤维/g	9.77
	钠/mg	1861.33	胆固醇/mg	16.86

2020年6月16日全天营养成分计算

总能量	蛋白质（占总能量）	脂肪（占总能量）	碳水化合物（占总能量）
1849kcal	73g（15%）	38g（18%）	326g（67%）
总能量三餐分配	早餐28%	午餐38%	晚餐34%

冠心病人群　2020年6月17日　配餐信息

2020年6月17日　星期三

餐次	种类	食物	用量/g
早餐	馒头	小麦粉（富强粉，特一粉）	50
		酵母（干）	1
	小米粥	牛乳（龙丹牌）	225
	拌瓜条	辣椒（青，尖）	5
		黄瓜［胡瓜］	100
		大蒜［蒜头］	5
	酱牛肉	酱牛肉	25
	水果	旱久保桃	100
	早餐烹调用油	大豆色拉油	4

早餐营养成分计算

	营养素名称	含量	营养素名称	含量
营养成分 蛋白质供能15% 脂肪供能16% 碳水化合物供能69%	能量/kcal	486.57	钾/mg	506.22
	蛋白质/g	18.72	磷/mg	232.54
	脂肪/g	9.09	胡萝卜素/μg	118.45
	碳水化合物/g	85.69	维生素A/μgRAE	23.11
	钙/mg	61.47	维生素C/mg	22.46
	铁/mg	4	维生素E/mgα-TE	6.58
	锌/mg	3.77	膳食纤维/g	3.56
	钠/mg	226.94	胆固醇/mg	19

餐次	种类	食物	用量/g
午餐	黑米饭	粳米（标一）	80
		黑米	20
	香菇油菜	油菜	100
		香菇［香蕈，冬菇］	50
		三料（葱末、姜末、蒜末按1∶1∶0.5）	4
	清炖鲢鱼	鲢鱼［白鲢，胖子，连子鱼］	100
		三料（葱末、姜末、蒜末按1∶1∶0.5）	5
	蒜薹香干	蒜薹	100
		豆腐干（香干）	50
	鲜玉米	玉米（鲜）	100
	午餐烹调用油	大豆色拉油	10

午餐营养成分计算

	营养素名称	含量	营养素名称	含量
营养成分 蛋白质供能19% 脂肪供能21% 碳水化合物供能60%	能量/kcal	677.55	钾/mg	881.68
	蛋白质/g	32.94	磷/mg	544.11
	脂肪/g	16.47	胡萝卜素/μg	657.84
	碳水化合物/g	106.4	维生素A/μgRAE	128.9
	钙/mg	177.08	维生素C/mg	53.65
	铁/mg	5.29	维生素E/mgα-TE	13.92
	锌/mg	4.96	膳食纤维/g	9.42
	钠/mg	120.61	胆固醇/mg	99.05

餐次	种类	食物	用量/g
晚餐	杂粮粥	粳米（标一）	20
		糯米［江米］（均值）	5
		薏米［薏仁米，苡米］	10
		芸豆（虎皮）	5
	豆包	小麦粉（富强粉，特一粉）	50
		红豆馅	25
	麻酱拌油麦菜	油麦菜	100
		芝麻酱	5
	素炒黑木耳白菜	大白菜（均值）	150
		黑木耳（干）	10
		陈醋	3
	水果	苹果	100
	饮料	酸奶（均值）	125
	全天盐、味精	盐	4
		味精	2
	晚餐烹调用油	大豆色拉油	10

晚餐营养成分计算

	营养素名称	含量	营养素名称	含量
	能量/kcal	694.04	钾/mg	796.82
	蛋白质/g	20.71	磷/mg	389.21
营养成分	脂肪/g	19.08	胡萝卜素/μg	1015.7
蛋白质供能11%	碳水化合物/g	119.88	维生素A/μgRAE	202.08
脂肪供能23%	钙/mg	405.68	维生素C/mg	50.58
碳水化合物供能66%	铁/mg	17.89	维生素E/mgα-TE	19.88
	锌/mg	3.63	膳食纤维/g	12.26
	钠/mg	1939.24	胆固醇/mg	18.75

2020年6月17日全天营养成分计算

总能量	蛋白质（占总能量）	脂肪（占总能量）	碳水化合物（占总能量）
1858kcal	72g（15%）	45g（21%）	312g（64%）
总能量三餐分配	早餐26%	午餐37%	晚餐37%

冠心病人群　2020年6月18日　配餐信息

2020年6月18日　星期四

餐次	种类	食物	用量/g
	发糕	小麦面粉（富强粉，特一粉）	60
		玉米面（黄）	40
	活性豆浆	发芽豆	25
		大蒜（紫皮）	5
	炝西蓝花	西蓝花［绿菜花］	100
早餐		五香豆豉	5
		菠菜［赤根菜］	100
	炝菠菜绿豆芽	大蒜［蒜头］	5
		绿豆芽	100
	水果	草莓	100
	早餐烹调用油	大豆色拉油	4

早餐营养成分计算

	营养素名称	含量	营养素名称	含量
	能量/kcal	550.11	钾/mg	819.23
	蛋白质/g	25.03	磷/mg	376
营养成分	脂肪/g	7.87	胡萝卜素/μg	10262.25
蛋白质供能17%	碳水化合物/g	103.33	维生素A/μgRAE	1699.59
脂肪供能12%	钙/mg	198.92	维生素C/mg	137.45
碳水化合物供能71%	铁/mg	9.49	维生素E/mgα-TE	12.2
	锌/mg	3.36	膳食纤维/g	8.41
	钠/mg	130.76	胆固醇/mg	0

餐次	种类	食物	用量/g
午餐	大米豆饭	粳米（标一）	80
		花豆（紫）	20
	松仁茼蒿	松子仁	5
		茼蒿［蓬蒿菜，艾菜］	100
		大蒜（紫皮）	5
	砂锅炖豆腐裙带菜	豆腐（南）［南豆腐］	100
		海木耳	100
		牛肉（肥瘦）（均值）	10
		香菜［芫荽］	5
	水果	旱久保桃	100
		西瓜	100
	午餐烹调用油	大豆色拉油	10

午餐营养成分计算

	营养素名称	含量	营养素名称	含量
营养成分 蛋白质供能14% 脂肪供能24% 碳水化合物供能62%	能量/kcal	662.83	钾/mg	1003.99
	蛋白质/g	24.52	磷/mg	350.48
	脂肪/g	18.54	胡萝卜素/μg	1943.11
	碳水化合物/g	104.49	维生素A/μgRAE	324.51
	钙/mg	517.74	维生素C/mg	30.4
	铁/mg	10.16	维生素E/mgα-TE	19.92
	锌/mg	4.49	膳食纤维/g	6.29
	钠/mg	294.76	胆固醇/mg	8.43

餐次	种类	食物	用量/g
晚餐	地瓜粥	粳米（标一）	25
		甘薯（红心）［山芋，红薯］	100
	馒头	小麦粉（富强粉，特一粉）	30
		酵母（干）	1
	肉炒鲜蘑瓜片	蘑菇（鲜蘑）	100
		猪肉（里脊）	25
		黄瓜［胡瓜］	50
		三料（葱末、姜末、蒜末按1:1:0.5）	5
	蔬菜沙拉	奶柿子［番茄］	50
		黄瓜［胡瓜］	50
		酸奶（均值）	100
		生菜	50
	水果	草莓	100
	全天盐、味精	盐	4
		味精	2
	晚餐烹调用油	大豆色拉油	6

晚餐营养成分计算

营养素名称	含量	营养素名称	含量
能量/kcal	583.21	钾/mg	995.58
蛋白质/g	21.68	磷/mg	412.19
脂肪/g	12.15	胡萝卜素/μg	1147.92
碳水化合物/g	101.67	维生素A/μgRAE	218.05
钙/mg	209.34	维生素C/mg	42.57
铁/mg	5.35	维生素E/mgα-TE	9.07
锌/mg	3.52	膳食纤维/g	7.05
钠/mg	1843.01	胆固醇/mg	28.75

营养成分：蛋白质供能14%　脂肪供能18%　碳水化合物供能68%

2020年6月18日全天营养成分计算

总能量	蛋白质（占总能量）	脂肪（占总能量）	碳水化合物（占总能量）
1796kcal	71g（15%）	39g（19%）	309g（66%）
总能量三餐分配	早餐30%	午餐37%	晚餐33%

冠心病人群　2020年6月19日　配餐信息

2020年6月19日　星期五

餐次	种类	食物	用量/g
早餐	面包	法式配餐面包	100
	燕麦粥	燕麦片	25
	炝腐竹芹菜	腐竹	10
		大蒜［蒜头］	5
		水芹菜	100
	拌莴苣	莴苣	100
	水果	旱久保桃	100
	早餐烹调用油	大豆色拉油	4

早餐营养成分计算

营养素名称	含量	营养素名称	含量
能量/kcal	536.13	钾/mg	594.08
蛋白质/g	21.68	磷/mg	260.05
脂肪/g	9.62	胡萝卜素/μg	393.95
碳水化合物/g	95.88	维生素A/μgRAE	65.75
钙/mg	272.41	维生素C/mg	15.83
铁/mg	12.57	维生素E/mgα-TE	10.09
锌/mg	2.42	膳食纤维/g	5.97
钠/mg	535.16	胆固醇/mg	0

营养成分：蛋白质供能16%　脂肪供能16%　碳水化合物供能68%

餐次	种类	食物	用量/g
午餐	绿豆饭	粳米（标一）	90
		绿豆	10
	西芹百合腰果	干焗腰果（不含盐）	10
		西芹	75
		百合	25
	焖羊肉胡萝卜	山药［薯蓣，大薯］	50
		羊肉（瘦）	25
		胡萝卜	50
	水果	西瓜	100
	杂粮	玉米（鲜）	50
	午餐烹调用油	大豆色拉油	10

午餐营养成分计算

	营养素名称	含量	营养素名称	含量
营养成分 蛋白质供能12% 脂肪供能22% 碳水化合物供能66%	能量/kcal	716.26	钾/mg	693.32
	蛋白质/g	22.01	磷/mg	303.46
	脂肪/g	17.96	胡萝卜素/μg	2058.01
	碳水化合物/g	124.52	维生素A/μgRAE	360.94
	钙/mg	95.02	维生素C/mg	20.87
	铁/mg	4.25	维生素E/mgα-TE	13.05
	锌/mg	4.21	膳食纤维/g	10.15
	钠/mg	126.02	胆固醇/mg	14.9

餐次	种类	食物	用量/g
晚餐	红枣地瓜粥	粳米（标一）	25
		甘薯（红心）［山芋，红薯］	75
		枣（干，大）	5
	馒头	小麦粉（富强粉，特一粉）	50
		酵母（干）	1
	煎带鱼	带鱼［白带鱼，刀鱼］	100
		大葱	0.25
		姜（子姜）［嫩姜］	0.25
		辣椒（青，尖）	25
	炒新三鲜	甘蓝［圆白菜，卷心菜］	75
		红番茄	50
		三料（葱末、姜末、蒜末按1∶1∶0.5）	5
	水果	草莓	100
	全天盐、味精	盐	4
		味精	2
	晚餐烹调用油	大豆色拉油	8

晚餐营养成分计算

	营养素名称	含量	营养素名称	含量
	能量/kcal	591.84	钾/mg	630.28
	蛋白质/g	28.63	磷/mg	357.51
营养成分	脂肪/g	14.15	胡萝卜素/μg	720.02
蛋白质供能19%	碳水化合物/g	91.02	维生素A/μgRAE	149.28
脂肪供能21%	钙/mg	113.35	维生素C/mg	65.9
碳水化合物供能60%	铁/mg	4.26	维生素E/mgα-TE	10.5
	锌/mg	2.14	膳食纤维/g	5.56
	钠/mg	1936.25	胆固醇/mg	76

2020年6月19日全天营养成分计算

总能量	蛋白质（占总能量）	脂肪（占总能量）	碳水化合物（占总能量）
1844kcal	72g（15%）	42g（20%）	311g（65%）
总能量三餐分配	早餐29%	午餐39%	晚餐32%

🔗 知识链接

1. 冠心病的发病因素

① 发病多在中年以后。平均年龄46.6岁，一般男性高于女性。

② 不良的饮食和生活习惯。喜欢吃肥肉，重盐，生活没规律，晚上不睡，早上不起。

③ 肥胖与超重者发病率高。有资料报道，超重与肥胖者心脑血管的发病率为10%，不超重者3%。

④ 脂代谢异常造成高脂血症，进而导致冠心病。

⑤ 吸烟：据世界卫生组织调查，世界上1/3的烟草由中国人吸。在我国烟草税收每年50亿美金，同时付出78亿的医疗代价。每日吸烟少于20支者，其心血管死亡率为不吸烟的1.5倍，每日吸烟超过20支者为不吸烟的3.2倍。

⑥ 糖尿病合并冠心病。

⑦ 高血压：冠心病患者60%有高血压。

⑧ 家族遗传倾向。

⑨ 缺少体育锻炼。

⑩ 精神过度紧张。

2. 冠心病药膳方

① 丹参酒：丹参30g泡入白酒500mL，泡7天后，每日服2~3次，每次10mL。

② 红花酒：红花30g泡入白酒500mL，泡7天后，每日服2~3次，每次10mL。

③ 山楂20g水煎服。

单元三　内分泌代谢性疾病人群营养

工作任务7：食物交换份法设计糖尿病人群营养食谱

任务书：

（1）对客户自然状况、生活方式及家族健康状况的调研。

（2）对客户自然状况、生活方式及家族健康状况的分析。

①体重评价　②标准体重　③劳动强度　④生活习惯分析　⑤饮食习惯分析
⑥家族性疾病分析

（3）每日能量及营养素摄入量建议。

（4）饮食及健康指导建议。

（5）各类食物份数及用量。

（6）营养食谱设计（餐次、菜点名称、原料名称、用量、营养成分含量、三大营养素及三餐供能比、菜品图片、食物交换建议、饮食禁忌）。

（7）提交任务形式　PPT附调查表文档。

一、知识储备——糖尿病常识

糖尿病已经成为发达国家继心血管疾病和恶性肿瘤之后的第三大非传染性疾病，病者人数众多。糖尿病是终身性疾病，目前尚不能根治，只能控制疾病发展的进程。若不能及时、恰当地进行治疗，可能会引起酮症酸中毒、脂质代谢紊乱等。且病人易出现负氮平衡，致使患者抵抗力下降，伤口不易愈合，容易引起皮肤感染、泌尿道感染、胆囊炎等，病程长的患者可出现严重并发症，导致如失明、尿毒症、心血管病变、肾脏病变等。但若及早确诊，良好控制血糖，其生活质量及寿命也可近于常人，如能够发现在糖尿病之前的糖耐量低减期，接受干预治疗，则其中30%～60%的人可免患此病。

糖尿病是一组由于胰岛素分泌和作用缺陷所导致的碳水化合物、脂肪、蛋白质等代谢紊乱、而以长期高血糖为主要表现的综合征。其主要特征是高血糖和糖尿，典型的糖尿病病症是"三多一少"：多尿、多饮、多食、消瘦。

1. 糖尿病分型

糖尿病一般分为1型和2型两种类型。1型糖尿病属于胰岛素依赖型糖尿病，分泌胰岛素的胰腺β细胞自身免疫性损伤引起胰岛素分泌绝对不足。约占我国糖尿病患者人数的5%，儿童、青少年发病较多，必须用胰岛素治疗才能维持生命，停用胰岛素后容易发生酮症酸中毒。2型糖尿病中胰岛素分泌不足与胰岛素抵抗并存，约占我国糖尿病患者的90%～95%多发于中老年，起病缓慢、隐匿，体态常肥胖，尤以腹型肥胖或超重多见。遗传因素在本型中较1型更为明显重要。除这两种类型外，还有妊娠糖尿病、其他类型糖尿病（指某些内分泌病、化学物品、感染及其他少见的遗传、免疫综合征所致的糖尿病，国内非常少见）。

2. 糖尿病诊断标准

以血糖含量为基准，具体见表3-3-1。

表3-3-1 糖尿病、糖耐量减退和空腹血糖调节受损的诊断标准

项目	静脉血糖	
	空腹（mmol/L）	餐后2h（mmol/L）（口服葡萄糖75g）
正常人	<6.1	<7.8
糖尿病	≥7.0	≥11.1（或随机血糖）
糖耐量减退（IGT）	<7.0	7.8～11.1
空腹血糖调节受损（IFG）	6.1～7.0	<7.8

3. 糖尿病症状

糖尿病的典型症状为多饮、多尿、多食、体重下降及乏力。每日总尿量可达2～3L以上，甚至多达10L，主要因为血糖增高超过肾糖阈，故糖从尿中排除，从而带出水分，造成体内脱水，刺激口渴中枢引起多饮。由于胰岛素分泌绝对或相对不足，能量不能很好地被利用，体内细胞处于饥饿状态而致多食，患者饥饿难忍，进食主粮及菜肴量均多。后者又加重高血糖，导致多尿、多饮更加明显，体重下降可达10kg以上，体力锐减，精神不振，1型糖尿病常有此典型症状。

但是半数以上2型糖尿病，"三多一少"症状并不明显，尤见于中年超重或肥胖者，多为轻型患者，多以某种并发症或伴随症状就诊，或在健康体检中被检出，若不对这些轻型病例加以警惕，极易漏诊。可能出现性酮症酸中毒、糖尿病非酮症性高渗性昏迷、糖尿病乳酸性酸中毒、感染、心血管病变、微血管病变等急慢性并发症。

4. 糖尿病的治疗原则及目标

糖尿病治疗原则，通常采用"饮食治疗、运动治疗、药物治疗、糖尿病病情监测和糖尿病教育与心理治疗"五架马车进行综合治疗，其中饮食治疗是治疗糖尿病的基础。

综合治疗短期目标是控制好病人的体重、血糖、血压、血脂和血黏稠度，即"五项达标"；中期目标是延缓慢性并发症的发生发展；最终目标是让糖尿病患者像正常人一样生活，达到和正常人一样的寿命。

二、糖尿病人群营养原则及配餐原则

（一）糖尿病人群营养原则

1. 合理控制能量的摄入，是糖尿病的基础治疗

建议每周称一次体重，保持适宜体重。能量供应以维持或略低于理想体重为宜。既防止能量过低出现酮血症，也要防止能量过高，血糖难以控制。应根据个体情况来确定合适的能

量供给量，见表3-3-2。

表3-3-2　糖尿病成人能量需要量估算表

劳动强度	举例	所需能量/ [kcal/（kg·d）]		
		消瘦	正常	超重
卧床		20~25	15~20	15
轻	办公室职员、教师、售货员、钟表修理工	35	30	20~25
中	学生、司机、电工、外科医生	40	35	30
重	农民、建筑工、搬运工、伐木工、舞蹈演员	45~50	40	35

注：年龄超过50岁者，每增加10岁，比规定值酌减10%左右。

2. 合理控制碳水化合物，是糖尿病治疗的关键

主张糖尿病人每日碳水化合物摄入量应占总热量的50%～60%，折合成粮食的摄入量可在250～300g，肥胖者应在150～200g。糖尿病人碳水化合物的摄取最好选择吸收较慢的多糖，即来自谷类的多糖。每50g的米或白面供给碳水化合物约38g。其他食物，如乳、豆、蔬菜、水果等也含有一定数量的碳水化合物。限制蔗糖、葡萄糖的摄入，喜欢甜食的可选择木糖醇、甜蜜素等甜味剂。

现在市场上经常可以看到"无糖食品""低糖食品"等，人们对"低糖"和"无糖"存在误解。认为这些食品不含糖，从而放松对饮食的控制，致使部分病人无限制的摄入这类食品，使血糖升高。事实上"低糖食品"是指食品中蔗糖含量低，而"无糖食品"指的是食品中不含蔗糖，但是这些食品都是由淀粉组成，当人们摄入含淀粉的食品后，可转化成葡萄糖而被人体吸收，所以也应控制这类食品。

3. 严格控制脂肪和胆固醇的摄入

脂肪供能应占总能量的25%～30%。选择含不饱和脂肪酸较多的植物油，如豆油、花生油、芝麻油、菜籽油等，但椰子油除外。减少摄入含饱和脂肪酸多的动物脂肪，如牛油、羊油、猪油、奶油等。花生、核桃、榛子、松子仁等坚果食品也含有较多脂肪，也要适当控制其摄入量。糖尿病患者特别容易并发高脂血症、动脉粥样硬化，所以应限制饮食中胆固醇含量，一般低于300mg/d。如控制动物肝、肾、脑、蛋黄、鱼籽等胆固醇含量高的食物的摄入。

4. 蛋白质的供给量应接近或略高于正常人，以占全天总能量的15%～20%为宜

注意选择瘦肉、鱼、禽、乳、豆等优质蛋白。对于儿童、孕妇、营养不良者、消瘦者、伴有消耗性疾病的糖尿病患者，可适当提高蛋白质的摄入量；对于糖尿病肾病患者要根据病情，给予低蛋白膳食。

5. 增加膳食纤维的摄入

建议每日膳食纤维供给量为30～40g。膳食纤维可延缓葡萄糖的吸收时间，有降低血糖和改善耐糖量的作用。可溶性膳食纤维可以增加胰岛素的敏感性，同时还可降低胆固醇，防

止糖尿病合并高脂血症及冠心病。所以膳食中应适当多选择一些蔬菜、食用菌、藻类、麦麸、豆及整谷类食物。

6. 保证维生素和矿物质的摄入

糖尿病患者代谢紊乱，调节维生素和矿物质的平衡有利于糖尿病患者纠正代谢紊乱，防治并发症。抗氧化维生素有利于控制糖尿病，预防并发症，每日可补充β-胡萝卜素15～25mg，维生素E100～200mg，维生素C100mg，B族维生素以辅酶的形式参与糖类的代谢，尤其是维生素B_1、维生素B_6、维生素B_{12}。每天应分别摄入1.5mg、2.0mg、2.4mg。矿物质中，应注意钙的供给充足，保证每日摄入1000～1200mg，防止骨质疏松。控制钠的摄入，采用低盐饮食（通常每天摄入食盐不超过6g）。新鲜蔬菜和水果是维生素和矿物质的重要来源。

另外，不同矿物质对糖尿病患者来说具有特殊的意义，如三价铬是葡萄糖耐量因子的组成成分，是胰岛素的辅助因素，锌与胰岛素的合成分泌有关，钒能增加心室收缩力，也影响胰岛素的分泌，镁对防止糖尿病视网膜病变、高脂血有一定的作用。所以应多样化饮食。

7. 糖尿病患者不宜饮酒

酒精能够产生热能，但是酒精代谢并不需要胰岛素，因此少量饮酒是允许的。一般认为还是不饮酒为宜，因为酒精除供给热能外，不含其他营养素，长期饮用对肝脏不利，易引起高脂血症和脂肪肝。另外有的病人服用降糖药后饮酒易出现心慌、气短、甚至出现低血糖的症状，如心慌、气短、大汗等。

（二）糖尿病人群配餐原则

（1）遵循糖尿病人群营养原则。

（2）餐次安排要合理　为了减轻胰岛负担，糖尿病患者一日至少保证三餐。按早、午、晚餐各1/3的热量，或早餐1/5，午、晚餐各2/5的主食量分配。在活动量稳定的情况下，要求定时定量。注射胰岛素或容易出现低血糖者可在三次正餐之间进行2～3次加餐，睡前半小时加餐更加重要。加餐食品可以由正餐中匀出约25g的主食即可。

（3）食物选择多样化，主副食搭配，粗细搭配、荤素搭配、干稀搭配。但不宜选择米粥类、面汤类食物，因为粥、面汤升糖指数较高。

（4）科学选择烹调方法　常用的烹调方法以炒、炖、焖、煨、煮、氽、熬、酱、蒸、炝、拌、卤等少油的烹制方法为主，尽量避免煎、炸、熏、红烧的方法。

（5）配餐要注意个体化、多样化和家庭化，努力使之符合病人的饮食习惯、经济条件、市场供应情况及季节变化。

（三）糖尿病人群食物的选择

糖尿病人群选择食物应由谷类、肉蛋、蔬菜、食用油等食物组成的平衡膳食。

1. 谷类食物

选择谷类应尽量选择杂粮、粗粮，如全麦面包、燕麦、荞麦面、玉米面、高粱米、黑米、薏米、绿豆、红小豆等，也可以采用混合搭配主食的方法，如二合面、三合面或二米饭等。富含植物纤维的粗杂粮和豆类食品食后吸收慢，血糖升高缓慢，且粗杂粮、酵母中含铬较多。

2. 肉、蛋等食物

宜选择瘦肉、奶、蛋、鱼、大豆及豆制品等含蛋白质的食物。尤其豆制品、鲫鱼、鳕鱼。牛奶及奶制品含有较多的钙和维生素B₂，有条件的病人可以每日选用牛奶或低脂牛奶250mL。

3. 蔬菜

除含碳水化合物较高的蔬菜，如胡萝卜、蒜苗、鲜豌豆等按限量选用外，其他常见的叶类、茎类、瓜类蔬菜可以任意食用。有时可用来做充饥食品。尤其白菜、苦瓜、山药、各种食用菌、玉米须、魔芋粉、黄瓜、冬瓜、南瓜、番茄。

4. 水果

水果含单糖、双糖较多，按规定量食用或按每200～250g带皮橘子、梨、苹果、柚子、橙子、西瓜皮、李子、杏等可换成25g主食的交换值适当选用。

禁忌食物：白糖、红糖、葡萄糖及糖制甜食、糖果、巧克力、糕点、果酱、冰淇淋、甜饮料、蜜饯等。

限制食物：土豆、芋头、藕、蒜苗、胡萝卜等可少用或减少部分主食量再食用；富含饱和脂肪酸的猪油、牛油、羊油、奶油、黄油等少用。花生、核桃、葵花子含脂肪多，肥胖病人不宜多用。蛋黄、肝、肾、脑等不用或少用。

糖尿病人群膳食应因人而异，强调个体化，根据病情特点，血糖尿糖的变化等合理选择食物。选择食物时要考虑每一种含碳水化合物食品的血糖生成指数（GI），GI是衡量食物摄入后引起血糖反应的一项有生理意义的指标，是一个比较而言的数值，表示这个食物与葡萄糖相比升高血糖的速度和能力。葡萄糖的血糖生成指数为100；如果比葡萄糖快和高，那就是＞100，如麦芽糖105；如果低于葡萄糖则＜100，如黑麦34。低GI的食物引起血糖变化小，相反高GI的食物引起血糖升高幅度大。高GI食物进入胃肠后消化快，吸收完全，葡萄糖迅速进入血液；低GI食物在胃肠停留时间长，释放缓慢，葡萄糖进入血液后峰值低，下降速度慢。一般而言 GI＜55，为低GI食物；GI55～70，为中GI食物；GI＞70，为高GI食物。要尽量选择GI值低的食品，以避免餐后高血糖。常见食物GI值如下表3-3-3。

表3-3-3　常见食物血糖生成指数表

食物种类	食物名称	GI	食物名称	GI
谷类	荞麦面条	59.3	白小麦面馒头	88.1
	荞麦面馒头	66.7	白小麦面面包	105.8
	大米饭	80.2	燕麦粗粉饼干	47.1
豆类	扁豆	18.5	炖鲜豆腐	31.9
	绿豆	27.2	绿豆挂面	33.4
	冻豆腐	22.3	黄豆挂面	66.6
	豆腐干	23.7		

续表

食物种类	食物名称	GI	食物名称	GI
水果	樱桃	22	葡萄	43
	李子	24	香蕉	52
	柚子	25	猕猴桃	52
	鲜桃	28	芒果	55
	梨	36	菠萝	66
	苹果	36	西瓜	72
	柑	43		
糖	乳糖	46	白糖	83.8
	蔗糖	65	葡萄糖	97
	果糖	23	麦芽糖	105
	蜂蜜	73		

三、血糖指数（GI）与糖尿病人群的饮食

血糖指数表示含有50g有价值的碳水化合物的食物与相当量的葡萄糖相比，在一定时间内（一般为餐后2小时）引起体内血糖应答水平的百分比值。糖尿病人群应更多地选择低GI食物。

1. 低GI食物

（1）谷类　极少加工的粗粮，如煮过的整粒小麦、大麦及黑麦，稻麸，硬质小麦面条，通心面，黑米，荞麦，强化蛋白质的面条，玉米面粥、玉米面糁等。

（2）干豆类及制品　基本上豆类的GI都较低，如绿豆、绿豆挂面、蚕豆、豌豆、扁豆、红小豆、绿小豆、利马豆、鹰嘴豆、青刀豆、黑豆汤、四季豆、黑眼豆等。

（3）乳类及制品　几乎所有的乳类都是低GI产品，如牛奶、全脂牛奶、脱脂牛奶、奶粉、酸奶（加糖）、酸乳酪、牛奶蛋糊（牛奶、蛋加淀粉及糖）等。

（4）薯类　特别是生的薯类或经过冷处理的薯类制品，如马铃薯粉条、藕粉、苕粉、魔芋和芋头等。

（5）水果类　特别是含果酸较多的水果，如苹果、樱桃、猕猴桃、柑、柚子、葡萄、梨。一些制品如苹果汁、水蜜桃汁、菠萝汁（未加糖）等。

（6）即食食品　全麦型或者高纤维产品，如含50%～80%大麦粒面包、黑麦粒面包、45%～50%燕麦麸麦面包、混合谷物面包、达能阳光饼干、闲趣饼干、达能牛奶香脆、荞麦方便面、全麦维等。

（7）混合膳食　混合膳食依赖于食物的种类和比例，如馒头加芹菜炒鸡蛋，烙饼加鸡蛋炒木耳，饺子、包子、馄饨，米饭加鱼，猪肉炖粉条等。

2. 中GI食物

（1）谷类　粗麦粉、大麦粉、甜玉米、玉米面粗粉、小米粥、荞麦面条、荞麦面馒头、燕麦麸、二面窝头（玉米面加面粉）、黑五类粉等。

（2）薯类　水分少的薯类，如微烤马铃薯、甘薯、山药等。

（3）蔬菜类　根、果类蔬菜、如甜菜、麝香瓜等。

（4）水果类　热带水果、水果制品，如菠萝、芒果、香蕉、橘子汁、葡萄干等。

（5）即食食品　全麦粉面包、黑麦面包、高纤维面包、燕麦粗粉饼干、油酥脆饼干、汉堡包、即食羹、比萨饼（含乳酪）、炸马铃薯片、酥皮糕点、冰淇淋等。

（6）混合膳食　蔬菜少的膳食，如馒头加少量黄油、米饭加葱苗鸡蛋、米饭加猪肉等。

3．高GI食物

（1）谷类　精制食物：如小麦面条、富强粉馒头、烙饼、油条、精白米饭；含直链淀粉低的粘米饭、糙米、米粥、面汤、米饼等。

（2）薯类　水分多，糊化好的薯类，如微烤马铃薯泥、煮甘薯等。

（3）蔬菜类　根、果类蔬菜、如南瓜、胡萝卜等。

（4）水果类　西瓜等。

（5）即食食品　精白面包、棍子面包，小麦饼干、苏打饼干、华夫饼干、膨化薄脆饼干，蜂蜜、麦芽糖等。

四、食物交换份法

糖尿病饮食是一种需要计算和称重量的饮食。使用计算法配餐比较繁琐，应用食品交换份方法可以快速简便地制定食谱。所谓食品交换份法是以每个食物交换份产生能量相仿，大约90kcal为标准，将常用食物按照来源、性质分为四大类（细分为八小类），同类食物在一定重量内所含的蛋白质、脂肪、碳水化合物和热量相似，然后将每类食物的内容列出表格，配餐时，同类食物可以任意互换，灵活地组织营养平衡的餐食的配餐方法。食品交换份的应用可以大大丰富糖尿病人的饮食，并使食谱的设计趋于简单化。其特点是简单、实用，易于被非专业人员掌握。但数据往往不够准确。

北京协和医院食品交换份将食物分成四大类（细分可分成八小类），如表3-3-4至表3-3-12所示。

表3-3-4　食品交换份四大类（八小类）内容和营养价值

组别	类别	每份重量/g	热量/kcal	蛋白质/g	脂肪/g	碳水化合物/g	主要营养素
谷薯组	1. 谷薯类	25	90	2.0	—	20.0	碳水化合物 膳食纤维
菜果组	2. 蔬菜类	500	90	5.0	—	17.0	无机盐
	3. 水果类	200	90	1.0	—	21.0	维生素 膳食纤维
肉蛋组	4. 大豆类	25	90	9.0	4.0		蛋白质 脂肪
	5. 奶制品	160	90	5.0	5.0	6.0	
	6. 肉蛋类	50	90	9.0	6.0	—	

续表

组别	类别	每份重量/g	热量/kcal	蛋白质/g	脂肪/g	碳水化合物/g	主要营养素
油脂组	7. 硬果类	15	90	4.0	7.0	2.0	脂肪
	8. 油脂类	10	90	—	10.0	—	

表3-3-5　等值谷薯类交换表（每份含蛋白质2g，糖类20g，能量90kcal）

食品	质量/g	食品	质量/g
大米、小米、糯米、薏米	25	绿豆、红豆、芸豆、干豌豆	25
高粱米、玉米碴	25	干粉条、干莲子	25
面粉、米粉、玉米面	25	油条、油饼、苏打饼干	25
混合面	25	烧饼、烙饼、馒头	35
燕麦片、荞麦面	25	咸面包、窝窝头	35
各种挂面、龙须面	25	马铃薯	100
通心粉	25	湿粉皮	150
		鲜玉米（带棒芯）	200

表3-3-6　等值蔬菜类交换表（每份含蛋白质5g，糖类17g，能量90kcal）

食品	质量/g	食品	质量/g
大白菜、圆白菜、菠菜、油菜	500	白萝卜、青椒、茭白、冬笋	400
韭菜、茴香、茼蒿	500	南瓜、菜花	350
芹菜、苤蓝、莴苣、油菜薹	500	鲜豇豆、扁豆、洋葱、蒜苗	250
西葫芦、番茄、冬瓜、苦瓜	500	胡萝卜	200
芥蓝菜、瓢儿菜、塌棵菜	500	山药、荸荠、藕、凉薯	150
空心菜（蕹菜）苋菜、龙须菜	500	慈姑、芋头	100
绿豆芽、鲜蘑、水浸海带	500	毛豆、鲜豌豆	70
		百合	50

表3-3-7　等值肉蛋类交换表（每份含蛋白质9g，脂肪6g，能量90kcal）

食品	质量/g	食品	质量/g
熟火腿、香肠	20	鸡蛋（1个大带壳）	60
肥瘦猪肉	25	鸭蛋、松花蛋（1个大带壳）	60
无糖熟叉烧肉、午餐肉	35	鹌鹑蛋（6个带壳）	60
熟酱牛肉、熟酱鸭、肉肠	35	带鱼	80
瘦猪、牛、羊肉	50	草鱼、鲤鱼、甲鱼、比目鱼	80
带骨排骨	70	大黄鱼、鳝鱼、黑鲢、鲫鱼	80
鸭肉、鸡肉、鹅肉	50	对虾、青虾、鲜贝	80
兔肉	100	蟹肉、水浸鱿鱼	100
鸡蛋粉	15	水浸海参	350
鸡蛋清	150		

表3-3-8　等值大豆类交换表（每份含蛋白质9g，脂肪4g、糖类4g，能量90kcal）

食品	质量/g	食品	质量/g
腐竹	20	北豆腐	100

续表

食品	质量/g	食品	质量/g
大豆	25	南豆腐	150
大豆粉	25	豆浆（豆水比例1：8）	400
豆腐丝、豆腐干	50	油豆腐	30

表3-3-9　等值奶类交换表（每份含蛋白质5g，脂肪5g、糖类6g，能量90kcal）

食品	质量/g	食品	质量/g
奶粉	20	牛奶	160
脱脂奶粉	25	羊奶	160
乳酪	258	无糖酸奶	130

表3-3-10　等值水果交换表（每份含蛋白质1g，糖类21g，能量90kcal）

食品	质量/g	食品	质量/g
柿子、香蕉、鲜荔枝	150	李子、杏	200
梨、桃、苹果	200	葡萄	200
橘子、橙子、柚子	200	草莓	300
猕猴桃	200	西瓜	500

表3-3-11　等值油脂类交换表（每份含脂肪10g，能量90kcal）

食品	质量/g	食品	质量/g
花生油、香油、玉米油	10	猪油、牛油、羊油、黄油	10
菜籽油、豆油、红花油	10	葵花籽（带壳）	25
核桃、杏仁、花生米	15	西瓜籽（带壳）	40

表3-3-12　不同能量需求的糖尿病人所需各类食品交换份数

能量/Kcal	份数	谷薯类/g	份数	蔬菜类/g	份数	肉蛋类/g	份数	豆乳类/g	份数	油脂类/g	份数
1200（1287）	14	150	6	500	1	150	3	200 250	2	20	2
1400（1463）	16	200	8	500	1	150	3	200 250	2	20	2
1600（1639）	18	250	10	500	1	150	3	200 250	2	20	2
1800（1815）	20	300	12	500	1	150	3	200 250	2	20	2
2000（1991）	22	350	14	500	1	150	3	200 250	2	20	2

注1：括号（　）内的数字为计算所得值，表中所列的数据取整数，以便于计算。

注2：本表所列饮食并非固定模式，可根据就餐的饮食习惯，并参看有关内容予以调整。

注3：配餐饮食可参看各类食物能量等值交换表，做出具体安排：

　　瘦肉50g＝鱼80g＝鸡蛋60g＝北豆腐100g＝豆腐干50g

　　豆浆400g＝牛奶250g＝瘦肉50g+谷类（10～12g）

　　油20g＝花生米30g＝核桃30g＝瓜子50g

　　水果1交换单位换成谷类1交换单位。

五、案例：糖尿病人群营养食谱的设计（食物交换份法）

客户资料：某患者，男，61岁，身高172cm，体重71kg，现已退休在家，体力活动较少。确诊2型糖尿病10余年，空腹血糖14.5mmol/L，采用注射胰岛素治疗。

任务：使用食物交换份法为病人配一日食谱

（一）确定客户每日饮食的总能量及营养素供给

1. 计算标准体重

标准体重（kg）= 实际身高（cm）−105

$$= 172−105$$

$$= 67（kg）$$

2. 评价目前体重状况

目前体重状况（%）=（实际体重−标准体重）÷ 标准体重 × 100%

$$=（71−67）÷ 67 × 100\%$$

$$= 6\%$$

在 ± 10%以内为正常体型。

3. 计算每日饮食的总能量供给

查表3-3-2糖尿病成人能量需要量表得知该客户单位标准体重能量需要量为30kcal；

全日能量供给量 = 标准体重 × 单位标准体重能量需要量

全日总能量规定值 = 67kg × 30kcal/kg = 2010（kcal）

61岁应减规定值的11%，即2010 × 11% = 220（kcal），

该客户每日饮食的总能量为2010kcal−220kcal = 1790kcal ≈ 1800（kcal）

4. 全日产能营养素的供给量

能量的主要来源为蛋白质、脂肪、碳水化合物，据糖尿病人群营养原则，设定三种产能营养素占总能量的比值分别为蛋白质15%，脂肪25%，碳水化合物60%，则三种产能营养素供给量如下：

蛋白质供给量 = 总能量 × 15%/4kcal/g

$$= 1800kcal × 15\%/4kcal/g$$

$$= 67.5（g）$$

脂肪供给量 = 总能量 × 25%/9kcal/g

$$= 1800kcal × 25\%/9kcal/g$$

$$= 50（g）$$

碳水化合物供给量 = 总能量 × 60%/4kcal/g

$$= 1800kcal × 60\%/4kcal/g$$

$$= 270（g）$$

（二）查食品交换份表确定各餐次食谱

1. 确定每天应摄入食物份数

该客户每天应摄入食物份数＝每日饮食的总能量/每个食物交换份产生能量

$$＝1790kcal/90kcal$$

$$＝20（份）$$

2. 确定每类食物交换份的份数及质量

查表3-3-12不同能量需求的糖尿病人所需各类食品交换份数，该客户所需各类食物交换份的份数及质量如下：

类别	食物		
	份数	质量（食部/g）	能量/kcal
谷薯类	12	300	1080
蔬菜类及菌藻类	1	500	90
水果类	0.5	100	45
禽畜肉	1	50	90
鱼类	1	80	90
禽蛋类	0.5	25	45
大豆类	1	150豆腐（南）或50豆干	90
奶类	1	鲜牛奶160	90
油脂类	1.5	15	135
坚果	0.5	8	45

3. 食物的三餐分配

据糖尿病人群配餐原则，三餐按照早餐1/5，午、晚餐各2/5的主食量分配。

类别	食物		
	早餐/g	午餐/g	晚餐/g
谷薯类	60	120	120
蔬菜类及菌藻类	100	200	200
水果类		50	50
禽畜肉		35	15
鱼类			80
禽蛋类			25
大豆类	20豆干（1/3份）	100水豆腐（南）（2/3份）	
奶类	225鲜牛奶		
油脂类	3	6	6
坚果			8

4. 编制一日营养食谱（对照表3-3-5～表3-3-11）

餐次	菜品名称	食物原料名称	原料用量（食部/g）	原料用量（食部/g）
早餐	二合面发糕	玉米面	20	20
		小麦粉（富强粉）	40	40
		酵母（低糖）	1	1
	鲜牛奶	鲜牛奶	225	225

续表

餐次	菜品名称	食物原料名称	原料用量（食部/g）	原料用量（食部/g）
早餐	炝香干芹菜	香干	20	20
		芹菜	100	150（食部66%）
		大豆油	3	3
		盐、味精	1，0.5	1，0.5
午餐	杂粮饭	豌豆	10	20
		大米	60	50
		黑豆	5	5
		红小豆	15	10
		绿豆	10	15
	杏鲍菇炒肉	猪肉（硬五花肉）	25	25
		杏鲍菇	70	70
		胡萝卜	20	20
		青椒	10	15（食部）
	蒜蓉茼蒿	茼蒿	100	120（食部81%）
		大蒜	10	10
		葱姜	1，1	1，1
	肉末豆腐	豆腐（南）	100	100
		牛肉（瘦）	10	10
		木耳（干）	2	2
		生抽	2	2
		榨菜	5	5
	水果	苹果	50	50
	午餐烹调用油	大豆油	6	6
	午餐盐、味精	盐、味精	2，1	2，1
晚餐	三合面馒头	小麦粉（富强粉）	100	100
		玉米面（细）	10	10
		荞麦面	10	10
		酵母	2	2
	家焖带鱼	带鱼	80	100（食部76%）
		葱姜蒜	2，2，1	
	爆炒五鲜	卷心菜	75	87（食部86%）
		黑木耳（干）	4（水发后40g）	4
		辣椒（青、尖）	25	30（食部84%）
		花生仁	8	8
		硬五花肉	15	15
		葱姜蒜	2，2，1	2，2，1
	番茄蛋花汤	番茄	50	50
		鸡蛋	25	25
		香菜	5	5
	水果	柚子	50	50
	晚餐烹调用油	大豆油	6	6
	晚餐盐、味精	盐、味精	2，1	2，1

5．全日营养素含量及分析

项目	能量/kcal	蛋白质/g	脂肪/g	碳水化合物/g	维生素A/μgRAE
实际摄入量	1843	80	48	271	406*
建议摄入量	1800	68	50	270	800
项目	β-胡萝卜素/μg	维生素C/g	维生素B1/mg	钙/mg	铁/mg
实际摄入量	2284	145	1.5	719	21.8
建议摄入量	*	100	1.5	1000	15
项目	脂肪热比	碳水化合物热比	蛋白质热比	钠	
实际摄入量	23.5%	59%	17.5%	2204	
建议摄入量	25%	60%	15%	2200	
项目	早餐供能比	午餐供能比	晚餐供能比		
实际摄入量	24%	37%	39%		
建议摄入量	20%	40%	40%		

注：*1μgβ-胡萝卜素相当于0.167μgRAE维生素A

6．全日食谱总结

（1）主食　5种，200g，面粉、玉米面、荞麦面、红豆、大米，做到粗、细粮搭配。

（2）副食　8种，鸡蛋、猪肉、牛肉、带鱼、牛奶、豆腐、豆腐干、花生仁，做到荤素搭配。

（3）蔬菜　7种，500g，多选用含糖低的青椒、尖椒、番茄、油麦菜、卷心菜、芹菜、黑木耳，均有降血脂的作用。

（4）水果　两种，苹果、柚子。

（5）食物种类　22种。

（6）烹调　采用炝、炒、焖等方法，避免了油炸。

（7）能量营养素供给量、三餐及营养素供能比符合糖尿病营养与配餐原则。

7．几点注意事项

（1）用计算法和食品交换份方法设计食谱，两者食物摄入量可能存在一定的误差，是因为前者较精确，而后者是粗略计算造成。对于糖尿病患者来说，食品交换份法较易掌握。

（2）设计食谱要结合病人的平时食量、心理特点等，不宜单纯运用理论数据，而不考虑病人的个体差异。最好经常观察病人的体重变化，用以衡量饮食进量是否合适。

（3）营养专业人员应教会患者如何使用食品交换份，如何对所用食品交换份有数量概念等。

（4）糖尿病患者要掌握在全天总能量不变的情况下，食物之间的等值交换。糖尿病患者什么都可以吃，但吃什么都要有量，以提高患者的生活质量。

1. 糖尿病的发病因素

   遗传，肥胖，精神压力过大，体力活动减少，饮食改变，生活规律改变。

2. 什么是低血糖反应

   低血糖反应是指血糖小于2.8mmol/L。轻者可出现冷汗、心悸、头晕等症状，严重者可致昏迷，通常是因为口服降糖药或胰岛素过量及未按时进食所致。

   缓解措施：

   ① 喝蔗糖水（蔗糖20～50g）。

   ② 进食水果、饼干、馒头等。

   ③ 立即送医院输液（葡萄糖）。

   ④ 为防止低血糖的发生，糖尿病患者应随身携带些糖果等甜食品。

   ⑤ 饮食要随体力消耗情况进行调整。

📋 工作任务8：痛风人群营养配餐设计

一、知识储备——痛风病常识

痛风是由于嘌呤代谢紊乱或尿酸排泄减少其代谢产物尿酸在血液中积聚，因血浆尿酸浓度超过饱和限度而引起组织损伤的一组疾病。临床特点为高尿酸血症、反复发作的急性发作的关节炎。痛风首先在西方富有的学者、名人中发现，有"富贵病"之称。

尿酸为嘌呤代谢的最终产物，有内源性及外源性之分。内源性源于肝脏内合成或核酸的人体合成与更新；外源性则来自含高嘌呤的食物。正常情况下，人体所产生的尿酸70%～75%从尿排出，20%～25%由大肠排出，2%左右自身细胞分解。尿酸生成过多或排泄太慢，即生成多于排泄，可导致高尿酸血症。高尿酸血症是痛风最重要的诊断依据，但高尿酸血症患者只有出现尿酸盐结晶沉积、关节炎或肾病、肾结石等，才能称之为痛风。

痛风分为原发性和继发性两种，原发性痛风多由先天性嘌呤代谢紊乱引起，一部分遗传缺陷比较明确，一部分则病因不明，常与肥胖、糖尿病、高脂血症、高血压、动脉硬化、冠心病等聚集发生。痛风有家族性发病倾向，但大部分病例没有遗传史。环境因素也会导致痛风发病，如高嘌呤饮食、酒精、饥饿；疾病如肥胖、高血压病、慢性肾衰、糖尿病酸中毒等。我们常说喝啤酒吃海鲜是诱发痛风发作的一个高危因素。继发性痛风继发于其他疾病或药物，是其他疾病过程中的一种临床表现。

典型的痛风病程经历四个阶段：无症状高尿酸血症、急性痛风性关节炎、间歇期、痛风石与慢性痛风性关节炎。无症状高尿酸血症是指血清尿酸水平升高，与有症状的痛风之间是有区别的，随着血清尿酸浓度的增高，发展成为痛风的趋势就越高。急性痛风性关节炎是痛风的首发症状，典型症状是骤然起病，最常侵犯的部位是第一跖趾，其他依次为踝、膝、腕、指、肘，受累关节暗红、肿胀、发热和刀割或咬噬样疼痛，病程持续时间可在数小时或数日不等。在两次发作之间是间歇期，大多数患者第二次发作在6个月至2年之间，少数5～10年才复发，个别患者则无第二次发作。痛风石的沉积形成与高尿酸血症的程度或时间是正相关，痛风石的核心是尿酸钠，为黄白色赘生物、形态无规则，大而表浅，皮肤菲薄，

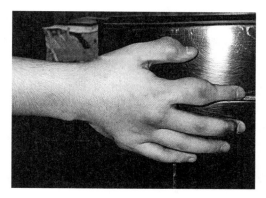

图3-3-1　痛风关节炎

破溃长期不愈，有白色物排出，可析出尿酸钠结晶，它们直接侵犯关节及肌腱而使关节运动受限、造成肢体畸形和功能障碍，如图3-3-1所示。

二、痛风人群营养原则和配餐原则

痛风病人在不同病程对饮食的要求不同，主要分为急性发作期营养原则和间歇期及慢性痛风性关节炎的营养原则。

（一）急性发作期营养原则

（1）严格控制嘌呤的摄入　每天嘌呤摄入总量在150mg以下，选择含嘌呤低的食物，禁用含嘌呤高的动物内脏、鲭鱼、沙丁鱼、小虾、肉汁、肉汤扁豆、黄豆及菌藻类（见表3-3-13）。

（2）控制总能量摄入，保持理想体重　超重或肥胖者应减体重。但肥胖者切忌减体重过快，否则促进脂肪分解，易诱发痛风症急性发作。三大营养素分配原则：碳水化合物应占总热量的65%～70%，脂肪20%～25%，蛋白质11%～15%。

（3）控制蛋白质和脂肪的摄入　尽量以植物蛋白为主，动物蛋白可选择牛奶、奶酪、脱脂奶粉和鸡蛋等嘌呤含量低的，但酸奶含乳酸，不宜选用。如果食用少量的瘦肉、禽肉，要经煮沸后弃汤食用，避免吃炖肉或卤肉。蛋白质和脂肪过高不利于尿酸正常排泄。

（4）多喝水　每日至少2000mL，最好能达到3000mL，利于尿酸排除。为了防止夜尿浓缩，夜间也应补充水分。以白开水、淡茶水、矿泉水为宜。

（5）多食用水果和蔬菜　各种蔬菜、水果可使尿液pH升高，有利于尿酸盐的溶解，尤其西瓜与冬瓜有利尿作用，对痛风治疗有利。

（6）禁酒　烈性酒使肾排泄尿酸降低。啤酒本身含大量嘌呤，可使血尿酸浓度增高。酗酒常是痛风急性发作的诱因。

（7）低盐　每天2～5g食盐。

（二）间歇期及慢性痛风性关节炎的营养原则

（1）控制总能量摄入，保持理想体重　肥胖者需减少总能量供给。

（2）控制蛋白质和脂肪的摄入　三大营养素分配原则：碳水化合物应占总热量的65%～70%，脂肪20%～25%，蛋白质11%～15%。每天蛋白质摄入不超过80g。

（3）可适当放宽对嘌呤的限制　限量选用含嘌呤在50～150mg/100g以内的食物，但每天肉、禽、鱼总摄入量在60～90g。自由选食含嘌呤量在50mg/100g以内的食物（见表3-3-13）。

（4）多喝水　每日至少2000mL，最好能达到3000mL。

（5）多食用水果和蔬菜。

（6）低盐、限酒　每天可饮一杯葡萄酒。

（三）痛风人群配餐原则

（1）遵循痛风人群营养原则。

（2）合理安排一日三餐能量及营养素分配　可按照早餐25%～30%、午餐40%、晚餐30%～35%分配。

（3）科学选择烹调方法　常用炒、煮、涮（弃汤）、熬、蒸、烩、拌、卤等烹制方法。

（4）少用强烈刺激的调味品或香料。

（5）配餐要符合病人的饮食习惯、经济条件、市场供应情况及季节变化。

三、痛风人群膳食的选择（食物嘌呤含量）

痛风患者的食物选择以嘌呤含量低及能排除尿酸为主，虽然目前已不提倡长期采用严格的限制嘌呤的膳食，但日常生活中还尽量少食高嘌呤食物，多食碱性食物。

为了使用上的方便，一般将食物按嘌呤含量分为三类。在急性期，嘌呤摄入量应控制在150mg/d以内，对于尽快终止急性痛风性关节炎发作，加强药物疗效均是有利的。在急性发作期，宜选用第一类含嘌呤少的食物，以牛奶及其制品，蛋类、蔬菜、水果、细粮为主。在缓解期，可适量选含嘌呤中等量的第二类食物，如肉类食用量每日不超过120g，尤其不要集中一餐中进食过多。不论在急性或缓解期，均应避免含嘌呤高的第三类食物。三类划分标准如下：（表3-3-13常用食物嘌呤含量）

1. 第一类　含嘌呤较少，每100g含量＜50mg。

（1）谷薯类　大米、米粉、小米、糯米、大麦、小麦、荞麦、富强粉、面粉、通心粉、挂面、面条、面包、馒头、麦片、白薯、马铃薯、芋头。

（2）蔬菜类　白菜、卷心菜、芥菜、芹菜、青菜叶、空心菜、芥蓝菜、茼蒿菜、韭菜、黄瓜、苦瓜、冬瓜、南瓜、丝瓜、西葫芦、菜花、茄子、豆芽菜、青椒、萝卜、胡萝卜、洋葱、番茄、莴苣、泡菜、咸菜、葱、姜、蒜头、荸荠、鲜蘑、四季豆、菠菜。

（3）水果类　橙、橘、苹果、梨、桃、西瓜、哈密瓜、香蕉、苹果汁、果冻、果干、糖、糖浆、果酱。

（4）乳类　鸡蛋、鸭蛋、皮蛋、牛奶、奶粉、奶酪、酸奶、炼乳。

（5）硬果及其他　猪血、猪皮、海参、海蜇皮、海藻、红枣、葡萄干、木耳、蜂蜜、瓜子、杏仁、栗子、莲子、花生、核桃仁、花生酱、枸杞、茶、咖啡、碳酸氢钠、巧克力、可可、油脂（在限量中使用）。

2. 第二类　含嘌呤较高，每100g含50～150mg。

米糠、麦麸、麦胚、粗粮、绿豆、红豆、花豆、豌豆、菜豆、豆腐干、豆腐、青豆、黑豆。

猪肉、牛肉、小牛肉、羊肉、鸡肉、兔肉、鸭、鹅、鸽、火鸡、火腿、牛舌。

鳝鱼、鳗鱼、鲤鱼、草鱼、鳕鱼、鲑鱼、黑鲳鱼、大比目鱼、鱼丸、虾、龙虾、乌贼、螃蟹、鲜豌豆、昆布。

3. 第三类　含嘌呤高的食物，每100g含150～1000mg。

猪肝、牛肝、牛肾、猪小肠、脑、胰脏、白带鱼、白鲇鱼、沙丁鱼、凤尾鱼、鲢鱼、鲱鱼、鲭鱼、小鱼干、牡蛎、蛤蜊、浓肉汁、浓鸡汤及肉汤、火锅汤、酵母粉。

表3-3-13　常用食物嘌呤含量　　　　　　　　　单位：mg/100g

食物	含量	食物	含量	食物	含量
谷薯类		黑芝麻	57.0	**肉类**	
大米	18.1	红枣	8.2	猪肉	122.5
糙米	22.4	葡萄干	5.4	牛肉	83.7
米粉	11.1	木耳	8.8	羊肉	111.5
糯米	17.7	蜂蜜	3.2	鸡肉	140.3
小米	6.1	海藻	44.2	鸡肫	138.4
面粉	17.1	酵母粉	589.1	肝	233.0
麦片	24.4	茶	2.8	肾	132.6
玉米	9.4	**蔬菜类**		肚	132.4
白薯	2.4	白菜	12.6	脑	175.0
马铃薯	5.6	卷心菜	12.4	小肠	262.2
水果类		芥菜	12.4	猪血	11.8
橙	1.9	芹菜	10.3	浓肉汁	160～400
橘	2.2	青菜叶	14.4	**水产类**	
苹果	0.9	菠菜	23.0	海参	4.2
梨	0.9	空心菜	17.5	乌贼	87.9
桃	1.3	芥蓝菜	18.5	海蜇皮	9.3
西瓜	1.1	韭菜	25.0	鳝鱼	92.8
香蕉	1.2	茼蒿菜	33.4	鳗鱼	113.1
奶蛋类		苦瓜	11.3	鲤鱼	137.1
牛奶	1.4	黄瓜	14.6	草鱼	140.2
奶粉	15.7	冬瓜	2.8	鲢鱼	202.4
鸡蛋（1个）	0.4	南瓜	2.8	黑鲳鱼	140.6
干鲜豆类制品		丝瓜	11.4	白鲳鱼	238.0
黄豆	166.5	西葫芦	7.2	白带鱼	291.6
黑豆	137.4	茄子	14.3	沙丁鱼	295.0
绿豆	75.1	菜花	20.0	凤尾鱼	363.0
红豆	53.2	蘑菇	28.4	鱼丸	63.2
花豆	57.0	青椒	8.7	小鱼干	1638.9
豌豆	75.7	豆芽菜	14.6	虾	137.7
豆干	66.6	萝卜	7.5	牡蛎	239.0

续表

食物	含量	食物	含量	食物	含量
四季豆	29.7	栗子	34.6	番茄	4.3
硬果及其他		花生	32.4	葱	4.7
瓜子	24.5	胡萝卜	8.0	姜	5.3
杏仁	31.7	洋葱	3.5	蒜头	8.7

四、案例：为痛风人群设计营养食谱

客户资料

姓名	薛某	性别	男	民族	汉	出生日期		1966年7月6日
身高	174cm	体重	78kg	腰围	98cm	联系电话		
劳动强度	轻体力劳动							
患病状况	三年前体检查出尿酸高，前日晚上，突然右脚大脚拇指疼痛惊醒，疼痛难忍不能入睡直到第二天早上，去了市医院就诊。经检查血中尿酸升高，指关节X光可见针尖大小颗粒尿酸盐结晶，被确诊为痛风病。现服用医生开药：别嘌呤醇和布洛芬片。							

工作任务：为该病人设计急性期和间歇期一日食谱（配餐日期：2020.6.15）

确定客户每日饮食的总能量及营养素供能比

1. 计算标准体重

标准体重（kg）＝实际身高（cm）－105

$$= 174-105$$

$$= 69（kg）$$

2. 评价目前体重状况

目前体重状况（%）＝（实际体重－标准体重）/标准体重×100%

$$=（78-69）/69×100\%$$

$$=13\%$$

在±10%以内为正常体型，在10%～20%为超重，大于20%为肥胖。所以该客户体型超重。

3. 计算每日饮食的总能量供给

查表2-2-2成人能量需要量估算表得：卧床及轻体力劳动者超重人群单位标准体重能量需要量分别为20kcal/kg、25kcal/kg；

全日能量供给量＝标准体重×单位标准体重能量需要量

则：

急性期全日能量供给量＝69kg×20kcal/kg＝1380（kcal）

间歇期全日能量供给量＝69kg×25kcal/kg＝1725（kcal）

因年龄为54岁，所以急性期实际全日能量供给量＝1380kcal－1380kcal×4%

$$≈1325（kcal）$$

$$间歇期实际全日能量供给量＝1725kcal-1725kcal×4\%$$

$$≈1656（kcal）$$

4. 全日产能营养素的供能比

能量的主要来源为蛋白质、脂肪、碳水化合物，据痛风人群营养原则，设定三种产能营养素占总能量的比值分别为蛋白质11%~14%，脂肪20%~25%，碳水化合物65%~70%。

五、急性期营养食谱

食谱（一）

餐次	菜品名称	食物原料名称	原料用量（食部/g）	备注
早餐	甜面包	鸡蛋	5	
		小麦粉（富强粉）	50	
		酵母（低糖）	1	
		奶粉	2	
		奶油	4	
		绵白糖	10	
		精盐	0.2	
	鲜牛奶	鲜牛奶	225	
	拌瓜条	黄瓜	100	
		蒜末	2	
		盐、味精	0.5, 0.2	
午餐	大米饭	大米	100	
	木须番茄	番茄	100	
		鸡蛋	50	
	蒜蓉娃娃菜	娃娃菜	100	
		大蒜	10	
	水果	苹果	100	
	午餐烹调用油	大豆油	8	
	午餐盐、味精	盐、味精	1, 0.5	
晚餐	馒头	小麦粉（富强粉）	30	
		酵母	0.3	
	二米粥	大米	10	
		小米（黄）	10	
	炒土豆丝	马铃薯	75	
		胡萝卜	10	
		辣椒（青、尖）	15	
	素烧油菜	油菜	100	
	总调料	葱姜蒜	4, 4, 2	
	晚餐烹调用油	大豆油	6	
	晚餐盐、味精	盐、味精	1, 0.5	
	水果	西瓜	200	

1. 全日营养素含量计算及分析

项目	能量/kcal	蛋白质/g	脂肪/g	碳水化合物/g	嘌呤/mg
实际摄入量	1370	40	34	225	110
建议摄入量	1325	36～50	30～37	215～232	小于150
项目		蛋白质热比	脂肪热比	碳化合物热比	钠
实际		11.5%	23%	65.5%	1964
建议		11%～15%	20%～25%	65%～70%	小于2200
项目		早餐供能比	午餐供能比	晚餐供能比	
实际		30%	43%	27%	
建议		25%～30%	40%	30%～35%	

食谱（二）

餐次	菜品名称	食物原料名称	原料用量（食部/g）	备注
早餐	包子	小麦粉（富强粉）	25	
		酵母（低糖）	0.5	
		韭菜	50	
		鸡蛋	50	
		葱、姜	2，2	
	二米粥	大米	25	
		小米（黄）	10	
	炝芹菜	芹菜	100	
		蒜末	2	
	早餐盐、味精	盐、味精	1，0.5	
	早餐烹调用油	大豆油	6	
午餐	大米饭	大米	80	
	西葫芦炒鸡蛋	西葫芦	100	
		鸡蛋	50	
	爆炒圆白菜木耳	圆白菜	75	
		尖椒	10	
		木耳（干）	4	
	水果	苹果	100	
	午餐烹调用油	大豆油	6	
	午餐盐、味精	盐、味精	1，0.5	
晚餐	馒头	小麦粉（富强粉）	80	
		酵母	0.4	
	牛奶	牛奶	225	
	蒜蓉小白菜	小白菜	100	
		大蒜	10	
	调料	葱姜蒜	2，2，2	
	晚餐烹调用油	大豆油	2	
	晚餐盐、味精	盐、味精	1，0.5	
	水果	西瓜	200	

2. 全日营养素含量计算及分析

项目	能量/kcal	蛋白质/g	脂肪/g	碳水化合物/g	嘌呤/mg
实际摄入量	1380	45	34	224	110
建议摄入量	1325	36~50	30~37	215~232	小于150
项目		蛋白质热比	脂肪热比	碳水化合物热比	钠
实际		13%	22%	65%	1964
建议		11%~15%	20%~25%	65%~70%	小于2200
项目		早餐供能比	午餐供能比	晚餐供能比	
实际		25%	38%	37%	
建议		25%~30%	40%	30%~35%	

食谱（三）

餐次	菜品名称	食物原料名称	原料用量（食部/g）	备注
早餐	苏打饼干	苏打饼干	50	
	低脂牛奶	低脂牛奶	225	
	蔬菜沙拉	圆白菜	20	
		番茄	40	
		黄瓜	40	
		沙拉酱	4	
午餐	大米饭	大米	80	
	水涮肉片	里脊肉	50	
		蒜蓉辣酱	5	
	炖南瓜土豆	南瓜	75	
		土豆	25	
	水果	鸭梨	150	
	午餐烹调用油	大豆油	6	
	午餐盐、味精	盐、味精	1，0.5	
晚餐	打卤面	小麦粉（富强粉）	75	
		茄子	75	
		尖椒	25	
	茶鸡蛋	鸡蛋	50	
	蛰皮拌黄瓜	蛰皮	25	
		黄瓜	100	
		大蒜	10	
		陈醋	5	
		绵白糖	1	
	调料	葱姜蒜	2，2，2	
	晚餐烹调用油	大豆油	4	
	晚餐盐、味精	盐、味精	1，0.5	
	水果	西瓜	200	

全日营养素含量计算及分析

项目	能量/kcal	蛋白质/g	脂肪/g	碳水化合物/g	嘌呤/mg
实际摄入量	1360	49	31	221	110
建议摄入量	1325	36~50	30~37	215~232	小于150
项目		蛋白质热比	脂肪热比	碳水化合物热比	钠
实际		14%	20%	66%	2013
建议		11%~15%	20%~25%	65%~70%	小于2200
项目		早餐供能比	午餐供能比	晚餐供能比	
实际		25%	38%	37%	
建议		25%~30%	40%	30%~35%	

六、痛风间歇期营养食谱

餐次	菜品名称	食物原料名称	原料用量（食部/g）	备注
早餐	馒头	小麦粉（富强粉）	50	
		酵母（低糖）	0.5	
	二米粥	大米	25	
		小米（黄）	10	
	拌瓜条	黄瓜	100	
		蒜末	2	
	苦瓜煎蛋	鸡蛋	50	
		苦瓜	100	
	调料	盐、味精	0.5, 0.2	
	早餐烹调用油	大豆油	4	
午餐	大米饭	大米	80	
	炝拌藕片	藕	100	
		香菜	10	
		大蒜	3	
		辣椒油	1	
		姜	3	
	萝卜炖牛肉	白萝卜	100	
		牛肉	50	
	爆炒圆白菜木耳	葱	4	
		姜	4	
		大蒜	4	
	水果	苹果	100	
	午餐烹调用油	大豆油	10	
	午餐盐、味精	盐、味精	1, 0.5	
晚餐	馒头	小麦粉（富强粉）	75	
		酵母	0.4	
	牛奶	牛奶	225	

续表

餐次	菜品名称	食物原料名称	原料用量（食部/g）	备注
晚餐	拌茼蒿	茼蒿	100	
		绵白糖	2	
		大蒜	10	
	素烧茄子	茄子（紫）	100	
		大蒜		
		葱姜蒜	4，4，4	
	晚餐烹调用油	大豆油	6	
	晚餐盐、味精	盐、味精	1，0.5	
	水果	西瓜	200	

全日营养素含量计算及分析

项目	能量/kcal	蛋白质/g	脂肪/g	碳水化合物/g	嘌呤/mg
实际摄入量	1630	56	39	265	110
建议摄入量	1656	36~50	30~37	215~232	小于150
项目		蛋白质热比	脂肪热比	碳水化合物热比	钠
实际		14%	22%	65%	2215
建议		11%~15%	20%~25%	65%~70%	小于2200
项目		早餐供能比	午餐供能比	晚餐供能比	
实际		28%	37%	35%	
建议		25%~30%	40%	30%~35%	

单元四 单纯性肥胖人群营养

📄 工作任务9：设计超重人群营养食谱

一、知识储备——肥胖病常识

肥胖病是能量摄入超过能量消耗而导致体内脂肪堆积过多或分布异常，体重增加，是一种多因素的慢性代谢性疾病。肥胖目前在全球范围内广泛流行，在欧洲、美国和澳大利亚等发达地区中，肥胖的患病率高，在我国，肥胖人数也日益增多，肥胖已经成为不可忽视的严重威胁国民健康的危险因素。

1. 肥胖的分类

肥胖按发生的原因可分为遗传性肥胖、继发性肥胖和单纯性肥胖。

单纯性肥胖患者一般体态均称，皮下脂肪分布均匀，多数患者喜食油腻及甜味食品，且不爱活动，有胸闷、汗多、气短等症状。肥胖儿童中约99%以上属于单纯性肥胖。其病因目前普遍认为能量摄入和消耗之间的不平衡是其发生发展的主要原因，父母肥胖等遗传因素也是单纯性肥胖发生的一个重要方面，还有部分学者认为肥胖者情绪紧张、忧郁等心理因素可能也与其病因密切相关。单纯性肥胖可发生于个体发育的不同阶段。

继发性肥胖主要指由于继发于某种疾病所引起的肥胖，一般均有明显的疾病因素可寻。其包括的范围较广。临床上继发于神经-内分泌-代谢紊乱基础上的肥胖病或遗传性疾病所致的肥胖主要有：下丘脑病变、垂体病变垂体前叶功能减退症、垂体瘤等、甲状腺功能减退症、胰岛素病变胰岛素瘤、功能性自发性低血糖症等。

若肥胖者的脂肪分布于身体上部或腹部即过多体重主要分布于内脏周围，称为中心性肥胖，也称为男性型肥胖或腹型肥胖；若肥胖者的脂肪分布于臀部与大腿，即过多体重主要分布于皮下，称为全身性肥胖，也称女性型肥胖。

2．肥胖的常用评价指标

（1）体质指数（BMI）

计算公式为体质指数（BMI）＝实际体重/身高^2（kg/m^2）

体质指数（BMI）是目前应用较普遍的指标。该指标考虑了身高和体重两个因素，常用来对成人体重过低、体重超重和肥胖进行分类，且不受性别影响，并且简便、实用，但是对于某些特殊人群如运动员等，BMI就难以准确反映超重和肥胖的程度。

中国成人判断超过和肥胖程度的界限值为：

BMI：18.5～23.9为正常范围。

BMI：＞24为超重。

BMI：＞28为肥胖。

（2）腰围（WC） 用来测定腹部脂肪的分布。测量方法是：双脚分开25～30cm，取髂前上嵴和第十二肋下缘连线的中点，水平位绕腹一周，皮尺应紧贴软组织，但不压迫，测量值精确到0.1cm。腰围是腹内脂肪量和总体脂的一个近似指标。WHO建议标准：男性＞94cm、女性＞80cm作为肥胖的标准。

（3）腰臀比（WHR） 臀部最隆起的部位测得的身体水平周径为臀围，腰围与臀围之比称腰臀比。男性＞0.9或女性＞0.8可诊断为中心性肥胖，但其分界值随年龄、性别、人种不同而不同。

（4）标准体重

标准体重（kg）＝身高（cm）－105

当体重超过标准体重10%为超重，超过20%即认为是肥胖，其中超过20%～30%为轻度肥胖，超过30%～50%为中度肥胖，超过50%为重度肥胖，超过100%为病态肥胖。

（5）皮褶厚度 皮褶厚度是衡量个体营养状况和肥胖程度较好的指标。测定部位有上臂肱三头肌、肩胛下角部、髂嵴上部等。测量皮下脂肪厚度可在一定程度上反映身体内的脂肪含量。

3. 肥胖的危害

肥胖病一般症状是气喘、疲劳、乏力、感觉呼吸困难、关节疼痛等。肥胖者的代谢率高，常常多汗，易引起皮肤擦烂、感染。

肥胖的最大危害是各种与肥胖症有关的并发症和合并症，主要包括：睡眠呼吸暂停综合征、心脑血管病、内分泌紊乱、胆囊疾病和蜂窝组织炎等。

（1）内分泌紊乱　人群中的胰岛素敏感性差异很大，但是胰岛素抵抗常常与肥胖有关，尤其是腹型肥胖者患糖尿病的危险更大。体脂过多尤其是腹型肥胖与排卵功能障碍、雄性激素过多及激素敏感性肿瘤之间有显著关系。

（2）消化系统的表现　肥胖者易发生脂肪肝，并出现肝功能异常，从而引起消化功能不良。

（3）心脑血管病　肥胖还可损伤肺功能和结构，引起病理生理改变。同时出现右心功能不全综合征，如颈静脉怒张、肺动脉高压、肝肿大、浮肿等。甚至造成心衰竭而导致肥胖性心肺功能不全综合征。另外，肥胖者易患高血压、高脂血症等，这些都是心脑血管疾病的危险因素。

（4）胆囊疾病　肥胖也是胆石症和急慢性胆囊炎的一个危险因素，肥胖者发生胆石症的危险是非肥胖者的3～4倍，而腹型肥胖者发生胆石症的危险则更大。肥胖者胆汁内胆固醇过饱和，胆囊收缩功能下降是胆石症形成的因素。胆石症又往往合并胆囊炎。

二、单纯性肥胖人群的营养原则

1. 限制总能量摄入

能量供给量应低于能量消耗量。减少能量应循序渐进，切忌骤然降至最低水平以下，体重也不宜骤减，轻度肥胖患者一般以每个月减轻0.5～1kg为宜，中度以上肥胖患者以体重每月减轻2.0～4.0kg较为合适。

2. 限制脂肪摄入

脂肪应占总能量的20%～25%；膳食胆固醇供给量以少于300mg/d为宜。饮食中以控制肉、蛋、全脂乳等动物性脂肪为主，烹调用油控制在10～20g/d，宜用植物油。食物宜以蒸、煮、炖、拌、卤等少油烹调方法制备为主，以减少用油量。

3. 适当减少碳水化合物摄入

膳食碳水化合物占总能量45%～60%为宜，以复合碳水化合物为主，如谷类，尽量少用或不用富含精制糖的食品，如甜的糕点。

4. 蛋白质供给要满足需要

低能量膳食主要是控制脂肪和碳水化合物摄入量，而蛋白质供给应充足，否则不利于健康。蛋白质中至少有50%为优质蛋白质，来自肉、蛋、奶和豆制品。

5. 充足的维生素、矿物质、水和膳食纤维

膳食通过调整三大宏量营养素来限制能量摄入量外，其他营养素，包括各种无机盐和维

生素应供给充足，且比例要均衡。应限制食盐摄入量，每人不宜超过6g/d，提倡多饮水，防止脱水。凡膳食纤维多的食物可适当多用，每人每天膳食纤维供给量以不低于12g为宜。

6. 养成良好的饮食习惯

宜一日三餐、定时定量，晚餐不应吃得过多过饱；少吃零食、甜食和含糖饮料；吃饭应细嚼慢咽，可延长用餐时间；可先吃些低能量的蔬菜类食物，借以充饥，然后再吃主食；酒不利于脂肪和糖代谢，应尽量少饮。

7. 积极运动

调节膳食减少能量摄入量和配合运动增加能量消耗，双管齐下是减肥的最佳方法。

8. 行为调整

行为调整在肥胖的饮食治疗中也至关重要，它不是精神或心理治疗，而是让每个人反省自己的生活和饮食行为，找出不良的生活和饮食习惯，然后加以调整。具体措施有：感到焦虑时，应避免采用进食来缓解；避免边看电视边吃零食；进食时应充分咀嚼，避免进食速度过快；规律饮食，不暴饮暴食，避免吃饭过饱；避免经常喝酒或经常在饭店进餐；晚餐要少，避免睡前加餐或晚餐吃的非常好之后又很少活动；多吃蔬菜，少吃荤菜；避免偏食、挑食，改掉吃甜食、零食、临睡前吃点心、饭后立即睡觉等习惯；因咖啡、浓茶能刺激胃液分泌，增加食欲，因此需禁咖啡、浓茶。

三、单纯性肥胖人群的膳食选择

1. 宜选食物

谷类、各种瘦肉、鱼、豆、奶、蛋类均可选择，但应限量。蔬菜和水果可多选用。粗杂粮含有较多的维生素、无机盐及膳食纤维，是较好的降脂减肥食品，魔芋因其含有的葡萄甘醇聚糖吸水性强、黏度大、膨胀率高而具有减肥效果，可以选用。黄瓜、冬瓜也都是肥胖患者的良好食物。

2. 禁忌食物

富含饱和脂肪酸的各类食物，如肥肉、猪牛羊油、椰子油、可可油等，以及各类油炸、煎的食品；富含精制糖的各种糕点、饮料，零食和酒类。

四、单纯性肥胖人群的食谱设计

客户资料：自然情况、生活方式调查表（生活习惯、饮食习惯、健康状况）、家庭健康状况调查表。

工作任务：使用计算机软件设计一日营养食谱

1．自然情况

姓名	刘星	性别	女	民族	汉	出生日期		1973年5月5日
身高	162cm	腰围	85cm	体重	75kg	联系电话		
你的职业	机关干部 ☐　技术人员 √　营销人员 ☐　工人 ☐ 电子商务师 ☐　教师　　☐　其他　　☐							

2．调查问题（1类——生活习惯）

序号	问题	选择
1	你运动的时间	每周2～3次 ☐　　每周4次以上 ☐ 每周1次　 ☐　　从不或偶尔 √
2	你运动的方式	打球（乒乓球 ☐　羽毛球 ☐　排球 ☐ 网球　 ☐）　篮球 ☐　足球 ☐　保龄球 ☐ 台球　 ☐）　跑步 ☐　快走 ☐　散步 √ 太极拳 ☐　跳舞 ☐　瑜伽 ☐
3	你每天睡眠时间	8小时以上 ☐　　6～8小时 √　　4～6小时 ☐ 4小时以下 ☐
4	你每天乘车花费的时间	不乘车　 ☐　　0.5～1小时 √　　1～2小时 ☐ 2小时以上 ☐
5	每天你在户外活动时间（乘车时间除外）	1-2小时 ☐　　0.5～1小时 √　　2～4小时 ☐ 0.5小时以下 ☐　　4～8小时 ☐　　8小时以上 ☐
6	你每天经常的饮水时间	早晨 √　　两餐之间 √　　餐中 ☐　　餐后 ☐ 睡前 ☐　　夜间醒来 ☐　　渴时喝 ☐
7	你每天经常的饮水量	600mL以下 ☐　　600～1200mL √ 1200～1800mL ☐　　1800～2400mL ☐ 2400mL以上 ☐
8	你吸烟吗	不吸 √　　偶尔 ☐　　每天10支以下 ☐ 每天10～20支 ☐　　每天20支以上 ☐
9	你饮酒吗	不饮 √　　偶尔 ☐　　每天2瓶以下啤酒 ☐ 经常4瓶以上啤酒/次 ☐　　每天100～150mL白酒 ☐ 经常250mL以上白酒/次 ☐
10	你的排便规律	1～2次/天 √　　1次/2天 ☐　　1次/3天 ☐　　3天以上1次 ☐
11	你每天在电脑或电视前的时间	无 ☐　　1小时以下 ☐　　2～3小时 ☐ 4～8小时 √　　8小时以上 ☐
12	在你的长期住地附近（100m以内）有无污染	无 √　　临近车多的马路 ☐　　橡胶厂 ☐ 化工厂 ☐　　化肥厂 ☐　　水泥厂 ☐　　染料厂 ☐ 农药厂 ☐　　其他 ☐
13	你会通宵不眠吗	没有 √　　偶尔 ☐　　有时 ☐　　经常 ☐
14	你周围有人吸烟吗	没有 ☐　　偶尔有 √　　经常有 ☐　　烟雾缭绕 ☐
15	你的工作时间	5小时以下 ☐　　5～8小时 ☐　　8～10小时 √ 10小时以上 ☐
16	你每天坐位连续工作	1小时以下 ☐　　1～2小时 ☐　　2～3小时 ☐ 3小时以上 √
17	你每年参加健康体检	2次 ☐　　1次 √　　患病时去 ☐　　从不去 ☐

续表

序号	问题	选择
18	你每天上下班使用的交通工具	步行 □　自行车 □　公共交通工具 √ 私家车 □　其他 □
19	你经常购买和食用工业食品吗 （如：方便面、火腿肠、 香肠、罐头、肉松、肉干、 话梅、果脯、蜜饯）	不吃 □　偶尔 √　1次/周 □　2次/周 □
20	每日服用复合营养剂吗	经常 □　每天 □　有时 □　不用 √
21	你生活中有很难排解的重大 变故吗	没有 √　事业上有 □　恋爱或婚姻上有 □ 学业上有 □
22	你睡觉的时间通常是	晚8：00～10：00 □　晚10：00～12：00 √ 晚12：00～凌晨2：00 □

3．调查问题（2类——饮食习惯）

序号	问题	选择
1	你是否吃早餐	天天吃 √　经常吃 □　有时吃 □　从来不吃 □
2	你吃午餐的方式 主要是	回家吃 □　带饭 □　单位食堂 √　洋快餐 □ 只吃蔬菜、水果 □　与同事餐馆点菜AA制 □ 不吃 □　其他 □
3	你吃晚餐的方式是	回家吃 √　单位食堂 □　洋快餐 □　餐馆 □ 只吃蔬菜、水果 □　不吃 □
4	你吃夜宵吗	从来不吃 √　有时吃 □　经常吃 □　天天吃 □
5	你的饮食口味倾向于	清淡 □　偏酸 □　偏辛辣 □　偏咸 √ 偏香 □　偏甜 □　其他 □
6	你的零食偏爱	坚果类 □　不吃 □　膨化食品 □　饼干 □ 点心类 □　糖果类 □　巧克力 √　肉干 □ 鱼干 □　其他 □
7	你是否认为自己有偏食的习惯	没有 √　基本没有 □　有 □
8	你偏食何种食物	素食 □　猪肉 √　牛肉 □　羊肉 □ 鱼虾 □　其他 □
9	你一般每天所吃食物大概 有多少种	10～20种 √　20～30种 □　10种以内 □ 30种以上 □
10	你的主食一般是以	大米白面为主 √　粗粮为主 □ 薯类（红薯、土豆、芋头等）为主 □　三者基本等量 □
11	你平均每天主食能吃多少 （以粮食计）	300～400g □　200～300g √　400g以上 □ 100～200g □　50～100g □
12	你吃粗粮食品的次数	天天吃 √　每周3次以上 □　每周2次以下 □ 基本不吃 □
13	你经常吃的粗粮	玉米 √　小米 √　高粱 □　燕麦 □　荞麦 □ 其他 □
14	你吃豆制品的情况	天天吃 □　每周3次以上 □ 每周2次以下 √　基本不吃 □
15	你常吃的豆制品	豆浆 √　豆腐 √　豆芽 √　豆干 □　素什锦 □ 其他 □

续表

序号	问题	选择
16	你喝牛奶的情况	天天喝 □　　每周3次以上 □　　每周2次以下 √ 基本不喝 □　　不舒服 □
17	你常选用的奶类及奶制品	鲜奶、纯奶 √　　酸奶 √　　奶粉 □　　乳酪 □ 含乳饮料 □　　其他 □
18	你经常吃蛋类吗	每周3~5个以上 √　　每天1个 □ 每周2个以下 □　　基本不吃 □
19	你常吃蛋类的哪部分	整蛋吃 √　　去蛋黄只吃蛋清 □　　去蛋清只吃蛋黄 □
20	你经常吃动物性食物吗	天天吃 √　　每周3次以上 □　　每周2次以下 □ 基本不吃 □　　配菜借味，但不吃 □
21	你吃动物内脏（肝、肾、胃）的情况	基本不吃 □　　每周1次以下 √ 每周2次以上 □　　天天吃 □
22	你吃肥肉或荤油的情况	不吃 √　　基本不吃 □　　每周2次以下 □ 每周3次以上 □　　天天吃 □
23	你吃鱼的情况	天天吃 □　　每周3次以上 每周2次以下 √　　基本不吃 □ 过敏不吃 □
24	你吃海鲜（虾蟹贝）的情况	每周2次以下 √　　每周3次以上 □ 天天吃 □　　基本不吃 □　　过敏不吃 □
25	你平均每天新鲜蔬菜能吃多少	400~500g □　　300~400g克 √　　500g以上 □ 200g以下 □　　基本不吃 □
26	你烹制新鲜蔬菜通常有哪种情况	先洗后切 √　　切断或切得很碎 □ 下锅之前用水浸泡 □　　热水焯过才下锅炒 □ 先切后洗 □　　其他 □
27	你平均每天吃多少水果	100~200g □　　200~400g □　　400g以上 √ 100g以下 □　　基本不吃 □
28	你的长期饮用水是哪一种	矿泉水 □　　过滤的自来水 □　　普通的白开水 √ 纯净水 □　　其他 □
29	你有喝汤或粥的习惯吗	餐餐都喝 □　　每天1次 √　　每周3次以上 □ 每周2次以下 □　　基本不喝 □
30	你通常喝汤或粥的时间	饭前喝 □　　边吃饭边喝 √　　饭后喝 □
31	你家的常用油	大豆油 √　　花生油 □　　葵花籽油 □　　菜籽油 □ 玉米油 □　　山茶油 □　　橄榄油 □　　调和油 □ 没有固定的 □
32	你常吃煎炸食品吗	不吃 □　　偶尔 √　　1次/周 □　　2次/周 □
33	你喜欢的饮料	茶水 □　　纯果汁 □　　咖啡 □ 碳酸饮料 □　　无碳酸含糖饮料 □　　其他 √
34	经常吃坚果吗	每天 □　　经常 □　　有时 √　　很少 □
35	你常吃洋快餐吗	不吃 √　　偶尔 □　　1次/周 □　　2次/周 □
36	你经常吃腌制食品吗	不吃 □　　偶尔 √　　经常 □　　每天 □
37	你经常吃冷冻甜品吗（冰淇淋、雪糕等）	不吃 □　　偶尔 √　　2次/周 □　　4次以上/周 □
38	你经常吃烧烤食品吗	不吃 □　　1次/月 √　　1次/周 □　　2次/周 □
39	你经常吃食用菌吗	每天 □　　经常 √　　有时 □　　很少 □

续表

序号	问题	选择
40	你经常吃葱蒜类蔬菜吗（包括洋葱）	每天 √　　经常 □　　有时 □　　很少 □

4. 调查问题（3类——身心健康状况）

序号	问题	选择
1	你认为自己的健康状况	很好 □　良好√　一般 □　差 □　不清楚 □
2	你的舒张压（低压）	正常60~90mmHg □　偏高90~100mmHg √ 偏低55~60mmHg □　较高100~110mmHg □ 很低55mmHg以下 □　很高110mmHg以上 □
3	你的收缩压（高压）	正常90~140mmHg □　偏高140~159mmHg √ 偏低80~90mmHg □　高160~179mmHg以上 □ 低80mmHg以下 □　很高180mmHg以上 □
4	你存在睡眠困扰吗	不存在 □　　觉轻多梦 √　　不宜入睡 √ 经常早醒 √　　半夜醒来很难入睡 □
5	你有过阵阵眩晕的感觉吗	没有 □　偶尔有过 √　经常有 □
6	感觉有做不完的工作，心烦意乱	没有 √　偶尔有 □　有时有　经常有 □　每天有 □
7	你有多汗问题吗	体胖活动易出汗 □　阵发性出汗 □ 情绪激动时多汗 □　身体片面性多汗 □　无 √
8	你会有频繁的咽喉痛吗	没有 √　有 □
9	你会总觉得疲劳吗	没有 √　有 □
10	你经常有头痛/胃痛/背痛的毛病，难以治愈吗	没有 √　有 □
11	觉得英雄无用武之地吗	没有√　偶尔有过 □　经常有 □
12	你有下列疾病困扰吗	无 □　经常感冒 □　便秘 □　贫血 □ 骨质疏松 □　高血压 √　高脂血（胆固醇高）√ 脂肪肝 □　肥胖症 √　糖尿病 □　胆结石 □ 痛风 □　心脑血管疾病 □　其他 □

家族健康状况调查表　姓名：张三　2020年5月1日

1. 家族成员总人数统计表

与本人关系	祖父	祖母	外祖父	外祖母	父亲	母亲	伯	叔	姑	舅	姨	堂兄弟	堂姐妹	女儿
人数	1	1	1	1	1	1	1	1	1	2	1	6	1	1

2. 直系血亲（四代）家族成员患病及故去人数统计表

代	系	与本人关系	家族患病成员			家族故去成员		
			年龄	患病年龄	病名	去世年龄	患病年龄	故去原因（病名）
祖代	父系	祖父				78	不详	不详
		祖母				80	不详	不详

续表

代	系	与本人关系	家族患病成员			家族故去成员		
			年龄	患病年龄	病名	去世年龄	患病年龄	故去原因（病名）
祖代	母系	外祖父				69	不详	不详
		外祖母				74	不详	不详
父代	父系	父亲				83	80	脑出血
		叔				71	65	高血压、冠心病
		伯				78	75	不详
		姑				79		车祸
	母系	母亲				83	83	器官衰竭
		舅				79		不详
		舅				71		不详
本代	父系	堂兄	48		健康			
		堂兄	56		健康			
		堂兄	64		不详			
	母系	表妹	36		健康			
		表兄	54		健康			
		表兄	58		健康			

（一）确定客户每日饮食的总能量及营养素供能比

1. 计算标准体重

标准体重（kg）= 实际身高（cm）－105

$$= 162–105$$

$$= 57（kg）$$

2. 评价目前体重状况

目前体重状况（%）=（实际体重－标准体重）/ 标准体重 × 100%

$$=（75–57）/57 × 100\%$$

$$=31.6\%$$

在±10%以内为正常体型，在10%~20%为超重，大于20%为肥胖。所以该客户体型为肥胖。

还可以通过计算此人的体质指数（BMI）情况，判断目前体重状况

BMI（kg/m²）= 实际体重（kg）÷ 身高的平方（m²）

中国人的体质指数在18.5~23.9为正常。18.5~23.9为正常体型；≥24为超重；≥28为肥胖。

3. 计算每日饮食的总能量供给

查表2-2-2成人能量需要量估算表得：轻体力劳动、肥胖人群单位标准体重能量需要量为20~25kcal/kg；

全日能量供给量= 标准体重 × 单位标准体重能量需要量

全日总能量规定值=57kg×（20~25）kcal/kg=1140~1425（kcal）

4. 全日产能营养素的供能比

能量的主要来源为蛋白质、脂肪、碳水化合物，查调查表胆固醇偏高，据肥胖人群营养原则，设定三种产能营养素占总能量的比值分别为蛋白质20%（相当于57～71g蛋白质），脂肪20%（相当于25～32g脂肪），碳水化合物60%（相当于171～213g碳水化合物），胆固醇300mg以下。

（二）健康指导建议

1. 生活习惯

你的生活习惯有待改进。主要有：

（1）主动运动相对较少，应增加运动，如步行、慢跑、游泳、骑车、登楼、登山、球类、健身操等，应根据自己具体情况，选择1～2项运动项目并长期坚持下去。

（2）注意调整睡眠时间和睡眠质量。白天尽量不睡觉，晚间尽量将上床就寝时间固定在10∶00～11∶00。

2. 饮食习惯

你的饮食习惯较好，但应控制巧克力的摄入量，尽量少食用煎炸食品。在餐馆点菜要注意控制油脂的摄入量；控制动物性食物的摄入；注意食品安全。

给您的营养建议：

（1）每日200g低脂牛奶或低脂酸奶调剂。牛奶富含优质蛋白质，并有轻度降血胆固醇和补钙作用。

（2）每日主食150～200g（粮食），有粗有细。如：荞麦、燕麦片、玉米、小米等。

（3）每日2～3份高蛋白食品，每份高蛋白食品相当于以下任意一种：50g瘦肉、150g豆腐（南）或50g干豆腐、80g鱼虾。充足的优质蛋白可提高机体的抗病能力。

（4）注意摄入高膳食纤维蔬菜　如胡萝卜、红薯、南瓜、玉米、芹菜；注意食用黑木耳、香菇等食用菌；洋葱、大蒜、山楂等降脂食品，注意适当饮用绿茶。

（5）每日进食500～700g蔬菜、200g～400g水果。

（6）不吃煎炸食品、控制动物内脏、脑、脊髓、内脏；蟹黄、鱼子；鱿鱼、软体类（海参除外）及贝壳类动物等的摄入量。

（7）严格控制巧克力摄入。

（8）饮食清淡。

3. 保持情绪良好

生活中要保持规律化，要保持轻松愉快的情绪，切忌发怒和忧郁。

4. 定期测量体重

（三）推荐营养食谱

肥胖病人　2020年6月30日　配餐信息

餐次	种类	食物	用量/g
早餐	发糕	小麦粉（富强粉，特一粉）	15
		玉米面（黄）	10
		酵母（干）	0.5
	绿豆粥	绿豆	10
		粳米（标一）	30
	蔬菜沙拉	番茄	100
		黄瓜	50
		甘蓝	50
		低脂酸牛奶	100
	鸭丝炒银芽	鸭胸脯肉	25
		绿豆芽	2.5
		香醋	2
		葱姜蒜	5
	早餐烹调用油	大豆色拉油	6
	盐、味精	盐、味精	各1

早餐营养成分计算

能量	蛋白质	脂肪	碳水化合物
439kcal	20.8g	9.3g	68g
供能比	19%	19%	62%

餐次	种类	食物	用量/g
午餐	黑米饭	粳米（标一）	60
		黑米	15
	酸辣四丝	木耳（干）	2
		金针菇	20
		黄瓜	50
		胡萝卜	10
		陈醋	5
	蚝油芦笋炒百合	芦笋（绿）	70
		百合	30
		三料（葱末、姜末、蒜末按2：2：1）	5
		蚝油	5
	酱羊肉腱子	羊肉	50
	午餐烹调用油	大豆色拉油	8
	盐、味精	盐、味精	2，1

午餐营养成分计算

能量	蛋白质	脂肪	碳水化合物
508kcal	20.8g	12.8g	77g
供能比	16.5%	22.5%	61%

餐次	种类	食物	用量/g
晚餐	水果拼盘	红富士苹果	50
		鸭梨	50
		白兰瓜	50
		小圣女果	50
	蒸南瓜土豆	胡萝卜	100
		南瓜	50
	凉拌腐竹黄瓜	腐竹	15
		黄瓜	100
		香菜	10
		陈醋	5
		蒜	10
	饮料	脱脂酸奶	125
	盐、味精	盐	1
		味精	1
	晚餐烹调用油	大豆色拉油	2

晚餐营养成分计算

能量	蛋白质	脂肪	碳水化合物
330kcal	16g	7.2g	50g
供能比	19.5%	19.5%	61%

2020年6月30日全天营养成分计算

营养素名称	含量	营养素名称	含量
总能量/kcal	1276	钾/mg	2084.74
蛋白质/g（占总能量比）	57.5（18%）	磷/mg	1000.21
脂肪/g（占总能量比）	29（21%）	胡萝卜素/μg	1233.65
碳水化合物/g（占总能量比）	196（61%）	维生素A/μgRAE	967
钙/mg	600.17	维生素C/mg	118
铁/mg	18.35	维生素E/mgα-TE	14.24
锌/mg	11.45	膳食纤维/g	27.23
钠/mg	2735.16	胆固醇/mg	小于300

总能量三餐分配	早餐34.35%	午餐40%	晚餐25.65%

🔗 知识链接

1. 5种食物一吃就胖

第一名：巧克力饼干（每天吃6片，热量302kcal，一年发胖14kg）

第二名：巧克力棒（每天吃一条，热量约280kcal，一年发胖13kg）

第三名：罐装果汁（每天喝500mL，热量255kcal，一年发胖12kg）

第四名：普通可乐（每天喝375mL，热量168kcal，一年发胖8kg）

第五名：啤酒（每天喝375mL，热量147kcal，一年发胖7kg）

2. 能吃掉脂肪的食物

水果类：葡萄汁与葡萄酒、苹果、山楂、鲜枣、柑橘

蔬菜类：大蒜、韭菜、冬瓜、胡萝卜、芹菜、甘蓝、青椒

谷类：燕麦、玉米

水产品：牡蛎、海带

奶制品：牛奶、酸奶

食用菌类：香菇、木耳

茶：乌龙茶、绿茶、菊花茶

鱼："肥胖杀手"

3. 利用走路的时候减肥

① 注意走路姿势：挺胸、收小腹、臀部加紧，千万不要弓腰驼背。

② 加大走路的步幅：只有大步流星地向前走，才能运动你的大腿肌肉，避免萝卜腿出现。

③ 后脚跟先着地：将重心放在前脚，每跨出一步，前脚须按后脚跟、脚心、脚尖的顺序着地，这样走路后脚跟会自然上提，腿的曲线就会变得紧实匀称。

④ 甩包练手臂：女性外出一般都会携带提包，在不妨碍别人的情况下，可以把它前后甩动，这种甩提包运动可以锻炼手臂肌肉。

⑤ 等车时的运动：等车时进行收腹练习，将注意力集中在腹部，全力收紧，感觉仿佛肚脐贴近后背，坚持六秒钟还原，如此反复。

⑥ 坐在公共汽车上：车上有座位时，你可以轻松做运动，腿呈90°摆好，脚跟固定不动，脚尖上上下下反复摆动，这个动作可以锻炼小腿肚的肌肉，让小腿线条更匀称。同时坐着的时候还能够锻炼腹肌，双腿并拢抬至离地面约5cm的高度，将腿悬空，尽量保持这个姿势，能坚持多久就坚持多久。

⑦ 站在公共汽车上：用手拽住车上的吊环，时而用力握紧，时而放松，反复做，可以让手腕变细。或手握住栏杆，一边数拍子一边用力向内收腹，这种方法能有效紧缩腹部肌肉，使小腹慢慢缩小。

单元五　泌尿系统疾病人群营养

泌尿系统包括肾脏、输尿管、膀胱和尿道，其功能是维持人体内环境的稳定。感染、药物、化学毒物、外伤和肿瘤等因素都可损伤泌尿系统的功能，特别是肾脏的功能，严重时可威胁生命。

肾脏的储备能力很大，不必全部工作。正常情况下，肾单位交替工作，约有1/4的肾单位处于相对静止状态。肾脏的结构很复杂，肾脏组织学的基本组成单位是肾单位，每个肾有100～120万个肾单位。肾单位由肾小球和肾小管组成。肾小球具有过滤功能，肾小管有再吸收功能。正常情况，肾小球滤液中无细胞和血浆蛋白，肾脏发生疾病时，由于滤过膜通透性变大，蛋白质可漏入尿液，这就形成了蛋白尿。

🗒 工作任务10：慢性肾小球肾炎人群营养

一、知识储备——慢性肾小球肾炎常识

慢性肾小球肾炎，简称慢性肾炎，以蛋白尿、血尿、高血压、水肿为基本临床表现，起病方式各有不同，病情迁延，进展缓慢，可有不同程度的肾功能减退，最终将发展为慢性肾功能衰竭的一组肾小球疾病。

本病大多数起病隐匿，病程长，发展缓慢，临床表现多变，病情相对稳定，也可反复急性发作，严重者可发展为肾功能衰竭和尿毒症，危及生命。

早期可有乏力、疲倦、腰部疼痛。有的患者可无临床症状。后期出现水肿、蛋白尿、血压轻度升高、肾功能正常或轻度受损，持续数年或数十年，肾小球进一步损害，出现贫血和高血压，最终导致尿毒症。

二、慢性肾小球肾炎人群营养原则

对慢性肾炎患者在药物治疗的同时，进行科学全面的饮食指导，改善患者的营养状况有助于提高疗效，延缓肾衰进展，保护肾功能。

① 对于肾功能损害尚不严重的轻型病人，膳食限制不必过于严格，以免造成体力减弱，抵抗力下降，蛋白质的摄入量较正常人稍低即可。

② 一旦肾功能受累严重，（肾病综合征）即应控制蛋白质的摄入量，基本原则是优质低蛋白饮食。优质蛋白，如鸡蛋、牛奶、鱼、瘦肉等动物蛋白；尽量少吃含植物蛋白丰富的食物，如花生、豆类及其制品等植物蛋白，因为这类物质含有较多的非必需氨基酸，机体不能充分利用，反而会加重肾脏负担。为了限制植物蛋白的摄入，还可以采用麦淀粉（澄面）藕粉、山药、蜂蜜、白糖等代替大米、面粉做主食。给予低蛋白饮食应当个体化考虑。

③ 低盐饮食：肾性水肿者应该控制盐摄入量，每人每日摄入盐 2~3g 即为低盐饮食。减少食物中的盐量及含盐高的调料，同时应忌食或少食各种咸菜及盐腌制品。可以减少水钠潴留，减少水肿。

④ 注意补充B族维生素、维生素A、维生素C和叶酸等。多食维生素丰富的食物，如新鲜蔬菜和水果。或给予片剂口服。

⑤ 膳食纤维摄入可适当增加，促进肠蠕动，减少肠道对含氮废物的重吸收，减轻肾脏负担。所以注意摄入蔬菜和水果。

⑥ 饮水要适量：饮水多少也必须根据患者的具体情况做出适当的调整。

⑦ 饮食应清淡、细软、易消化。

三、慢性肾小球肾炎人群膳食的选择

发生肾脏功能受损时，选择低蛋白饮食，首选优质蛋白。尽量选择牛奶、鸡蛋、瘦肉、鱼等优质蛋白食品。以甜点心、藕粉、土豆、白薯、山药、粉丝及植物油等供给热量，也可用麦淀粉饮食。多吃新鲜蔬菜、水果，冬瓜、西瓜、葫芦能利尿，赤豆汤、黑豆汤、绿豆汤、放糖喝，清热利尿。蜂蜜、香蕉、生梨、萝卜、胡桃肉、黑芝麻能润肠通便，这些食物都可以配合药物，经常食用。少吃油条、面条、馒头等食物，少食坚果（例如：核桃、栗子、杏仁等）。禁酒、烟，忌辛辣、腌制食品（如咸菜、酱菜等）。

🗒 工作任务11：肾结石人群营养

一、知识储备——肾结石疾病常识

肾结石是较常见的泌尿系疾病，肾区有单个或多个圆形、卵圆形或钝三角形致密影，密度高而均匀。边缘多光滑，但也有不光滑呈桑葚状，其发病率约5%。

肾结石有钙性结石（占肾结石的90%，是草酸钙或磷酸钙）、尿酸盐结石、胱氨酸结石、镁盐结石。肾结石形成的关键因素是尿中矿物质过饱和，常见原因有：高钙尿症、高尿酸尿症、高钙血症、慢性尿路感染。饮食上来说，草酸积存过多、嘌呤代谢失常、脂肪摄取太多、糖分增高、蛋白质过量都是引发肾结石的诱因。

肾结石临床表现差异很大，是以小便不爽，尿道刺痛为特点。轻者可以完全没有症状，严重的可发生无尿、肾功能衰竭、中毒性休克以及死亡。或出现肾绞痛，为突然发作的阵发性刀割样疼痛，疼痛剧烈难忍；结石对黏膜损伤较重，故常有肉眼血尿；还可有发热、畏寒、寒颤等全身症状；双侧上尿路结石或肾结石完全梗阻时，可导致无尿。

二、肾结石疾病人群营养原则

1. 钙盐结石

膳食中限制钙盐，每日限制在500mg以下。含钙高的食品有：肉类、豆类、蛤蜊、小虾和粗粮。若为磷酸钙结石，除限制钙外，还应限制磷，每日限制在1000～2000mg。

2. 草酸结石

一般，草酸钙结石人群最多。尿中草酸含量高，应忌食含草酸高的食物。如菠菜、苋菜、巧克力、葡萄、青椒、香菜、菠菜、草莓及甘蓝菜科的蔬菜。每日多吃含草酸少的蔬菜、水果等，多饮水。

3. 尿酸结石

由高尿酸症发展而成痛风。应避免含嘌呤丰富的食物，如肝、肾、脑、浓肉汤、干豆类。由于尿酸结晶易溶于碱性尿液，膳食中应多提供蔬菜、水果等。且多饮水，促进尿砂随尿排出。

4. 胱氨酸结石

胱氨酸结石为由胱氨酸尿而生成。应限制含蛋氨酸丰富的食物，如蛋、禽、鱼、肉等。多吃蔬菜、水果等，多饮水。最好每日大于4000mL，必要时夜间还要加饮。

5. 维生素的摄入

肾结石患者，特别是草酸钙的结石患者，限制维生素C的摄取；同时勿服用过多的维生素D；维生素A有助于阻碍结石复发，应适量增加摄取；维生素B_6能减少尿液中的草酸盐，应适当增加摄取。

另外，不论属于哪种结石，增加膳食纤维的摄入可促进矿物质元素排出体外，对于防治结石有效。增加水的摄入能稀释尿液，并防止高浓度的盐类及矿物质聚积成结石。每天平均摄入＞3L水（除奶和茶外），尿量应＞2L。

三、肾结石疾病人群膳食的选择

肾结石病人应选择有益于排石的食物。多吃黑木耳，黑木耳对胆结石、肾结石、膀胱结石、粪石等内源性异物也有比较显著的化解功能。富含维生素A的食物有助于阻碍结石复发，在不会摄取过量中毒的情况下，可增加肝脏、胡萝卜、西蓝花、杏、香瓜、南瓜的摄入。西瓜是天然的利尿剂，要经常吃西瓜，有清净体内的作用，但勿与其他食物同时食用。

肾结石除不能吸烟、喝酒、吃辛辣和煎炸、烧烤食品外，还要戒除虾、蟹等海鲜，但植物性海产品可以吃，例如紫菜、海带。因为草酸钙结石人群最多，故应限量摄取富含草酸的食物，包括豆类、甜菜、芹菜、巧克力、葡萄、青椒、香菜、菠菜、草莓及甘蓝菜科的蔬菜，也避免酒精、咖啡因、茶、无花果干、羊肉、核果、红茶、罂粟子等。

单元六 消化系统疾病人群营养

消化系统由消化器官口腔、咽、胃、肠和分泌消化液的肝、胆、胰组成（如图3-6-1）。消化系统的主要功能是对食物进行消化和吸收，食物在消化道经过系列复杂的过程，转变成人体需要的营养物质，保证人体生命活动的需要。消化和吸收是一个连续的以消化系统为主，多个系统参与调节和控制的综合性生物过程。

由于消化系统开口于体外，接受外来的食物，食物的品质、被污染的种类和程度必然会影响消化系统的各部分的结构和功能。所以，消化系统疾病是多发病和高发病。常见的消化系统疾病有急慢性胃炎、消化性溃疡、肠结核、肠伤寒、溃疡性结肠炎、痢疾、便秘、肿瘤等。

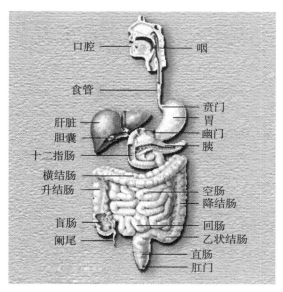

图3-6-1 消化系统结构图

📋 工作任务12：慢性胃炎人群营养

一、知识储备——慢性胃炎常识

慢性胃炎是由多种病因引起的胃黏膜的慢性炎症性疾病，反复发作、病程较长。随着年龄的增加发病率增高，男性高于女性。按病理变化分为浅表性胃炎、萎缩性胃炎和特殊型胃炎（感染性、化学性、充血性）三类。

慢性胃炎可由多种原因引发。如长期服用对胃黏膜有强烈刺激的饮食及药物，如浓茶、烈酒、辛辣食品、水杨酸盐类药物，或粗糙食物反复损伤胃黏膜，或过度吸烟。另外感染幽门螺旋杆菌可引发浅表性胃炎，自身免疫反应也可能是某些慢性胃炎的病因。

慢性胃炎常见症状为无规律的胃部疼痛和饱胀感。浅表性胃炎大多数平时无特殊症状，餐后上腹部不适、腹胀或疼痛，有时消化不良、食欲减退，伴轻度恶心、反酸、嗳气等。萎缩性胃炎除上述症状外，因厌食、食欲差还可导致体重减轻、贫血、腹泻、蛋白质-热量营养不良等。个别患者伴有神经系统症状如精神紧张、心情烦躁、失眠、心悸、健忘等，这些现象反过来又可加重慢性胃炎的胃部症状，形成恶性循环，使病情复杂，不易治愈。

二、慢性胃炎人群营养原则

① 高蛋白低脂低纤维的膳食：适当增加优质蛋白质的比例，对于损伤组织的修复有好处，供给量1.2g/kg标准体重；适当减少脂肪，尤其是动物性脂肪的摄取，供给量：一般占总能量的20%～25%；减少膳食纤维，尤其是粗纤维，减轻对胃黏膜的机械刺激，如粗粮、芥菜、韭菜、芹菜、黄豆芽等。

② 少食多餐、细嚼慢咽：饮食要有规律，少食多餐，避免胃部扩张，减少每餐胃的负担，全天以4～6餐为宜，应养成细嚼慢咽的进食习惯。

③ 改善烹调方法：烹调宜采用蒸、煮、烩、焖、炖、汆等方法，使食物细软易于消化。切忌炸、煎、烟熏、腌腊、生拌、凉拌等烹调方法。

④ 胃酸过多者，禁用刺激胃酸分泌的食物，如肉汤、鸡汤、鱼汤、味精、香料等。易食用牛奶、豆浆、烤面包等，以中和胃酸。

⑤ 胃酸过少者（萎缩性胃炎），可多用肉汤、鸡汤、鱼汤等，以刺激胃酸的分泌。

⑥ 戒烟忌酒，避免喝浓茶和咖啡、可乐饮料、汽水和食用巧克力。

⑦ 不食用有刺激性的食物和药物，如辣椒、大蒜、大葱、咖喱、阿司匹林，避免损伤胃黏膜。

⑧ 禁用生葱、生蒜、生萝卜等胀气食品，以免产生气体，扩张胃肠。

⑨ 少食难以消化的炸糕、油饼、玉米饼、糯米年糕等。

三、慢性胃炎人群膳食的选择

① 宜选食物：牛奶、豆奶、奶油、软米饭、馒头、花卷、包子、面包、粥、面条、鱼肉、虾肉、瘦肉类、骨头汤、蘑菇汤，纤维细软的蔬菜，如黄瓜、茄子、冬瓜、白菜、菠菜等。

② 禁忌食物：禁食含膳食纤维多的蔬菜、水果，如韭菜、芹菜等；忌食糯米饭、年糕、玉米饼等食物；避免生冷、辛辣、粗糙的食物；禁用各种酒、含酒精饮料及刺激性调味品，如辣椒、胡椒、芥末、蒜等；忌油炸、不发酵面食。

🗐 工作任务13：消化性溃疡人群营养

一、知识储备——消化性溃疡常识

消化性溃疡是发生在胃和十二指肠球部的慢性溃疡病变，可分为胃溃疡和十二指肠球部溃疡。胃溃疡多发于中老年人，十二指肠溃疡则以中青年人为主。男性患消化性溃疡的比例高于女性。

近年来，城市中患十二指肠溃疡的人数有所增加。与食用谷物等含糖物质相比，食用肉类时的胃酸分泌会增加。当胃酸过多的状态长期持续，积存在十二指肠球部时，就容易损害黏膜导致十二指肠溃疡。

由于各种原因可引起胃肠黏膜和胃肠屏障功能的损害，使胃酸分泌过多，胃蛋白酶原被激活，原本消化食物的胃酸和胃蛋白酶发生胃内的自我消化和破坏作用，消化了自身的胃壁和十二指肠壁，造成黏膜缺损可超过黏膜肌层而成溃疡。具体来看，幽门螺旋杆菌感染、长期大量饮酒、吸烟、长期不稳定精神情绪、滥服药物（如阿司匹林）都是引发消化性溃疡的原因。

主要临床表现为慢性上腹部疼痛，典型者有规律性、周期性、季节性等特点。胃溃疡疼痛的特点：在餐后0.5～1h发作，下次进餐前缓解，病人常叙述说进食则疼，因惧怕疼痛而不敢进食。十二指肠球部溃疡疼痛的特点：餐后2～4h发作，疼痛有节律性，常在午夜发作。病人叙述说饥饿疼，常常自行携带饼干、馒头类食品缓解疼痛。

二、消化性溃疡人群营养原则

① 低脂、适量蛋白质、低膳食纤维软食：脂肪可强烈刺激胆囊收缩素的分泌，延长胃排空时间，食物刺激胃酸分泌的作用加大，增加胃酸对黏膜损伤；胆囊收缩素的分泌增加，易造成胆汁反流，加重对胃黏膜的腐蚀作用，不利黏膜修复，供给量：一般占总能量的20%～25%；蛋白质虽是弱碱性食物，摄入过多反而增加胃酸分泌，供给量1.0g/kg标准体重。忌选粗纤维的蔬菜和加工粗糙的食品，如粗粮、芥菜、韭菜、芹菜、薯类、老菜帮、黄豆芽等。

② 餐次：急性发作期，提倡少量多餐，供给营养同时中和胃酸，减少胃酸对溃疡面的刺激，症状控制后，改为每天3～4餐。

③ 养成良好饮食习惯：细嚼慢咽、不暴饮暴食、生活规律、起居有序、精神愉快。

④ 采用适宜的烹调方法：如蒸、煮、氽、热拌、烩、焖等方法，不适宜的烹调方法有煎炸、熏烤、腌制、醋熘、爆炒、凉拌、生拌等。

⑤ 避免食用刺激胃酸分泌的食物：如肉汤、鸡汤、鱼汤、味精、香料等。避免喝浓茶、咖啡、可乐饮料、汽水和食用巧克力。避免食用过甜、过酸、过咸、过热的食物。易食用牛奶、豆浆、烤馒头片、烤面包等，以中和胃酸。

⑥ 禁用生葱、生蒜、生萝卜等胀气食品，以免产生气体，扩张胃肠。

⑦ 少食难以消化的炸糕、油饼、玉米饼、糯米、年糕等。

三、消化性溃疡人群膳食的选择

① 宜选食物：花生仁、面条、馒头、面包、豆腐、鸡蛋、新鲜嫩蔬菜，尤其黄色蔬菜，如胡萝卜、番茄、南瓜及牛奶、香蕉、蜂蜜等。

② 禁忌食物：忌选粗纤维的蔬菜和加工粗糙的食品；避免生、冷、硬、过热、辛辣、

刺激性食物和调味品，如蒜、辣椒、芥末、咖喱、陈醋、胡椒；忌食糯米饭、年糕、玉米饼等食物；忌食酒精类饮料、咖啡等。

单元七　肝、胆疾病人群营养

肝脏是人体最大的腺体，担负着极重要而复杂的功能，肝脏是人体新陈代谢最旺盛的器官，经胃吸收的绝大部分营养物质，在肝细胞内进行合成、分解、转化、储存。肝脏还是强大的免疫器官，能吞噬和清除血液中的异物和肠道吸收来的毒物、细菌、残留药物解毒等，肝脏还有潜在的造血功能。

胆道系统包括肝内外胆管、胆囊及肝胰壶腹括约肌等部分。胆管接受肝细胞分泌的胆汁，送入胆囊。胆囊为梨形囊性器官，其功能为储存、浓缩与输送胆汁。

🗒 工作任务14：慢性肝炎人群营养

一、知识储备——慢性肝炎常识

慢性肝炎是由多种原因引起的、以肝脏损害为主的全身性疾病。肝细胞炎症和肝细胞坏死持续6个月以上称作慢性肝炎。急性肝炎（乙型或丙型）迁延不愈，病程超过半年者，就称为慢性肝炎。慢性肝炎的常见病因有由肝炎病毒引起急性和慢性以肝细胞损伤为主的全身性传染病，食物的污染、有毒作业、服用某些肝毒药物、长期大量饮酒引起酒精性肝炎、酒精性脂肪肝，最后导致酒精性肝硬化，严重营养不良、寄生虫感染等都可直接引起肝细胞的损伤。

慢性肝炎的主要症状有疲倦乏力、食欲不振、厌油、打不起精神。我国以病毒性乙型肝炎最多。

二、慢性肝炎人群营养原则

① 能量供给：应保持营养平衡。能量报入过高，增加肝脏负担，加重代谢障碍，导致肥胖、诱发脂肪肝、糖尿病，能量摄入不足，不利于肝细胞的修复和再生。一般，卧床者20～25kcal/kg标准体重，轻度体力活动者30～35kcal/kg标准体重，中度体力活动者35～40kcal/kg标准体重，酒精性肝病患者需高能量饮食，35～45kcal/kg标准体重。

② 充足的优质蛋白质摄入：蛋白质可提高肝内酶活性，维持氮平衡，增加肝糖原合成和储备。利于肝组织修复，改善肝功能。一般占总能量的15%。

③ 碳水化合物适量摄入：糖类对肝细胞有保护作用，充足的糖类也利于蛋白质的利用和组织的修复，但过多的糖可引起脂肪肝、肥胖和高脂血。一般占总能量的60%～70%。最好来源于多糖。

④ 脂肪的摄入：脂肪过多可引起脂肪肝、高脂血，食物因油腻而影响食欲，所以对于慢性肝炎患者脂肪量要进行控制。适宜的量是占总能量20%～25%。

⑤ 摄入充足的维生素和矿物质，肝病会影响维生素的吸收和利用，必要时可口服相应制剂。

⑥ 饮食清淡：炒菜应清淡，少放油，少食生冷、刺激性食品，戒烟戒酒。

⑦ 烹调方法：宜经常选清淡、少油、易消化吸收的烹调方法，如拌、氽、蒸炖、滑熘等；不宜选用煎炸、熏烤、腌制。

三、慢性肝炎人群膳食的选择

① 宜选食物：谷类、脱脂奶类、水产品、瘦肉、大豆和制品、绿叶蔬菜、水果、适量植物油。

② 禁忌食物：肥肉、糕点、动物油、酒、烟、生冷、刺激性食物和调味品、粗纤维和坚硬食物。

▤ 工作任务15：胆石症人群营养

一、知识储备——胆石症常识

胆石症是指胆道系统任何部位发生结石的一种疾病。形成胆石的因素首先与饮食有关，如长期进食高蛋白、高脂肪、高热量饮食会导致胆汁中胆固醇过饱和，易引起胆固醇结石。

结石症的临床表现与结石位置及大小有密切关系。约有半数左右患者可能无明显症状，称为隐性结石。胆管结石可因阻塞胆管而导致继发性急性胆管炎、出现腹疼、寒战高热与黄疸的典型症状。平时可无症状，当结石移位或嵌顿在胆管时发作。常于饱餐后发作胆绞痛、胀痛，一般在中上腹或右上腹，向右肩放射，伴恶心呕吐、发烧。

家庭遗传、肥胖、多次怀孕、嗜高胆固醇饮食、嗜油腻和甜食、糖尿病患者或小肠疾病患者易患胆石症。

二、胆石症人群营养原则

总原则：低脂高膳食纤维软食。急性期：禁止食用含脂肪类食物，给予高碳水化合物半流食。缓解期：高碳水化合物、高膳食纤维软食。恢复期：高碳水化合物、高膳食纤维、高维生素、低脂肪、低胆固醇饮食。

① 控制总能量：防止能量摄入过多，一般为1800～2000kcal/d。能量摄入过多时易致肥胖，而胆结石多见肥胖者。随着体重的增加，肝脏胆固醇的合成也增加，这可能是胆固醇结石形成的主要原因之一。

② 控制脂肪摄入量：一般急性发作期，脂肪控制在20～30g/d，好转后，根据病人可耐受性，可增加到40～50g。不食用含胆固醇高的食物，如内脏类食物。胆石症患者的胆固醇摄入量一般以每天低于300mg为宜，对重症高胆固醇血症患者则应控制在200mg以下。

③ 适当增加蛋白质摄入量。蛋白质可促进胆囊收缩，有利于胆囊排空，有利于防止结石形成。一般80～100g/d。

④ 增加维生素的供给：尤其B族维生素、维生素C、维生素K的供给。维生素K对缓解胆管痉挛和胆石症引起的疼痛有良好的缓解作用。

⑤ 增加膳食纤维摄入：30～35g/d。增加绿叶蔬菜食用量，植物性纤维素能吸附肠道内的胆汁酸，又能促进肠管蠕动而降低其对胆汁酸的吸收，使胆汁酸的排泄增加，从而促进胆固醇转变为胆汁酸防止形成结石。

⑥ 烹调时宜用煮、烩、炖、焖等方法，忌煎、炸、爆炒、油氽等。

⑦ 养成良好饮食习惯，进食要定时定量，戒烟酒。

三、胆石症人群膳食的选择

① 宜选食物：宜多选用谷类、粗粮、豆类及其制品、藕粉、新鲜瓜果和蔬菜以及大蒜、洋葱、香菇、木耳、鱼、家禽等具有降低胆固醇作用的食物；进食富含维生素的蔬菜和水果，多饮水，每天在2000mL以上，饮食应清淡、易消化。

② 禁忌食物：忌用动物内脏、鸡蛋黄、动物脑、肥肉等胆固醇含量高的食物；少用刺激性食物和浓烈的调味品，如辣椒、咖喱、芥末、酒和咖啡等；忌用油炸食物。

单元八　肿瘤人群营养

肿瘤是指机体在各种致瘤因子作用下，局部组织细胞增生所形成的新生物，因为这种新生物多呈占位性块状突起，也称赘生物。根据新生物的细胞特性及对机体的危害性程度，又将肿瘤分为良性肿瘤和恶性肿瘤两大类。恶性肿瘤可分为癌和肉瘤，癌是指来源于上皮组织的恶性肿瘤。肉瘤是指间叶组织，包括纤维结缔组织、脂肪、肌肉、脉管、骨和软骨组织等，发生的恶性肿瘤，如由大肠黏膜上皮形成的恶性肿瘤称为大肠黏膜上皮癌，简称大肠癌；由皮肤上皮形成的称皮肤上皮癌，简称皮肤癌；等等。由于良性肿瘤与恶性肿瘤不但临床表现不一，更重要的是预后（病人的最后结局）不同（表3-8-1），所以一旦发现体内出现肿块以及上述症状，应及时就医。

表3-8-1　良性肿瘤与恶性肿瘤的主要区别

良性肿瘤	恶性肿瘤（癌）
生长缓慢	生长迅速
有包膜，膨胀性生长，摸之有滑动	侵袭性生长，与周围组织粘连，摸之不能移动
边界清楚	边界不清
不转移，预后一般良好	易发生转移，治疗后易复发
有局部压迫症状，一般无全身症状 通常不会引起患者死亡	早期即可能有低热、食欲差、体重下降，晚期可出现严重消瘦、贫血、发热等 如不及时治疗，常导致死亡

工作任务16：恶性肿瘤人群营养

一、知识储备——恶性肿瘤常识

（一）恶性肿瘤常识

恶性肿瘤并不会传染。恶性肿瘤也不是绝症，如果早期发现，治愈率可达65%，发现较晚，那就使治愈率下降。癌细胞体内常常潜伏多年才繁殖，早期明确诊断有一定困难，除了体表面的恶性肿瘤外，在体内的恶性肿瘤，早期一般没有症状，即使出现症状，又缺乏特殊性，所以常常不易作出诊断。

临床对癌症的分期常用的是TNM分期法，其中T是局部肿瘤，N是区域淋巴结，而M是有无远处转移，在综合这三者因素之后，可以将患者癌症分为具体的分期，临床上常用的是早期、中期和晚期，其中早期一般是原发性肿瘤或者局部肿瘤，没有出现扩散、淋巴结及远处转移，是最容易被治愈的分期，而中期一般会出现扩散的迹象，且少部分患者已出现远处转移的情况，至于癌症晚期，患者的症状最严重，扩散程度最为严重，且大部分患者已出现远处转移的情况，对患者而言，是最危险的分期。

致癌的主要因素可以分为6类：病毒微生物致癌、细胞长期供氧不足、化学合成物致癌、辐射致癌、基因缺陷引发的癌症、免疫机能下降致癌。日常生活中常见的致癌因素如吸烟，吸烟使大量一氧化碳吸入体内，与红细胞结合，使红细胞的载氧能力下降，导致身体其他部位细胞的供氧不足，最终引发癌症；装修后甲醛超标会引发癌症，经常使用劣质染发剂会引发皮肤癌，霉变食物中的黄曲霉素会引发肝癌；长期接触大量的X光照射线、紫外线照射和辐射等都会引发癌症。人们在生活中应尽可能避免接触和摄入可致癌的因素。

对肿瘤患者营养支持治疗的目的，一是满足患者的营养需要，改善其营养状态；二是增强患者免疫力，提高患者对手术、放疗和化疗的耐受力，降低复发风险，改善患者的临床结局，提高生活质量。

（二）恶性肿瘤饮食误区

目前社会上流传着种种肿瘤患者饮食的"误区"，对肿瘤患者造成很大困扰，严重影响肿瘤患者对优质蛋白质的摄取和总的膳食平衡。在此，针对最常见的几个认识误区加以澄清。

误区1：肿瘤不能吃发物。

所谓"发物"，是民间的传统说法，认为某些食物（海产品、鸡鸭鹅肉、牛羊肉等）可"导致疾病复发或加重"，因此不能进食。实际上，根本不存在所谓"发物"的概念，上述食物恰恰是优质蛋白质的重要来源，如果盲目限制，将可能导致肿瘤患者膳食不平衡，营养不充分，造成肌肉萎缩，血浆蛋白降低，免疫力会更下降，导致营养不良和感染发生风险增高。

误区2：喝牛奶致癌。

所谓"牛奶致癌"，源于国外报道的动物试验结果，即用含大量酪蛋白的饲料喂养老鼠，可增强黄曲霉毒素对大鼠的致癌作用。牛奶中所含的蛋白质主要为酪蛋白，故由此推导"牛奶致癌"。但这里面存在几个大的问题：首先，老鼠试验结果不能直接推演到人身上；其次，该研究以酪蛋白为唯一蛋白质来源，这在人类自然膳食几乎是不可能出现的；还有，牛奶蛋白质含量为3%，其中70%为酪蛋白。每天饮用牛奶250mL，摄入的蛋白质约8g，其中酪蛋白仅仅6g，占每日蛋白质总量的8%～10%。这与"以酪蛋白为唯一蛋白质来源"的动物试验情况截然不同。

误区3：不吃饭或少吃饭，将肿瘤细胞饿死。

网上流传这样的说法，肿瘤患者吃得太多，会促进肿瘤细胞生长，而少吃或不吃可以饿死癌细胞。实际上，国内外各类研究都没有看到营养支持会促进肿瘤细胞生长。而如果不进行营养补充，肿瘤细胞会掠夺正常细胞的营养，分解人体肌肉组织，最后饿死的是患者而不是肿瘤。

二、恶性肿瘤人群营养原则

恶性肿瘤虽然可怕，但只要及时治疗，患者就会有机会能被治愈，因此，对确诊的患者来说，应及时调整心态，及时到正规的医院接受专业的治疗，同时，做好日常的护理，只有这样才能尽快恢复健康。

（一）恶性肿瘤围手术期的营养支持

围手术期是围绕手术的一个全过程，从病人决定接受手术治疗开始，到手术治疗直至基本康复，包含手术前、手术中及手术后的一段时间，具体是指从确定手术治疗时起，直到与这次手术有关的治疗基本结束为止，时间约在术前5～7d至术后7～12d。

恶性肿瘤患者由于长期的慢性病程及肿瘤自身代谢等方面原因常常伴有不同程度的营养不良，围手术期采取的一些医疗措施和患者自身应急反应等进一步加重了机体代谢紊乱。营养不良可降低机体对手术的应急反应、愈合能力和免疫功能，增加手术风险、手术后并发症及死亡率。合理的围手术期营养支持有助于降低术后并发症的发生率，促进器官功能恢复。恶性肿瘤患者围手术期的营养治疗显得尤为重要。

1. 营养风险与营养不良产生的原因

（1）摄入不足，因肿瘤生长而引起的食欲减退等导致的食物的摄入不足，产生营养风险或营养不良。

（2）需要增加，肿瘤生长使机体处于一个高代谢状态，分解大于合成，如营养素的摄入不足或相对摄入不足，可造成营养风险或营养不良。

（3）消化吸收障碍，如食管、胃等部位肿瘤的生长可产生机械性梗阻或影响消化、吸收功能，而引起营养风险或营养不良。

（4）丢失过多，因肿瘤生长引起的消化道慢性出血、肠瘘、胸、腹水等造成营养素的丢失而产生营养风险或营养不良。

（5）代谢异常，肿瘤机体的应激状态和肿瘤组织不断增殖带来的消化功能等的代谢异常，而引起营养风险或营养不良。

2. 围手术期营养原则

（1）术前的营养治疗应以调整代谢紊乱，适量地补充热量、营养素，逐渐改善负氮平衡为主。

（2）术后的营养治疗应以维护胃肠道功能，补充因疾病、手术所导致的热量、营养素丢失，纠正负氮平衡为主。

3. 围手术期营养素需要

（1）术前　根据患者的营养状况和临床症状给予低热量低氮饮食，每千克体重热量在 20～25kcal/d。蛋白质在0.8～1.0g/d，以含优质蛋白的牛奶、蛋类和肉类为主。对蛋白质的消化吸收障碍患者采用短肽作为蛋白质的来源，必要时可通过添加蛋白制剂保证优质蛋白的摄入。对食欲减退、免疫功能低下者补充赖氨酸0.3g～0.5g/d。维生素、矿物质适宜补充。

（2）术后　术后恢复期热量应在基础代谢的基础上逐渐增量到实际需要量，推荐每千克体重30-35kcal/d。蛋白质以优质蛋白质为主，推荐每千克体重1.0～1.5g/d。补充优质蛋白等有利于维护肠屏障功能、促进胶原蛋白的合成、提高免疫力等。可选择富含优质蛋白的鱼肉、海参等来补充手术期间蛋白质的摄入不足，但也要避免因高蛋白饮食给机体代谢带来额外负担或影响其他营养素的摄入。水溶性维生素的摄入量应在推荐量的基础上有所增加，脂溶性维生素、矿物质可按推荐量补充。

不同患者、不同时期、不同的营养状况治疗方案不同。为了降低负平衡所带来的营养风险，应缩短术前禁食时间和尽早恢复术后肠内营养的供给，术后患者的饮食类型由流质、半流质、软饭逐渐过渡到普通饮食。

术后恢复期饮食结构应多样化，保证蔬菜水果的摄入有利于伤口的愈合。在平衡饮食的基础上恢复期病人可选用一些具有滋补、改善免疫功能的如人参、灵芝孢子粉等来达到促进机体恢复、提高免疫力的目的。

（二）恶性肿瘤放化疗阶段的营养支持

恶性肿瘤的治疗需要根据病理分期来决定。放疗和化疗是恶性肿瘤的有效治疗手段之一。但同时也有很大的副作用。最为常见的有肝肾功能损伤、心脏毒性、脱发、免疫功能下降、骨髓抑制、胃肠道反应等。每个人不一定完全一样，和个人的体质有很大关系。放化疗期间一定要加强营养，合理的饮食能预防和减少因治疗带来的体重减轻和营养不良。

1. 放化疗阶段营养原则

在饮食上，选择易消化、高蛋白、高糖、低脂的食物，坚持少量多餐，进食温和性食物。因患者大量失液，患者可以饮用大量液体和电解质以扩充容量（水、苏打水、喜爱的饮料或口服液体、汤等）。化疗药物对肠黏膜有急性损害，因此，要避免食用可能加重腹泻的食物和药物，避免过热过冷及产气类食物（玉米、卷心菜、豆类、糖类），对个别豆制品也应禁用，避免进食乳制品、高脂肪油炸食品等。

化疗前均衡饮食，每日饮食中包含谷薯、蔬菜水果、肉禽蛋、奶及豆制品类、油脂等各类食物。化疗前一天吃低脂肪高碳水化合物、高维生素和矿物质的饮食，如：米饭、面、鱼、鸡肉、鸡蛋、瘦肉、蔬菜、水果等。

化疗开始饮食要求为低脂肪、高碳水化合物、少量优质蛋白质，每天饮食以是谷类、蔬菜、水果为主，配以易消化的鸡肉、鱼肉和鸡蛋等，可以适当补充蛋白质粉（蛋清）、少油。如果治疗多次反应较重，饮食以流质为主，可用菜汤、米汤、果汁及一些要素饮食，严重者与医生及时反馈，遵医嘱服用止呕药物。

化疗后身体较虚弱，宜选择营养丰富且易消化的食物。如软饭、稀饭、面包、馒头、包子、鱼肉、鸡蛋、鸡肉、煲汤、土豆、香蕉、果酱等。

2. 放化疗阶段提升白细胞食谱推荐

在化疗期间，医生总是嘱咐患者注意复查血常规，为的是监控白细胞的数值，对于白细胞减少的患者宜补充高蛋白质食品，高蛋白可提高机体免疫力，促进白细胞生长发育。下面为邱立新医生推荐的食物升白最有效的食疗方。

（1）五红汤　枸杞20粒，红枣5粒，红豆20粒，红皮花生米20粒，红糖2勺（一人量大概为30g）。将一个两杯水大的陶罐清洗干净，放适当的水后加盖，然后把陶罐放到有水的锅里蒸煮，等锅里水开后再用小火蒸20min即可。从锅里拿出陶罐后把陶罐里的五红汤倒入杯中，温时饮用，早晚各一杯。

（2）牛尾汤　先用油将牛尾煎一下，煎至微焦即可。直接在煎锅中加入热水（热汤），大火持续煮5~10min，即成乳白色。用中小火将牛尾炖熟就可以了。

（3）香菇牛肉粥　香菇60g切丝，牛肉30g切丁，粳米50g，加水1000mL，煮到粥熟，再以食油、盐、味精等调味后煮3min即可食。每日一剂，分早晚服，适用于白细胞减少伴有体弱倦怠、胃口差者。

（4）灵芝炖乳鸽　灵芝3g，乳鸽1只，食盐适量，隔水炖熟。功能补中益气，用于白细胞减少症。

（5）枸杞羊骨汤粥　大米100g，羊胫骨250g，枸杞子150g，黑豆30g，大枣10枚，盐和味精各1/3小匙。做法：羊胫骨洗净，敲碎备用；枸杞子、黑豆用清水浸泡，大枣去核，洗净备用。大米淘洗后与羊骨、枸杞子、黑豆、大枣一同放入锅中，加适量清水，旺火煮开后转小火，煮至粥熟，添加盐、味精，即可食用。隔日1次，可长期服用。

（三）恶性肿瘤靶向治疗阶段的营养支持

靶向治疗是在细胞分子水平上，针对已经明确的致癌位点（该位点可以是肿瘤细胞内部的一个蛋白分子，也可以是一个基因片段），来设计相应的治疗药物，药物进入体内会特异地选择致癌位点来相结合发生作用，使肿瘤细胞特异性死亡，而不会波及肿瘤周围的正常组织细胞，所以分子靶向治疗又被称为"生物导弹"。靶向治疗相较放化疗治疗的副作用减轻许多。但仍不可避免。服用靶向药期间合理营养仍然十分重要。具体营养原则如下：

1. 选择易消化食物减轻肠胃功能负担

患者在治疗期间肠胃功能减弱，因此所选择的食物也应该尽量不要给胃肠道增加负担。例如牛奶、水豆腐、鱼类、蛋类、蝉蛹等。烹调方法易选择使食物软烂的方法。

2. 水果蔬菜不能少

在靶向治疗期间，患者可能出现肠胃道不适、口腔溃疡、恶心呕吐等症状，可以通过食用水果蔬菜的方法补充维生素来缓解副作用或是减轻副作用对于身体造成的伤害。

例如，当出现食欲不振时，可以选用一些开胃的新鲜蔬果进行调节，如胃肠道不适，可将有些水果煮熟食用。像煮熟山楂之类的开胃水果，都是不错的选择。

服用靶向药时，要避免食用西柚和西柚饮品。加拿大研究人员发现，西柚中富含的呋喃香豆素可抑制人体内分解药物的酶活性，从而导致进入血液的药量倍增。这样便无意中增加了药物的服用剂量，使得药物摄入过量。

3. 辛辣刺激要避免

辛辣刺激性食物像是葱、蒜、韭菜、姜、花椒、辣椒、桂皮等，吃多了会引起肠胃不适。服用靶向药的患者要注意在缓解副作用的同时，也切记不要增加产生副作用的风险。

4. 腌制食物要远离

在我国，很多地方都有腌制食品的习惯，的确，这些食物都是过年餐桌上的美味佳肴，但是对于癌症患者来说，却并不是那么友好。例如，2017年11月，国家食品药品监督管理总局把咸鱼纳入致癌物清单。

5. 靶向药物服用要规范

药物是否需要和食物配合使用，有时会影响到药物的疗效，有些靶向药在服用时需要定时服用，有些需要与食物同时服用，有的需要空腹服用。因此，患者要明确不同靶向药的服用时间和服用规范，借此来确保靶向药发挥最好的疗效。

（四）恶性肿瘤治疗恢复期的营养支持

对出院后癌症病人恢复期饮食应帮助病人顺利完成进一步的各项治疗。如提高机体免疫力；恢复血象，提高白细胞数量；开胃健脾，提高食欲，调整肠胃功能；预防复发和转移。

1．恶性肿瘤恢复期膳食指导原则

（1）合理膳食，适当运动。

（2）保持适宜的、相对稳定的体重。

（3）食物的选择应多样化。

（4）适当多摄入富含蛋白质的食物。

（5）多吃蔬菜、水果和其他植物性食物。

（6）多吃富含矿物质和维生素的食物。

（7）限制精制糖摄入。

（8）肿瘤患者抗肿瘤治疗期和康复期膳食摄入不足，在经膳食指导仍不能满足目标需要量时，建议给予肠内、肠外营养支持治疗。

2．恶性肿瘤的营养素需要

（1）能量　一般按照20 kcal/（kg·d）～25 kcal/（kg·d）（非肥胖患者的实际体重）来估算卧床患者的能量，30 kcal/（kg·d）～35 kcal/（kg·d）（非肥胖患者的实际体重）来估算能下床活动患者的能量，再根据患者的年龄、应激状况等调整为个体化能量值。

（2）蛋白质　一般可按1 kcal/（kg·d）～1.2 g/（kg·d）（非肥胖患者的实际体重）给予，严重营养消耗者可按1.2 kcal/（kg·d）～2 g/（kg·d）（非肥胖患者的实际体重）给予。

（3）碳水化合物　碳水化合物供能占总能量35%～50%。

（4）脂肪的摄入　脂肪供能占总能量35%～50%。推荐适当增加富含n-3及n-9脂肪酸食物。

（5）摄入充足的维生素和矿物质。

（6）水　一般按30mL/（kg·d）～40mL/（kg·d）给予，使每日尿量维持在1000mL～2000mL。有心、肺、肾等脏器功能障碍的病人特别注意防止液体过多。

课后练习题

模块一

单元一

一、填空题

1. 合理膳食即通过膳食调配达到平衡膳食目的，各种营养素（ ）、（ ）、（ ），并合理分配于三餐之中。

2. 健康生活方式是指有益于（ ）的行为方式。

二、选择题

关于遗传，下列说法正确的是。（ ）

A. 人的健康长寿有15%取决于遗传

B. 高血压、冠心病、痛风等的100多种疾病，都有家族遗传倾向

C. 遗传病由遗传因素决定，都是先天的

D. 虽然我们现在无法改变不良基因，但我们可以根据家族中祖辈、父辈及兄弟姐妹的健康状况，采取积极的干预手段，有针对性地预防家族性疾病的发生

三、思考题

日常生活中应该如何做，才能达到合理膳食、健康生活？

单元二

填空题

1. 营养食谱即为了（ ）以满足人们（ ）而安排的膳食计划。内容上还应包括营养素供给量。

2. 营养配餐是设计（ ）的过程。

3. 营养食谱与普通食谱的最大区别是它确定了各种烹饪原辅料的（ ），并能够满足人们（ ）的需求。

模块二

单元一

一、填空题

1. 世界上典型的膳食结构有（ ）、（ ）、（ ）、（ ）四种类型。

2. （ ）保障营养平衡是维持机体良好免疫力的重要前提，缺少营养物质的机体是不可能有健康的免疫力的。

3. 膳食营养素参考摄入量，简称（ ），是为各种营养素提供了一个安全的（ ），包括一个过低和过高的限量。

4. 一般人群膳食指南中推荐食物多样，谷类为主，建议平均每天摄入（ ）种以上食物，每周（ ）种以上。

5. 培养清淡饮食习惯，少吃高盐和油炸食品。成人每天食盐不超过（ ）g，每天烹调油（ ）g，糖每天摄入不超过50g，最好控制在（ ）g以下。

二、选择题

1. 以下关于中国居民膳食指南（2022）内容，说法正确的是（　　　）。

　A. 《中国居民膳食指南（2022）》由一般人群膳食指南、特定人群膳食指南和中国居民平衡膳食实践组成

　B. 一般人群膳食指南适用于2岁以上健康人群

　C. 鼓励坚持日常身体活动，主动身体活动最好每天6000步

　D. 鼓励足量饮水，成年人每天7～8杯（1500～1700ml），提倡饮用白开水和茶水

2. 下列有关中国居民平衡膳食宝塔（以下简称宝塔）的说法正确的是（　　　）。

　A. 把平衡膳食的原则转化为各类食物的数量和比例的图形化表示

　B. 建议每天畜禽肉的摄入量为120～200g，少吃加工类肉制品

　C. 蛋类的营养价值较高，推荐每天1个鸡蛋（相当于50g左右），吃鸡蛋不能弃蛋黄

　D. 推荐每天应摄入相当于鲜奶300g的奶类及奶制品

三、判断题

1. 各年龄段人群都应天天运动、保持健康体重。（　　　）

2. 我们要做到餐餐有蔬菜、天天吃水果，对于不爱食用蔬菜的人群，可以用水果、果汁等代替蔬菜。（　　　）

3. 鸡蛋黄中胆固醇含量高，所以吃鸡蛋的时候应该丢弃蛋黄。（　　　）

四、思考题

我国居民现在膳食结构有什么特点？

单元二

一、填空题

1. 人体所需要的能量主要是来自三种产能营养素，即（　　　　）、（　　　　）和（　　　　）。每克碳水化合物、脂肪和蛋白质在体内氧化分解分别产生（　　　　）、（　　　　）和（　　　　）的能量。

2. 蛋白质是细胞生长、更新、修补的原料，也是维持人体各种生命活动所不可缺少的重要物质，每天摄入动物性食物与大豆及其制品所提供的优质蛋白质最好占总量的（　　　　）。

3. 一般人群营养食谱涉及，能量供给量确定方法有（　　　　）和（　　　　）

二、判断题

1. 用体重指数（BMI）公式计算，数值超过24即为肥胖。（　　　）

2. 进行营养配餐要符合客户的饮食习惯、经济条件、市场供应情况及季节变化。（　　　）

单元三

一、填空题

1. 由于活动减少、营养不良、钙、磷代谢失衡，一般在中年期要防范出现（　　　　）。

2. 人体获得维生素D主要是通过皮肤直接与阳光接触，因为皮肤中的（　　　　）与紫外光接触后可合成维生素D。

二、选择题

1. 中年人与青壮年相比，身体发生了很大的变化，如（　　　）。

　A. 体细胞的数目减少

　B. 脂肪占身体的比重增加

　C. 体液免疫与细胞免疫功能在下降

　D. 神经、循环、呼吸、消化、泌尿、内分泌等系统的功能都在逐渐退化

2. 中年人消化系统变化有（　　　）。

　A. 牙齿磨损日趋明显、容易发生龋齿、牙齿松动、牙周疾病乃至脱落

B. 口腔黏膜出现萎缩性变化，舌上的味蕾退行性改变，食欲下降

C. 消化道的运动减弱

D. 易患胆囊炎、胆石症等。

3. 下列食物中，属于推荐的补钙食物的有（　　　　　）。

A. 牛奶　　　　B. 虾皮　　　　C. 骨头汤　　　　D. 芝麻酱

三、判断题

1. 因消化吸收不好，中年人膳食中蛋白质比值应适当降低。（　　　）

2. 中年人特别是女性，进入更年期阶段，机体对钙的吸收能力下降，要注重钙和铁的摄入。（　　　）

3. 使用计算机软件配餐，具有计算准确、运行迅速、设置灵活的特点。（　　　）

单元四

一、填空题

1. 儿童少年能量需要包括（　　　　）、（　　　　）、（　　　　）和（　　　　）。

2. 硒具有（　　　　），保护生物膜免受损害，维持细胞的正常功能；硒缺乏导致（　　　　）病、（　　　　）病。

3. 维生素A缺乏可以引起（　　　　）能力下降，严重时可导致（　　　　）、（　　　　）和（　　　　），影响骨骼、牙齿发育。

4. 维生素 B_1 缺乏可以表现为疲乏、食欲差、恶心、忧郁、急躁、腿麻木、严重缺乏可以引起（　　　　），影响神经或心脏功能。维生素B_2，又称（　　　　），是体内很多重要酶的成分，它参与体内生物氧化与能量生成，可以提高机体对环境应激适应能力。

二、选择题

1. 世界卫生组织推荐的饱和脂肪酸、单不饱和脂肪酸和多不饱和脂肪酸的最佳比例为（　　　　）。

A. 1∶1∶1　　　B. 3∶4∶5　　　C. 15%~20%　　　D. 20%~25%

2. 下列食物中，是锌的良好食物来源的是（　　　　）。

A. 壳类海产品　　　　　　　　B. 红色肉类、动物内脏

C. 谷类胚芽、麦麸、花生和花生酱　　D. 蔬菜

三、判断题

1. 生长发育的各个阶段是有承接关系的，前面的过程可对以后的发展起一定的作用。任何一个阶段的发育受到障碍，之后多吃有营养的食物，会追上之前产生的不良影响。（　　　）

2. 铁缺乏时，身体的免疫和抗感染能力会降低。（　　　）

3. 学龄儿童保证每天至少活动60min，增加户外活动时间。（　　　）

四、思考题

给学龄儿童进行营养配餐应该注意哪些问题？

单元五

一、填空题

1. 老年人生理特点决定其总能量需求减少，（　　　　）需求相对增加，（　　　　）需求相对减少。老年人如果优质蛋白摄入量不足，容易导致（　　　　），从而影响脏器功能。老龄人每日食物中的胆固醇含量，不宜多于（　　　　）。

2. 硒主要与维生素E一起参与（　　　　）的功能，预防自由基攻击细胞膜的脂肪，防止发生脂质过氧化，对延缓衰老、预防癌症和心血管等慢性病有好处。

3. 一些人喝奶后出现腹胀、腹泻、恶心甚至呕吐的不良反应，这是由于体内缺乏乳糖酶引起的（　　　　）。这些人可选用酸奶或专为乳糖不耐受者生产的（　　　　）。

二、选择题

老年人不宜选择的烹调方法（　　　　）。

A．煎、炸、熏　　　B．炖、煮　　　C．蒸、余　　　D．以上都不是

三、思考题

给老年人提高免疫力，应该考虑哪些方面？

单元六

一、填空题

1. 在分娩后的5天内所分泌的乳汁呈淡黄色，质地黏稠，称之为（　　　　　　　　），之后第6～10天的乳汁称为（　　　　　　），大约2周后为（　　　　　　）。

2. 添加辅助食品时应让婴儿逐步适应，食品（　　　　　）、量（　　　　　）、因人而异、避免（　　　　）。

3. 儿童维生素A缺乏常表现为（　　　　　　），皮肤干燥角化脱屑、（　　　　　　）、结膜干燥、（　　　　　）下降，易患呼吸道和消化道感染性疾病。

4. 幼儿缺乏维生素D，易引发（　　　　　　）。

二、选择题

1. 一生中生长发育最快的时期是（　　　　）。

A．婴儿期　　　B．幼儿期　　　C．学前期　　　D．青春期

2. 关于给婴幼儿补充铁的说法，正确的是（　　　　）。

A．婴儿在4～5个月后急需从膳食中补充铁

B．母乳营养全面，纯母乳喂养的婴儿6个月内不需要任何铁的强化

C．可通过强化铁的配方奶、米粉、肝泥及蛋黄等予以补充

D．可通过药物、膳食补充剂等予以补充

3. 母乳喂养的优势有（　　　　）。

A．母乳其营养成分能满足生后4~6个月内婴儿的营养需要

B．乳喂养降低发病率和死亡率

C．母乳喂养可减少污染，且母乳中含有抗体，能防止感染性疾病

D．母乳喂养增进母子之间的感情，有助于婴儿的智力发育

三、判断题

1. 膳食均衡的乳母，其乳汁中的维生素一般能满足婴儿的需要。（　　　　）

2. 新生儿如母乳不足，可食用米汤、米糊。（　　　　）

3. 为了促进婴儿食欲，准备辅食时应该选用婴儿酱油、耗油这样的调味品。（　　　　）

四、思考题

婴儿进行母乳喂养的益处有哪些？

单元七

填空题

1. 学龄前儿童特有的生长特点为（　　　　　　　），即患病期生长发育减缓，当疾病等障碍其生长发育的不良因素克服后，会出现加速生长。

2. 鼓励儿童食用鱼类，因鱼类蛋白软滑细嫩而易于消化，且鱼类脂肪中含有（　　　　　　），对脑神经发育有益处。蛋类有利于儿童脑组织发育的（　　　　　　）。

3. 充足的钙与维生素D的供给不仅能影响学前儿童骨骼增长和骨骼硬度的增加，而且与（　　　　）的健康有关。

4. 减少学龄前儿童（　　　　　　）的消耗可以减少龋齿和肥胖发生的危险。

单元八

一、填空题

1. 孕期母体体重增长偏低和体重增长过多均可使妊娠合并症的危险性增加。孕前体重正常孕期增重的适宜值为（　　　　　　）。

2. 孕妇碘缺乏也可致胎儿甲状腺功能低下，从而引起以生长发育迟缓、认知能力降低为标志的不可逆转的（　　　　　　）。

3. 叶酸的补充需从（　　　　　　）开始。叶酸摄入不足对妊娠结局的影响包括（　　　　　　）、（　　　　　　）和（　　　　　　），在发展中国家还有常见的孕妇巨幼红细胞贫血。

二、选择题

1. 孕早期因早孕反应，营养素的摄入，应该注意尽量做到（　　　）。

    A. 按照孕妇的喜好，选择促进食欲食物　　　B. 吃不下就不吃

    C. 选择容易消化的食物　　　　　　　　　　D. 少食多餐

2. 孕中期、孕末期的营养要点，正确的有（　　　）。

    A. 孕中期要注意铁、钙的补充

    B. 每周进食1次（约25g）动物肝脏，以补充维生素A和铁

    C. 孕末期蛋白质、能量以及维生素和矿物质的需要明显增加，要增加食物摄入量，能多吃则尽量多吃

    D. 孕末期要注意补充长链多不饱和脂肪酸

单元九

一、填空题

1. 初乳是新生儿早期理想的（　　　　　　），质稠呈浅黄色，富含钠、氯和（　　　　　　），但乳糖和脂肪含量少。

2. 乳母应食物种类齐全多样化，如主食不能只吃精白米、面，应该（　　　　　　），并适当调配些杂粮、燕麦、小米、赤小豆、绿豆等。

二、选择题

产后应尽快用母乳喂养新生儿，对乳母身体有益，益处为（　　　）。

A. 刺激母体内缩宫素的分泌而引起子宫收缩，促进产后子宫较快地恢复

B. 可避免乳房肿胀和乳腺炎的发生

C. 母乳喂养可以降低发生乳腺癌和卵巢癌的危险

D. 用母乳喂养婴儿，有利于乳母的体重尽快复原，预防产后肥胖。

三、判断题

1. 一般而言，每次哺乳过程中后段乳中脂肪含量比前段的含量高，所以哺乳时应让婴儿吸空一侧乳房再食用另一侧，保证婴儿脂肪的摄取。（　　　）

2. 产褥期要禁吃蔬菜和水果，哺乳期适量摄取。（　　　）。

单元十

一、填空题

1. 素食人群按照所戒食物种类不同，可分为（　　　　）、（　　　　）、（　　　　）、（　　　　）人群。

2. 素食人群应增加大豆及其制品的摄入，选用发酵豆制品。建议全素人群成人每天摄入大豆（　　　　　　）或等量的豆制品。

3. 豆腐蛋白质的消化率高于整粒大豆，主要原因是去除了（　　　　　　），并破坏了（　　　　　　）。

二、思考题

对于食素这个问题，你有什么看法？

单元十一

填空题

1. 高温环境通常指（　　　　　）以上工作环境，或（　　　　　）以上生活环境。

2. 高温环境下人群的（　　　　　）下降，需通过合理膳食的精心安排来加以解决。

3. 高温环境旅游者的膳食用（　　　　　）和（　　　　　）调味料，刺激味觉神经，激发食欲。

4. 水的补充以补偿（　　　　　）保持体内水的平衡为原则。以含盐饮料补充食盐时，其中氯化钠的浓度以（　　　　　）为宜。

单元十二

填空题

1. 寒冷地区人体总能量需要量较温带同等劳动强度者为高，其基础代谢可增高（　　　　　　　）。

2. 低温环境下较高脂肪供给可增加人体对低温的耐受，脂肪提供的能量可提高至（　　　　　　　）。

3. 低温环境下人体对（　　　　　）需要量增加，与温带地区比较，增加30%~35%。给低温生活人员补充（　　　　　），可提高机体对低温的耐受。

单元十三

填空题

1. 进入高原地区后，促红细胞生成素分泌增加，造血功能亢进，红细胞增加，有利于氧运输和对缺氧适应，所以（　　　　　）供给量应当充足。

2. 初次进入高原区一定要选择（　　　　　），如选择糖包、糖花卷、糖粥及各种米面食品，暂时不要摄入过多高蛋白，多吃新鲜的水果、蔬菜，可多喝些（　　　　　）、（　　　　　）补充失去的水分。

3. 高原地区可食用（　　　　　），增加抗缺氧耐受力。

模块三

单元一

一、填空题

1. 在营养学中，我们把疾病简单的分成两大类，即（　　　　　）和（　　　　　）。

2. 医院病人膳食一般分为（　　　　　）、（　　　　　）、（　　　　　）、（　　　　　）、（　　　　　）和（　　　　　）等。

二、选择题

便秘、肛门手术后恢复期、心血管疾病、糖尿病、肥胖病、胆囊炎、胆结石等病患，应选择（　　　）。

A. 高纤维膳食　　B. 低渣膳食　　C. 普通膳食　　D. 低盐膳食

三、思考题

你觉得营养配餐对慢性病人群有哪些好处？

单元二

一、填空题

1. 常见慢性心脑血管系统疾病主要指（　　　　　）、（　　　　　）、（　　　　　）。

2. 高血压是指体循环动脉收缩期和（或）舒张期血压持续增高，当收缩压（　　　　　）和（或）

（　　　　　），即可诊断为高压。

二、选择题

1．脂类影响血压，其中和血压呈正相关的因素有（　　　）。

    A．饱和脂肪酸　　　B．膳食胆固醇　　　　　C．鱼油　　　　　　　　D．单不饱和脂肪酸

2．高血压病人，配餐时应做到（　　　）。

    A．尽量减少脂肪的摄取

    B．降低膳食中饱和脂肪酸、胆固醇和反式脂肪酸

    C．增加单不饱和脂肪酸和多不饱和脂肪酸比例

    D．增加可溶性膳食纤维的摄取

3．有利于降低冠心病的危险性的因素有（　　　）。

    A．血液中高密度脂蛋白是一种抗动脉粥样硬化的血浆脂蛋白，是冠心病的保护因子

    B．单不饱和脂肪酸有降低血清TC和高密度脂蛋白胆固醇水平的作用，

    C．增加反式脂肪酸的摄入量，明显增加心血管疾病危险性，致动脉粥样硬化的作用比SFA更强。

    D．维生素E是脂溶性抗氧化剂，有利于胆固醇的转运和排泄，对血脂水平起调节作用。

三、判断题

对患有高血压、心脏病、肾脏病的人，则应限制食盐的摄入。（　　　　）

四、思考题

为什么东北人患心脑血管疾病的人群较多，日常生活中应该如何做好健康管理?

单元三

一、填空题

1．**糖尿病是主要特征是高血糖和糖尿，典型的糖尿病病症是"三多一少"：（　　　　　）、**

（　　　　）、（　　　　）、（　　　　）。

2．糖尿病患者的饮食控制概括起来是控制（　　　　　）和（　　　　　）、维持正常体重、增强肌体对（　　　　　）的敏感性。

3．铬是（　　　　　）的组成成分，胰岛素的辅助因素。

4．痛风症是一组与遗传有关的（　　　　　）紊乱所致的疾病。嘌呤代谢紊乱导致尿酸及其盐在血液和组织中过多，使手或脚的关节产生（　　　　　）。

5．痛风患者在急性发作期，宜选用（　　　　　）的食物，以牛奶及其制品，蛋类、蔬菜、水果、细粮为主。（　　　　　）常是痛风急性发作的诱因。

二、选择题

1．以下属于富裕病的是（　　　）。

    A．痛风　　　　　　B．甲状腺肿大　　　C．糖尿病　　　　　　　D．佝偻病

2．糖尿病人的治疗务必强调（　　　）。

    A．运动治疗　　　B．饮食治疗　　　　C．心理治疗

    D．药物治疗　　　E．以上综合治疗

3．糖尿病人的治疗基础是（　　　）。

    A．运动治疗　　　B．饮食治疗　　　　C．心理治疗　　　　　　D．药物治疗

4．糖尿病人选择食物时应考虑升糖指数，多选低GI食物，如（　　　）。

    A．粗粮　　　　　B．豆类制品　　　　C．水果中的柚子　　　　D．土豆泥

三、判断题

1．市场上经常可以看到"无糖食品""低糖食品"等，因为不含糖，糖尿病患者可以放心食用这类食物，不用过多控制。（　　　）

2．糖尿病患者特别容易并发高脂血症、动脉粥样硬化，所以应限制饮食中胆固醇含量。（　　　）

单元四

一、填空题

1. 肥胖按发生的原因可分为（　　　　　）、（　　　　　）和（　　　　　）。
2. 体质指数计算公式为（　　　　　），体质指数在（　　　　　）范围内属于正常体重。
3. （　　　　　）是腹内脂肪量和总体脂的一个近似指标。
4. 皮褶厚度是衡量个体营养状况和肥胖程度较好的指标，测定部位有（　　　　　）、（　　　　　）、（　　　　　）等。

二、选择题

1. 对于单纯性肥胖人群，饮食方面应该（　　　）。

 A. 一日三餐、定时定量，晚餐不应吃得过多过饱

 B. 少吃零食、甜食和含糖饮料

 C. 吃饭应细嚼慢咽，可延长用餐时间

 D. 调节膳食减少能量摄入量和配合运动增加能量消耗

2. 魔芋被称为减肥佳品，是因为（　　　）。

 A. 能吸水胀润体积变大   B. 有减肥因子

 C. 能增加饱腹感   D. 葡萄甘醇聚糖

三、思考题

如果你想减肥，应该从哪些方面着手？

单元五

一、填空题

1. 肾脏的储备能力很大，正常情况下肾单位交替工作，约有（　　　　　）肾单位处于相对静止状态。肾小球具有（　　　　　）功能，肾小管有（　）功能。
2. 肾性水肿者应该控制盐摄入量，每人每日摄入盐（　　　　　）g，即为低盐饮食。
3. 肾结石是较常见的泌尿系疾病，增加（　　　　　）的摄入可促进矿物质元素排出体外，对于防治结石有效。增加水的摄入能稀释尿液，每天平均摄入（　　　　　），尿量应>2L。

二、选择题

肾结石患者，可以选择下列（　　　）食物，有益于排石。

A. 啤酒   B. 西瓜   C. 胡萝卜   D. 黑木耳

单元六

一、填空题

1. 消化系统的主要功能是对食物进行消化和吸收，消化器官包括（　　　　　）、咽喉、（　　　　　）、小肠和大肠。
2. 慢性胃炎是由多种病因引起的（　　　　　）慢性炎症性疾病，反复发作、病程较长，男性发病率高于女性。按病理变化分为（　　　　　）、（　　　　　）和（　　　　　）三类。

二、选择题

1. 导致慢性胃炎的原因有（　　　）。

 A. 长期精神压力过大   B. 过度吸烟

 C. 感染幽门螺旋杆菌   D. 经常喝粥

2. 有胃炎或溃疡的消化系统疾病患者，应做到（　　　）。

 A. 少食多餐、细嚼慢咽

 B. 采用适宜的烹调方法，食物细软易于消化

C. 禁用生葱、生蒜、生萝卜等胀气食品

D. 少食难以消化的食物

三、思考题

现代人生活压力大，消化系统疾病人群特别多见，家人是否有相关疾病，应该如何进行保护消化系统？

单元七

填空题

1. 肝脏是消化系统中最大的（　　　　　），肝脏还是强大的（　　　　　），能吞噬和清除血液中的异物和肠道吸收来的毒物、细菌、残留药物解毒等，肝脏还有潜在的造血功能。

2. 胆管接受（　　　　）分泌的胆汁，送入（　　　　），胆囊功能为（　　　　）胆汁。

3. 脂肪过多可引起（　　　　）、（　　　　），食物因油腻而影响食欲，所以对于慢性肝炎患者脂肪量要进行控制。

4.（　　　　）对缓解胆管痉挛和胆石症引起的疼痛有良好的缓解作用，（　　　　）促进胆固醇转变为胆汁酸防止形成结石。

单元八

一、填空题

1. 肿瘤分为良性肿瘤和恶性肿瘤两大类，癌是指来源于上皮组织的（　　　　）。

2.（　　　　）是在细胞分子水平上，针对已经明确的致癌位点，来设计相应的治疗药物。

3.（　　　　）可降低机体对手术的应急反应、愈合能力和免疫功能，增加手术风险、手术后并发症及死亡率。

4. 对恶性肿瘤病人，为了降低负平衡所带来的营养风险，应尽量缩短术前禁食时间和尽早恢复术后肠内营养的供给，术后患者的饮食类型由（　　　　）、（　　　　）、软饭逐渐过渡到（　　　　）。

二、判断题

1. 牛奶中所含的蛋白质主要为酪蛋白，可以导致癌症发生。（　　）

2. 癌症细胞比正常细胞更容易吸收营养物质生长，所以肿瘤患者应该少吃或不吃可以饿死癌细胞。（　　）

3. 恶性肿瘤虽然可怕，但只要早发现，早治疗，患者就会有机会被治愈。（　　）

4. 化疗后身体虚弱，宜选择营养丰富的食物，如炖排骨、猪蹄黄豆等。（　　）

三、思考题

日常生活中如何做能有助于预防恶性肿瘤？

课后练习题参考答案

模块一

单元一

答案

一、填空题

1. 数量充足、种类齐全、比例适宜

2. 健康的习惯化

二、选择题

ABD

单元二

答案：

填空题

1. 合理调配食物、营养需求

2. 营养食谱

3. 用量、平衡膳食

模块二

单元一

答案

一、填空题

1. 动植物食物平衡的膳食结构、以植物性食物为主的膳食结构、以动物性食物为主的膳食结构、地中海膳食结构

2. 合理膳食

3. DRIs、摄入范围

4. 12、25

5. 6、25～30、25

二、选择题

1. ABCD

2. ACD

三、判断题

1. √   2. ×   3. ×

单元二

答案

一、填空题

1. 碳水化合物、脂肪、蛋白质、4kcal、9kcal、4kcal

2. 三分之一——二分之一

3. 查表法、计算法

二、判断题

1. ×   2. √

单元三

答案

一、填空题

1. 骨质疏松

2. 7-脱氢胆固醇

二、选择题

1. ABCD   2. ABCD   3. ABD

三、判断题

1. ×   2. √   3. √

单元四

一、填空题

1. 基础代谢、体力活动、食物特殊动力作用、生长发育的能量消耗

2. 抗氧化作用、克山病、大骨节

3. 暗适应、夜盲、干眼症、角膜软化症

4. 脚气病、核黄素

二、选择题

1. A   2. ABC

三、判断题

1. ×   2. √   3. √

单元五

答案

一、填空题

1. 蛋白质、脂肪、氮的负平衡、300mg

2. 谷胱甘肽过氧化酶

3. 乳糖不耐受、舒化奶

二、选择题

A

单元六

答案

一、填空题

1. 初乳、过渡乳、成熟乳

2. 由稀到稠、由少到多、过敏

3. 体格发育迟缓、夜盲、抵抗力

4．佝偻病

二、选择题

1．A　　2．AC　　3．ABCD

三、判断题

1．√　　2．×　　3．×

单元七

答案

一、填空题

1．赶上生长，也称生长追赶

2．DHA、卵磷脂

3．恒牙

4．食糖

单元八

答案

一、填空题

1．11.5～16kg

2．克汀病

3．计划怀孕、出生低体重、胎盘早剥、神经管畸形

二、选择题

1．ACD　　2．ACD

单元九

答案

一、填空题

1．天然食物　　2．免疫球蛋白

2．粗细粮搭配

二、选择题

1．ABCD

三、判断题

1．√　　2．×

单元十

答案

一、填空题

1．全素、蛋素、奶素、蛋奶素

2．50～80g

3．膳食纤维、抗胰蛋白酶

单元十一

答案

填空题

1．32℃、35℃

2．消化功能及食欲

3．酸味、辣味

4．出汗丢失的水量、0.1%

单元十二

答案

填空题

1．10%～15%

2．25%～35%

3．维生素、维生素C

单元十三

答案

填空题

1．铁

2．高碳水化合物、菜汤、浓茶

3．红景天

模块三

单元一

答案

一、填空题

1．感染类疾病、生活方式类疾病

2．基本膳食、治疗膳食、特殊治疗膳食、儿科膳食、诊断膳食、代谢膳食

二、选择题

A

单元二

答案

一、填空题

1．冠心病、高血压、高脂血症

2．≥140mmHg、舒张压≥90mmHg

二、选择题

1．AB　　2．ABCD　　3．AD

三、判断题

单元三

一、填空题

1．多尿、多饮、多食、消瘦

2．血糖、血压、胰岛素

3．葡萄糖耐量因子

4．嘌呤代谢、疼痛性肿胀

5．第一类含嘌呤少、酗酒

二、选择题

1．AC   2．E   3．B   4．ABC

三、判断题

1．×   2．√

单元四

答案

一、填空题

1．遗传性肥胖、继发性肥胖、单纯性肥胖

2．体质指数（BMI）＝实际体重/身高^2（kg/m^2）、18.5～24

3．腰围

4．上臂肱三头肌、肩胛下角部、髂嵴上部

二、选择题

1．ABCD   2．ACD

单元五

答案

一、填空题

1．1/4，过滤，再吸收

2．2～3

3．膳食纤维、＞3L水（除奶和茶外）

二、选择题

BCD

单元六

答案

一、填空题

1．口腔、胃

2．胃黏膜、浅表性胃炎、萎缩性胃炎、特殊型胃炎

二、选择题

1．ABC   2、ABCD

单元七

答案

填空题

1．腺体、免疫器官

2．肝细胞、胆囊、储存浓缩输送

3．脂肪肝、高脂血

4．维生素K、膳食纤维

单元八

答案

一、填空题

1．恶性肿瘤

2．靶向治疗

3．营养不良

4．流质、半流质、普通饮食

二、判断题

1．×   2．×   3．√   4．×

参考文献

［1］葛可佑总主编. 中国营养科学全书（下）［M］. 北京：人民卫生出版社，2004.

［2］顾景范主编. 现代临床营养学（第二版）［M］. 北京：科学出版社，2003.

［3］于若木主编. 中老年营养食谱手册［M］. 上海：上海辞书出版社，1998.

［4］于若木主编. 青壮年营养食谱手册［M］. 上海：上海辞书出版社，1998.

［5］董凤利，阎雅更，王阳主编. 心脑血管病食谱［M］. 哈尔滨：黑龙江科学技术出版社，2005.

［6］阎雅更，董凤利，王秀丽主编. 糖尿病食谱［M］. 哈尔滨：黑龙江科学技术出版社，2005.

［7］劳动和社会保障部教材办公室主编. 营养配餐员（基础知识　中级　高级　技师技能）［M］. 北京：中国劳动社会保障出版社，2003.

［8］中国营养学会编著. 中国居民膳食指南（2022）［M］. 北京：人民卫生出版社，2022.

［9］刘志皋主编. 食品营养学［M］. 北京：中国轻工业出版社，1992.

［10］葛可佑主编. 公共营养师-基础知识［M］. 北京：中国劳动社会保障出版社，2007.

［11］孙远明主编. 食品营养学［M］. 北京：中国农业大学出版社，2005.

［12］葛可佑主编. 中国营养师培训教材［M］. 北京：人民卫生出版社，2005.

［13］焦广宇，蒋卓勤主编. 临床营养学［M］. 北京：人民卫生出版社，2007.

［14］周俭主编. 护肝套餐［M］. 上海：上海中医药大学出版社，2005.

［15］中华人民共和国国家卫生和计划生育委员会. 中华人民共和国卫生行业标准. 中国居民膳食营养素参考摄入量（第1部分：宏量营养素），2017.

［16］中华人民共和国国家卫生和计划生育委员会. 中华人民共和国卫生行业标准. 中国居民膳食营养素参考摄入量（第2部分：常量元素），2018.

［17］中华人民共和国国家卫生和计划生育委员会. 中华人民共和国卫生行业标准. 中国居民膳食营养素参考摄入量（第3部分：微量元素），2017.

［18］中华人民共和国国家卫生和计划生育委员会. 中华人民共和国卫生行业标准. 中国居民膳食营养素参考摄入量（第4部分：脂溶性维生素），2018.

［19］中华人民共和国国家卫生和计划生育委员会.中华人民共和国卫生行业标准. 中国居民膳食营养素参考摄入量（第5部分：水溶性维生素），2018.

［20］中华人民共和国国家卫生和计划生育委员会. 中华人民共和国卫生行业标准. 恶性肿瘤患者膳食指导，2017.

高等职业学院烹饪工艺与营养专业教材

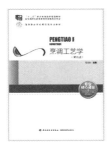

烹调工艺学（第四版） 双色印刷

冯玉珠 主编
页　数：288页
定　价：46.00元
ISBN：9787501997879

教学资源：
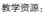

更多精彩内容

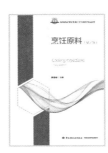

烹饪原料（第三版） 彩色印刷

陈金标 主编
页　数：248页
定　价：56.00元
ISBN：9787518427390

教学资源：

更多精彩内容

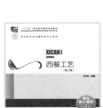

西餐工艺（第三版） 彩色印刷

高海薇 主编
页　数：220页
定　价：49.00元
ISBN：9787518407729

教学资源：

更多精彩内容

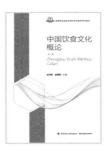

中国饮食文化概论（第二版） 双色印刷

金洪霞 赵建民 主编
页　数：236页
定　价：38.00元
ISBN：9787518421633

教学资源：

更多精彩内容

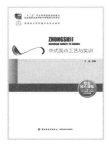

中式面点工艺与实训 双色印刷

王美 主编
页　数：408页
定　价：68.00元
ISBN：9787518410996

教学资源：

更多精彩内容

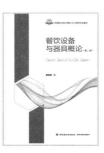

餐饮设备与器具概论（第二版）
彩色印刷

蔡毓峰 著
页　数：224页
估　价：56.00元
ISBN：9787518423781

教学资源：

更多精彩内容

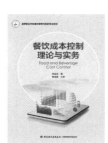

餐饮成本控制理论与实务 双色印刷

张金印 著
页　数：272页
定　价：50.00元
ISBN：9787518412976

教学资源：

更多精彩内容

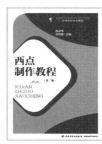

西点制作教程（第二版） 双色印刷

陈洪华 李祥睿 主编
页　数：268页
定　价：49.00元
ISBN：9787518422562

更多精彩内容